編者のことば

機械的補助循環（mechanical circulatory support；MCS）は重症心不全の患者さんの血行動態を保つための最後の手段です。MCSにはIABP（大動脈内バルーンパンピング：intra-aortic balloon pumping)、V-A ECMO（体外式膜型人工肺)、循環補助用心内留置型ポンプカテーテル（わが国で使用可能なデバイスはImpellaのみ)、VAD（遠心ポンプ）があります。PCPS（経皮的心肺補助装置）はV-A ECMOとほぼ同義語で、最近はPCPSよりも海外で一般的なV-A ECMOが用いられることが多くなっています。

MCSが適切に作動していることを確認するためにはディスプレイに示される数値だけではなくて、患者さんの状態など多くの項目をモニタリングする必要があります。MCSを使うことが多い救命救急センターのある医療機関に勤めていなくても、MCSが必要なために救命救急センターのある医療機関へ患者さんを転送したりする時に、転院先でどのような治療をするのか理解することは大切です。ご家族から質問もあるかもしれません。また、急性期にMCSを用いて治療を受けた患者さんが回復期リハビリテーション病棟で心リハを受けることも増えてきているため、急性期の治療内容を理解している必要があります。したがって、MCSは救命救急センターや集中治療室に勤務するナースだけではなく、すべてのナースに必要な知識です。

この特集号を読めば、ナースにとってMCSに必要な知識がすべて得られるように企画しました。ハードルの高いMCSですが、各執筆者の先生が読みやすくなるように工夫してくれています。是非、最後まで読破してこの機会にMCSを攻略してください。

藤田医科大学医学部 循環器内科学 講座教授　**井澤英夫**

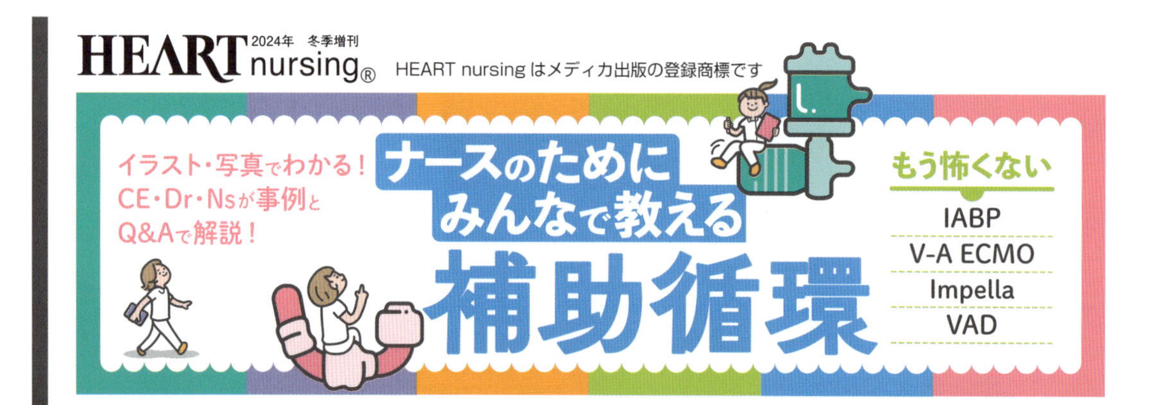
HEART nursing 2024年 冬季増刊
HEART nursingはメディカ出版の登録商標です
イラスト・写真でわかる！
CE・Dr・Nsが事例とQ&Aで解説！
ナースのためにみんなで教える
補助循環
もう怖くない
IABP
V-A ECMO
Impella
VAD

CONTENTS

V-A ECMO

Impella

表紙・本文デザイン／HON DESIGN
表紙・本文イラスト／藤本けいこ

編者・執筆者一覧

［編者］藤田医科大学医学部 循環器内科学 講座教授　井澤英夫

1章　各機器のキホンData			
IABP	写真でみる	機器、画面	藤田医科大学病院 臨床工学部　**清水弘太**
	図とテキストでみる	はたらき・仕組み	藤田医科大学病院 看護部　**河合佑亮** 藤田医科大学病院 臨床工学部　**清水弘太**
		適応・禁忌	藤田医科大学医学部 循環器内科学 教授 **築瀬正伸**
	症例紹介	ー	藤田医科大学医学部 循環器内科学 教授 **築瀬正伸**
V-A ECMO	写真でみる	機器、画面、注意	藤田医科大学病院病院 臨床工学部　**清水弘太**
	図とテキストでみる	はたらき・仕組み	藤田医科大学病院 看護部　**河合佑亮** 藤田医科大学病院 臨床工学部　**清水弘太**
		適応・禁忌	藤田医科大学医学部 循環器内科学 教授 **築瀬正伸**
	症例紹介	ー	藤田医科大学医学部 循環器内科学 教授 **築瀬正伸**
Impella	写真でみる	機器、画面	名古屋大学医学部附属病院 臨床工学技術部 主任　**後藤和大**
	図とテキストでみる	はたらき	名古屋大学医学部附属病院 救急内科系 集中治療室　**髙岡亜紀子**
		仕組み	名古屋大学医学部附属病院 臨床工学技術部 主任　**後藤和大**
		適応・禁忌	名古屋大学医学部附属病院 救急集中治療部／ 循環器内科 病院助教　**風間信吾**
VAD	写真でみる	機器、画面	名古屋大学医学部附属病院 臨床工学技術部 **長谷川静香**
	図とテキストでみる	はたらき	名古屋大学医学部附属病院 重症心不全治療 センター／循環器内科 副センター長／病院講師 **奥村貴裕**
		仕組み	名古屋大学医学部附属病院 臨床工学技術部 **長谷川静香**
		適応・禁忌	名古屋大学医学部附属病院 重症心不全治療 センター／循環器内科 副センター長／病院講師 **奥村貴裕**

<table>
<tr><td colspan="4">2章　単体で使用するケース</td></tr>
<tr><td rowspan="2">IABP</td><td rowspan="2">導入前、導入中、離脱後、合併症、機器トラブル、患者トラブルのQ&A</td><td>Q&A1、3、8～10</td><td>藤田医科大学病院 臨床工学部　清水弘太</td></tr>
<tr><td>Q&A2、4～7、11、12</td><td>藤田医科大学病院 看護部　河合佑亮</td></tr>
<tr><td rowspan="2">V-A ECMO</td><td rowspan="2">導入前、導入中、離脱後、合併症、機器トラブル、患者トラブルのQ&A</td><td>Q&A1、3、6、8～10</td><td>藤田医科大学病院 臨床工学部　清水弘太</td></tr>
<tr><td>Q&A2、4、5、7、11、12</td><td>藤田医科大学病院 看護部　河合佑亮</td></tr>
<tr><td rowspan="3">Impella</td><td rowspan="3">導入前、導入中、離脱後、合併症、機器トラブル、患者トラブルのQ&A</td><td>Q&A1、4、13、14</td><td>名古屋大学医学部附属病院 救急内科系
集中治療室　髙岡亜紀子</td></tr>
<tr><td>Q&A2、3、5～9</td><td>名古屋大学医学部附属病院 救急集中治療部/
循環器内科 病院助教　風間信吾</td></tr>
<tr><td>Q&A10～12</td><td>名古屋大学医学部附属病院 臨床工学技術部
主任　後藤和大</td></tr>
<tr><td rowspan="3">VAD</td><td rowspan="3">導入前、導入中、離脱後、合併症、機器トラブル、患者トラブルのQ&A</td><td>Q&A1～3</td><td>名古屋大学医学部附属病院 重症心不全治療センター/循環器内科 副センター長/病院講師
奥村貴裕</td></tr>
<tr><td>Q&A4、6</td><td>名古屋大学医学部附属病院 看護部
外来 看護師長　茂　優子</td></tr>
<tr><td>Q&A5</td><td>名古屋大学医学部附属病院 臨床工学技術部
長谷川静香</td></tr>
<tr><td colspan="4">3章　複合的に使用するケース</td></tr>
<tr><td rowspan="4">IABP × V-A ECMO</td><td rowspan="3">図とテキストでみる</td><td rowspan="2">はたらき</td><td>藤田医科大学医学部 循環器内科学 教授
簗瀬正伸</td></tr>
<tr><td>藤田医科大学病院 看護部　河合佑亮</td></tr>
<tr><td>適応</td><td>藤田医科大学医学部 循環器内科学 教授
簗瀬正伸</td></tr>
<tr><td>Q&A</td><td>Q&A1、2</td><td>藤田医科大学病院 臨床工学部　清水弘太</td></tr>
<tr><td rowspan="3">V-A ECMO × Impella</td><td>図とテキストでみる</td><td>はたらき、適応</td><td>名古屋大学医学部附属病院 救急集中治療部/
循環器内科 病院助教　風間信吾</td></tr>
<tr><td>Q&A</td><td>Q&A1～4</td><td>名古屋大学医学部附属病院 救急集中治療部/
循環器内科 病院助教　風間信吾</td></tr>
<tr><td>症例紹介</td><td>－</td><td>名古屋大学医学部附属病院 救急集中治療部/
循環器内科 病院助教　風間信吾
名古屋大学医学部附属病院 救急内科系
集中治療室　髙岡亜紀子</td></tr>
</table>

各機器のキホンData

写真でみる IABP（機器）

Cardiosave（ゲティンゲグループ・ジャパン株式会社）

正面

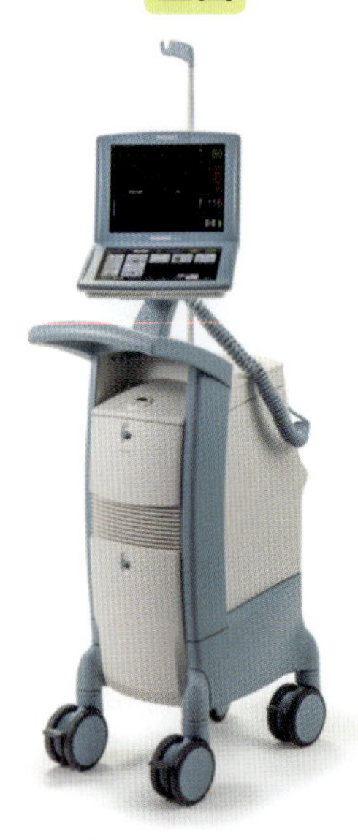

背面

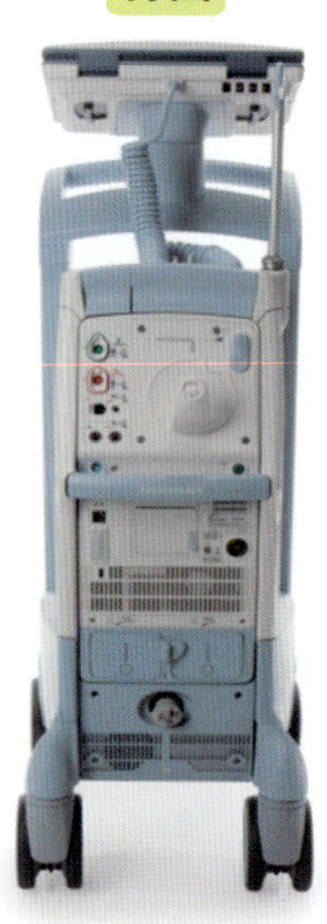

CS300（ゲティンゲグループ・ジャパン株式会社）

正面

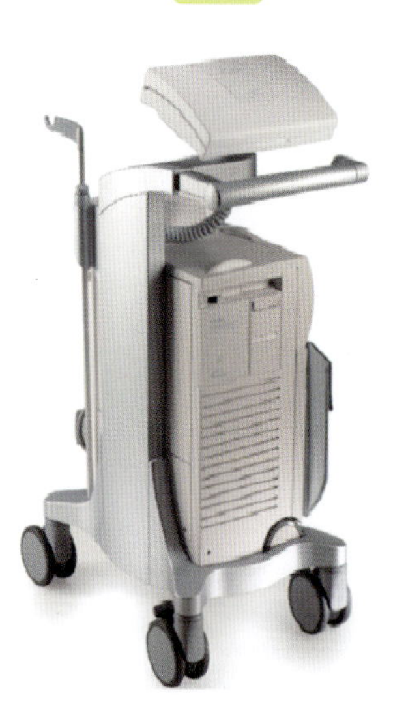

背面

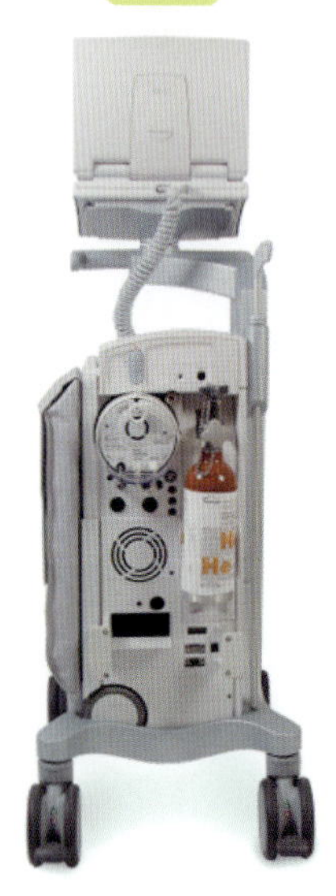

（画像：ゲティンゲグループ・ジャパン株式会社提供）

Cardiosave のパネルとヘリウム圧力ゲージ

表示画面

心電図、IABP バルーン先端圧、バルーン波形などの IABP 駆動状況を確認

操作画面

モード設定や同期モード、アシスト比などの IABP 治療条件を設定

ヘリウム圧力ゲージ

ヘリウムの残量を表示

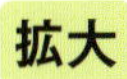

拡大

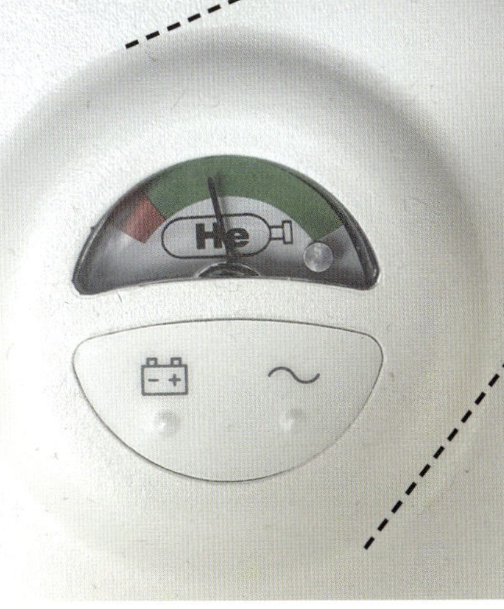

（画像：執筆者撮影）

（画像：ゲティンゲグループ・ジャパン株式会社提供）

ディスプレイだけでなく圧力ゲージでも
ヘリウムボンベの残量を確認できる

Cardiosave 背面　各名称

心電図入力
患者から直接入力

動脈圧入力
患者から直接入力

大気開放ボタン
光センサー付きバルーン使用時

低レベル血圧出力
ベッドサイドモニターへ

心電図モニター入力
生体情報モニター外部出力を接続

動脈圧モニター入力
生体情報モニター外部出力を接続

トレーナー入力
IABP 点検時に使用

外気温センサー

使用中バッテリー
スロット表示

電源コード

バッテリースロット

IAB センサー入力
光センサー付きバルーン使用時

IAB カテーテル延長チューブ入力
IABP バルーンチューブを接続

電源ボタン

プリンター

等電位ラグ

（画像：ゲティンゲグループ・ジャパン株式会社提供）

CS300 背面　各名称

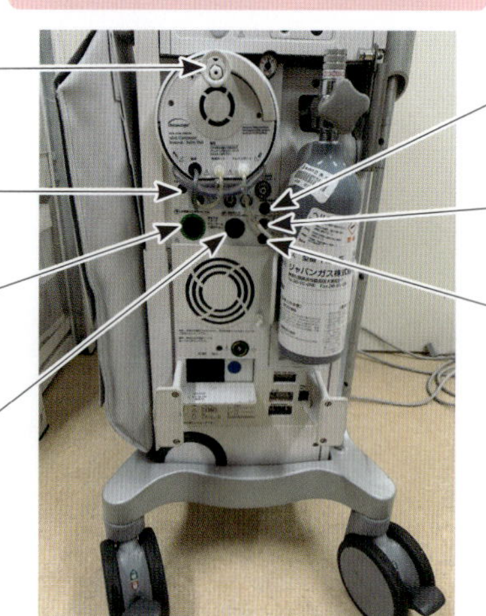

IAB カテーテル延長チューブ接続ポート

IAB カテーテル延長チューブ接続ポート

心電図患者ケーブル接続端子

血圧トランスデューサー接続端子

心電図 / 動脈圧信号出力

心電図外部信号入力端子

動脈圧外部信号入力端子

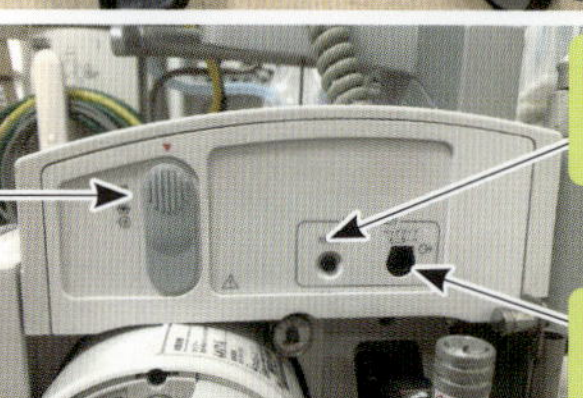

IAB センサー入力

IAB センサー出力（大気開放）

IAB センサー出力（ベッドサイドモニターへ）

（画像：執筆者撮影）

IABPバルーン／心電図ケーブル／外部信号入力ケーブル

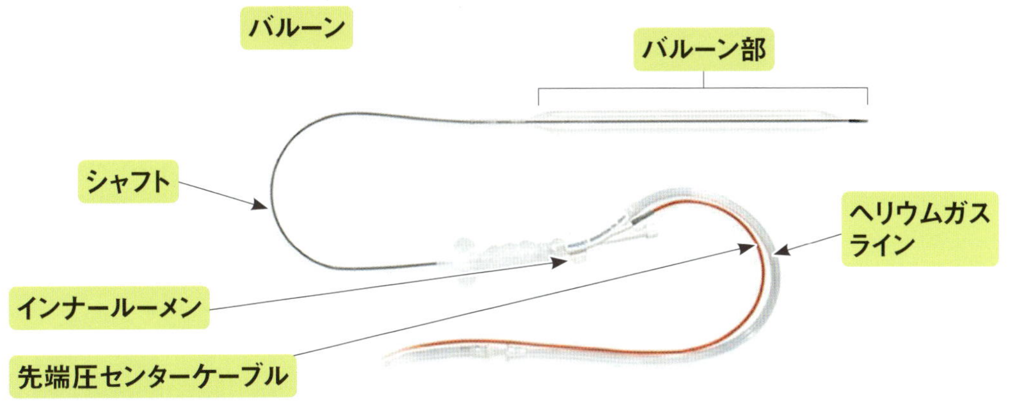

（画像：ゲティンゲグループ・ジャパン株式会社提供）

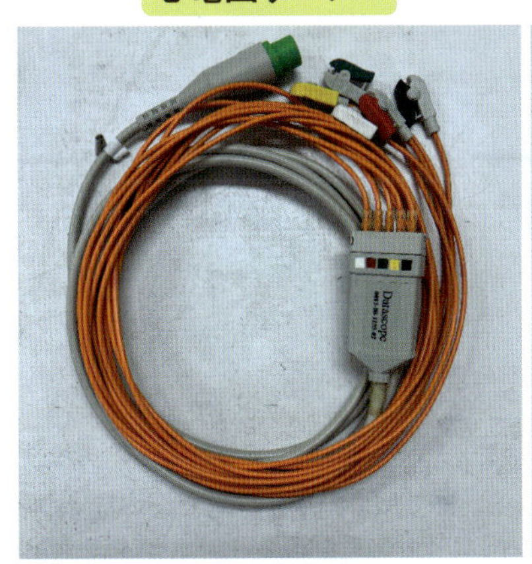

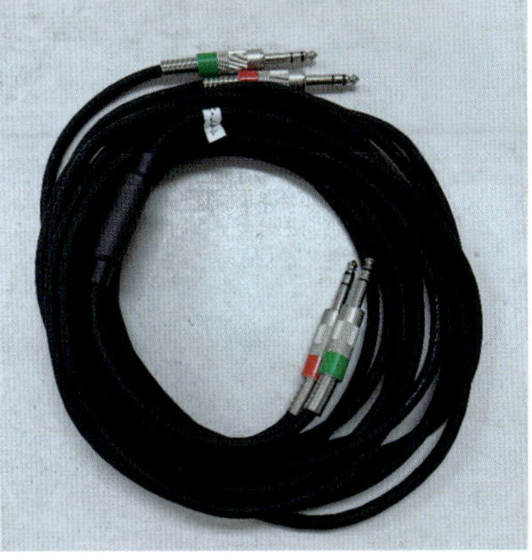

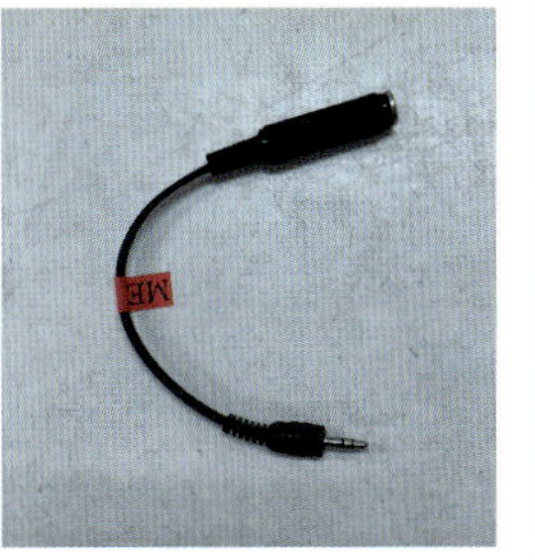

（画像：執筆者撮影）

集中治療室（病室）でIABPを駆動させる際には、生体情報モニターから心電図とIABPバルーン先端圧をIABP装置に出力することで、IABP装置の液晶ディスプレイで心拍数や動脈圧などをモニタリングすることが可能になります。

検査などでIABPを装着したまま患者さんを搬送する際には、生体情報モニターから患者情報を出力することができません。心電図ケーブルを患者さんに接続すると、心電図の情報を直接IABP装置に取り込み、心電図同期にてIABPを駆動させながら患者さんを搬送することができるようになります。

また、生体情報モニターの機種によってはケーブルの先端形状が異なるため、先端を変換する必要があります。当院（藤田医科大学病院）では、日本光電社製品の場合はそのままケーブルを接続することができますが、Philips社のモニターの場合は「Philips用出力変換ケーブル」を取り付けて対応しています。

写真でみる IABP（画面）

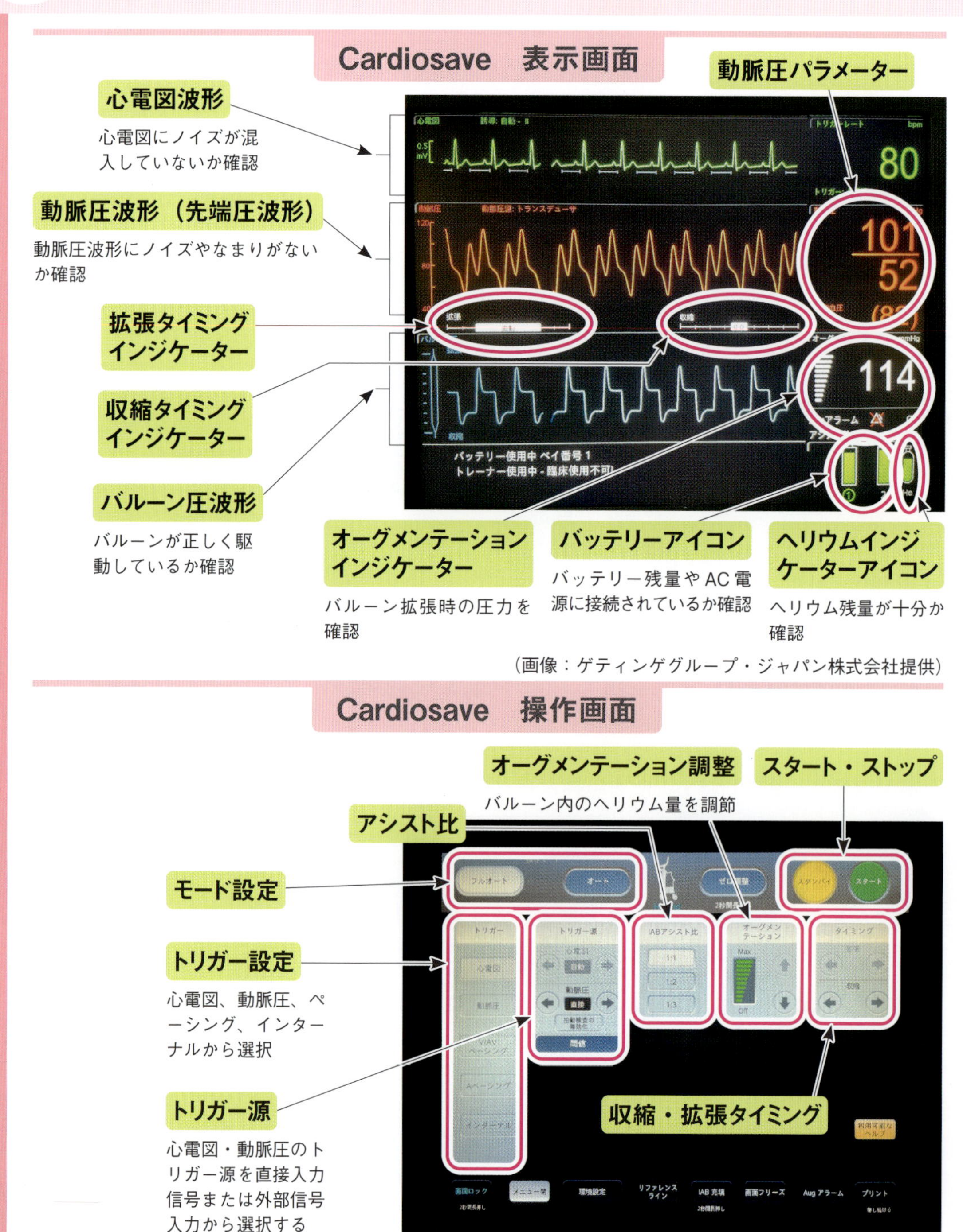

（画像：ゲティンゲグループ・ジャパン株式会社提供）

（画像：執筆者撮影）

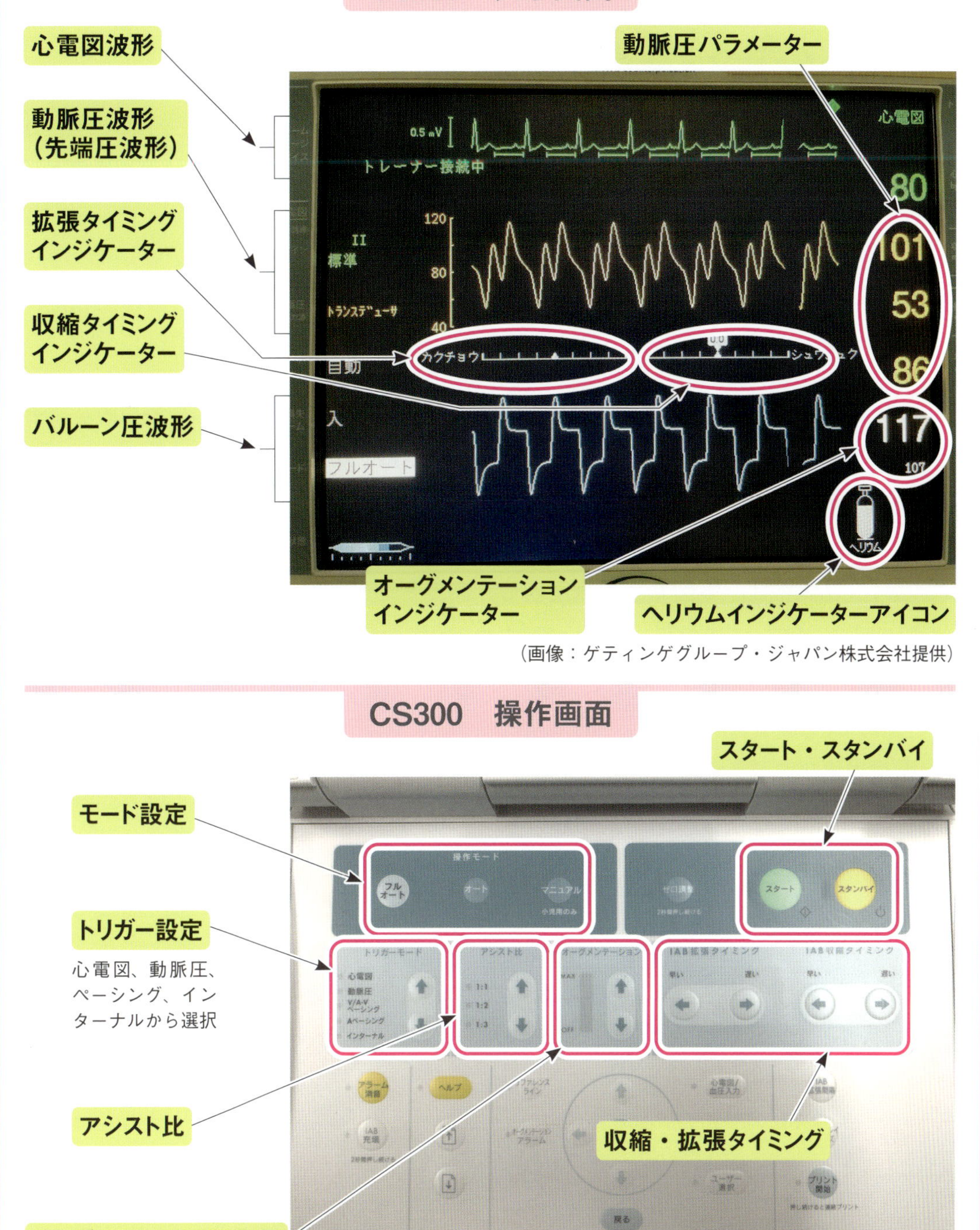
CS300　表示画面
心電図波形
動脈圧波形
（先端圧波形）
拡張タイミング
インジケーター
収縮タイミング
インジケーター
バルーン圧波形
動脈圧パラメーター
オーグメンテーション
インジケーター
ヘリウムインジケーターアイコン
（画像：ゲティンゲグループ・ジャパン株式会社提供）
CS300　操作画面
スタート・スタンバイ
モード設定
トリガー設定
心電図、動脈圧、
ページング、イン
ターナルから選択
アシスト比
収縮・拡張タイミング
オーグメンテーション調整
バルーン内のヘリウム量を調節
（画像：執筆者撮影）

（清水弘太 CE）

図とテキストでみる

IABPのはたらき・仕組み

大動脈内バルーンパンピング（intra-aortic balloon pumping；IABP）とは

IABPは1960年代に開発された補助循環装置であり、**心拍周期に応じて周期的な拡張と収縮のタイミングを調整するコンソール**と、**30〜50mLのヘリウムが充填される柔軟なバルーンカテーテル**によって構成されています。バルーン先端は左鎖骨下動脈より2cm下部の位置に、バルーン下端は腹腔動脈や腎動脈の分岐部より上部に位置するように留置します（図1）。IABPは心電図や大動脈圧波形に同期させてヘリウムガスで心臓の拡張期（diastole）にバルーンを拡張（inflation）させ、心臓の収縮期（systole）にバルーンを収縮（deflation）させることによって、diastolic augmentation（ダイアストリック・オーグメンテーション）とsystolic unloading（シストリック・アンローディング）という2つの効果で循環を補助します。表1に示す通り[1]、IABPの心拍出量補助効果は0〜1L/min程度と少ないですが、Impellaや静脈脱血－動脈送血体外式膜型人工肺（veno-arterial

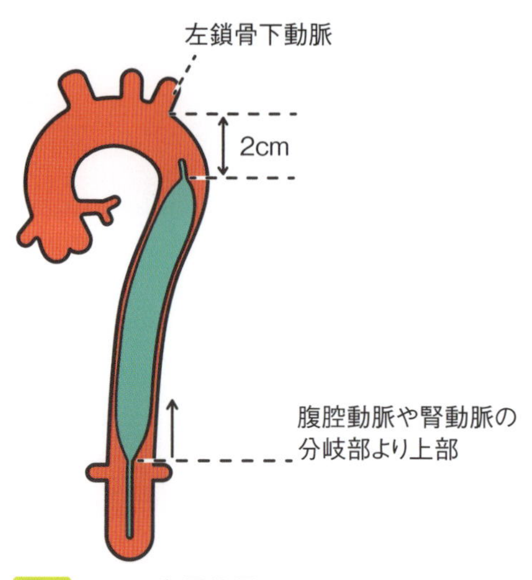

図1 IABの留置位置

表1 心原性ショックに対する補助循環装置の比較

デバイス	IABP	Impella	V-A ECMO
メカニズム	バルーンの拡張と収縮（大動脈カウンターパルセーション）	軸流型（連続流型）ポンプ：左心室→大動脈へ	遠心型（連続流型）ポンプ：右心房→大動脈へ
サポート部位	左心室	左心室	左心室と右心室 酸素化と換気の補助も含む
挿入位置	大腿動脈または腋窩動脈	大腿動脈または腋窩動脈（2.5とCPの場合）	大腿動脈と大腿静脈
カニューレサイズ	7Fr〜8Fr	2.5：12Fr CP：14Fr	17Fr〜28Fr 静脈 14Fr〜22Fr 静脈
流量	0〜1L/min	2.5〜5.5L/min	2〜7L/min
左室後負荷	↓	↓〜↓↓↓	↑↑
右室後負荷	―	―	↓↓
冠動脈灌流	↑	↑↑	―
中心静脈圧	―または↓	―または↓	↓
平均動脈圧	↑	↑↑	↑↑
左室拡張末期圧	↓	↓↓	―
肺動脈楔入圧	↓	↓↓	―または↑
心筋酸素需要	↓	↓↓	―または↑

（文献1を参考に作成）

extracorporeal membrane oxygenation；V-A ECMO）と比較して**侵襲性が低い**ことや**簡便に装着・離脱が可能**なことから、心原性ショックの患者さんに対する第一選択の補助循環装置として世界中で最も多く使用されています。

ダイアストリック・オーグメンテーション（diastolic augmentation）

心拡張期にバルーンが拡張することで、拡張期圧の上昇による冠動脈血流量の増加を図り、虚血に陥った心筋への酸素供給が増加します。バルーンの拡張により疑似的にバルーンの容量分だけ血液量が増えた状態となり、拡張期圧が上昇します。バルーンの容量分だけ血液が押し出され、他臓器へ流れ込みます。その結果、冠血流量の増加（心筋酸素供給量の増加）や脳・腎血流が増加します。**バルーンの拡張のタイミングは動脈圧波形で確認できる大動脈弁閉鎖直後（ディクロティックノッチ）に合わせます**（図2）。

シストリック・アンローディング（systolic unloading）

心収縮期にバルーンが収縮することにより、大動脈拡張末期圧が低下します。拡張末期圧が低下することで、左室後負荷が軽減され、心仕事量の軽減や心筋酸素消費量の軽減が生じます。バルーンの収縮により疑似的にバルーンの容量分だけ血液量が減少した状態となります。そのため、拡張末期圧が低下し、収縮したバルーンの容量分だけ少ない力で血液が駆出できます。バルーンの収縮のタイミングはバルーン作動時の拡張末期動脈圧が最低値を示すように調整します（図3）。

IABPの拡張・収縮のタイミング

IABPは拡張・収縮のタイミングが重要であり、タイミングが外れると循環補助効果が低減するばかりか、逆に心負荷となってしまう可能性もあります。**圧波形を観察し、タイミングのエラーがないかを常に観察する**ことが大切です（図4）。

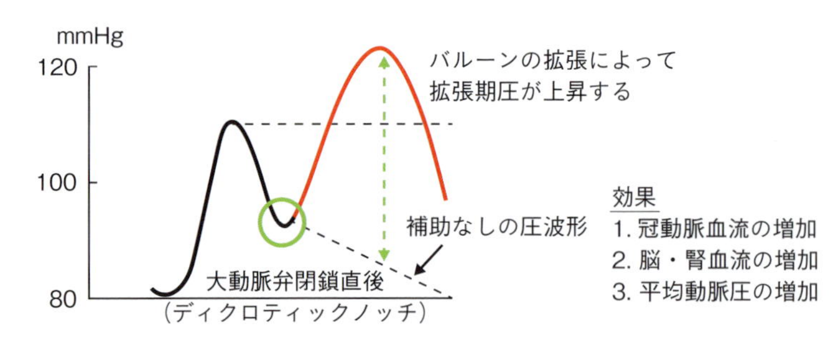

図2 diastolic augmentationの圧波形と効果

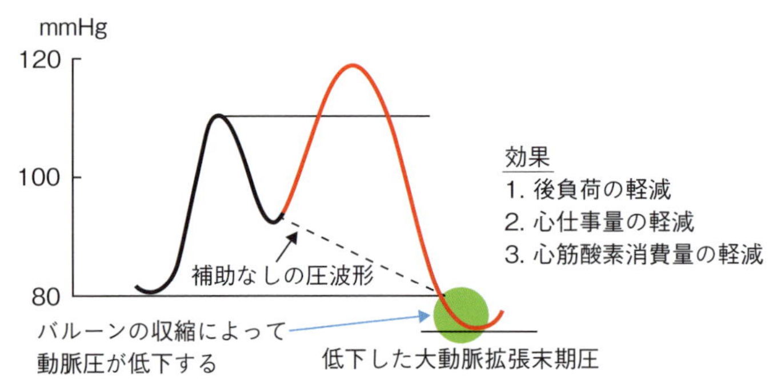

図3 systolic unloadingの圧波形と効果

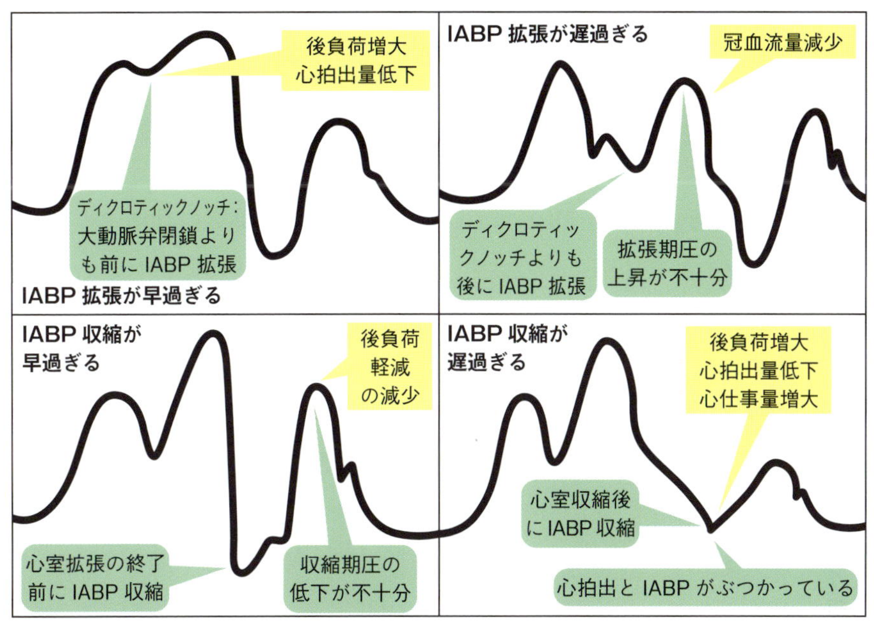

図4 IABP 拡張・収縮のタイミングエラー

IABP のトリガーモードとして、**心電図に同期して拡張・収縮を行う「ECG トリガー」**が最も信頼性があるとされています。このモードでは、大動脈弁が開くタイミングおよび心収縮期の開始に対応しているとされる心電図の R 波に合わせてバルーンを収縮します。また、大動脈弁が閉じるタイミングおよび心拡張期の開始に対応しているとされる心電図の T 波の中央に合わせてバルーンを拡張します。調整時はバルーン先端圧（大動脈圧波形）を用いて**バルーンの駆動を一時的に 1：2 にして行うことで、波形上適正なタイミングの視認が可能となります**。

一方で、著しい頻脈や不整脈があるとバルーンの拡張・収縮の適切なトリガーが妨げられます。また、心電図波形が低い場合や、電極の貼付が適切ではない場合、電気メスの使用などによって心電図波形にアーチファクトが生じると、同様に適切なトリガーが妨げられます。**抗不整脈薬の投与や除細動、電解質の補正、電極の適切な貼付などを行っても改善されない場合には、「動脈圧トリガー」などの別のトリガーモードに設定します**。

IABP による患者アウトカム

先述の通り、IABP の使用が生理学的パラメーターの改善に寄与することは理論的に明らかであり、統計学的にも示唆されています。しかし、患者アウトカムの改善（特に死亡率の低下）に関する科学的な根拠は、現時点において十分に示されていない状況にあります。

2000年代に発表された米国や欧州のガイドラインでは心原性ショック患者に対するIABPの使用を強く推奨していましたが、これらは経皮的冠状動脈インターベンション（percutaneous coronary intervention；PCI）治療が発展する前の時代の患者さんを登録したレジストリデータや観察研究に基づいた、エビデンスレベルの低いものでした。これに対して2005年以降にIABPに関するランダム化比較試験（randomized controlled trial；RCT）が複数実施され、IABPの使用は患者アウトカム改善に関連するとはいえないといったネガティブな検証結果が報告されるようになりました[2]。特に、ドイツの37施設600名の心原性ショック患者を対象に実施された大規模多施設ランダム化比較試験（IABP-SHOCK II Trial）[3]において、**死亡率やICU在室期間、循環作動薬の使用量などに有意な効果が認められなかった**ことは重大な結果であり、米国や欧州のガイドラインはIABP使用の推奨度を引き下げることとなりました。

この理由の1つとして、IABPは“万能薬”ではなく1つのツールであり、ツールを使用する医療者の知識・技術が効果に影響を与えている可能性があります。そのため、先述したIABPのはたらきや仕組み（**図5**）を医療者が十分に理解し、IABPと患者さんとの有機的な連関を考慮し適切に管理することによって最適な効果が得られるものと考えます。

引用・参考文献

1）Geller, BJ, et al. Escalating and De-escalating Temporary Mechanical Circulatory Support in Cardiogenic Shock: A Scientific Statement From the American Heart Association. Circulation. 146（6), 2022, e50-68.

2）Unverzagt, S. et al. Intra-aortic balloon pump counterpulsation（IABP）for myocardial infarction complicated by cardiogenic shock. Cochrane Database Syst Rev. 2015（3), 2015, CD007398.

3）Thiele, H. et al. Intraaortic balloon support for myocardial infarction with cardiogenic shock. N Engl J Med. 367（14), 2012, 1287-96.

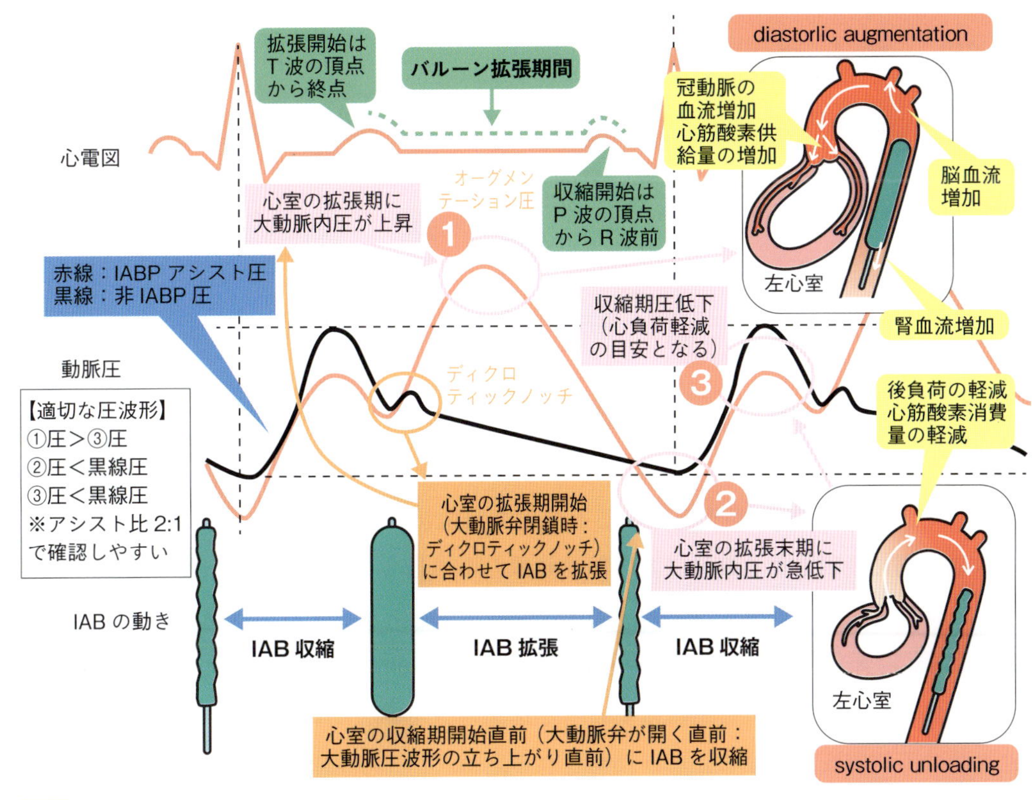

図5 IABP のはたらきと仕組みのまとめ

（河合佑亮 Ns、清水弘太 CE）

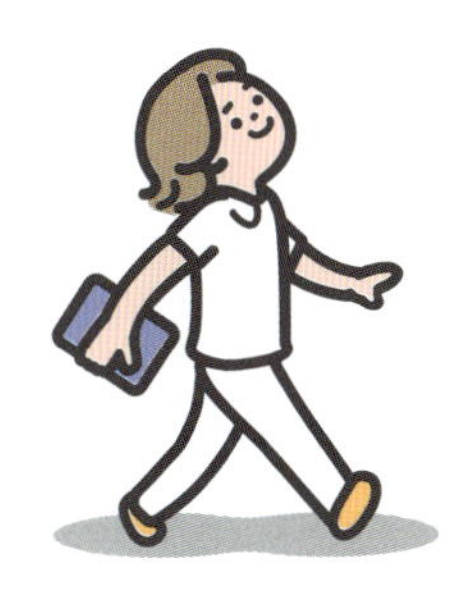

図とテキストでみる

IABPの適応・禁忌

適応

IABP

IABPは、**内科的薬物治療抵抗性の心不全例や冠血流の増加により、心機能の改善が期待できる症例に使用される機械的循環補助装置の1つ**です。手技や操作の簡便さから現在でも広く用いられています。注意すべき点として、IABPが有する循環補助能力は心機能の10〜15%程度しかないことが挙げられます。循環補助能力は低くても、IABPには冠動脈血流の増加、左室後負荷の軽減による心仕事量軽減といった効果により、**心筋の酸素需要と供給の不均衡を是正することが期待される**ため、ハイリスクな冠動脈形成術に対する予防的使用や、心原性ショックの治療のために用いられます。

IABPは心拍に同期させて使用するため、**自己心拍および動脈圧波形がある程度維持された症例が適応**となります（**表1**）[1]。言い換えれば、心原性ショックに対するルーチンでの使用は推奨されていません〔急性・慢性心不全診療ガイドライン（2017年改訂版）ではクラスⅢ、エビデンスレベルB〕[2]。別のガイドライン[3]では、IABPは**表2**に示される症例に用いるとされています。左室拡張末期圧（LVEDP）が15mmHg以上で臓器低灌流が続く症例では「循環補助用ポンプカテーテル」を留置します。LVEDPが15mmHg未満でも中心静脈圧（central venous pressure；CVP）が15cmH$_2$O以上で臓器低灌流が続く症例では、静脈側から脱血し下降大動脈に送血するV-A ECMOの導入が必要とされています。

実臨床では例外的な使用として、**ほかの機械的循環補助装置の管理に必要な厳密かつ強力な抗凝固療法により出血などのリスクが助長される場合には、IABPの使用が考慮されています。**

表1　IABP の適応（病状）

1. 強心薬を含む薬物治療に抵抗性のある心原性ショック（強心薬が使用できない状況にある患者を含む）
   - ①急性冠症候群
   - ②人工心肺離脱困難症例
   - ③低心拍出症候群
   - ④難治性致死性不整脈
   - ⑤急性心筋梗塞の機械的合併症として乳頭筋断裂による僧帽弁逆流症、心室中隔穿孔、自由壁破裂
   - ⑥再灌流療法、冠拡張薬でも十分に冠血流が改善しない症例
2. ハイリスク症例の冠動脈形成術に対する予防的使用
3. 脳保護を目的とした経皮的心肺補助装置（PCPS）使用時の拍動流付加

（文献 1 を参考に作成）

表2　IABP の適応（病態）

- 持続する低血圧（収縮期血圧＜ 90mmHg）or
- 収縮期血圧＞ 90mmHg を維持するために静注強心薬の持続点滴を要する
- 四肢冷感
- 乏尿
- 乳酸値の上昇（臓器低灌流所見*／臓器障害）

＊臓器低灌流所見とは、$S\bar{v}O_2$ ＜ 60%、MAP ＜ 60mmHg、Lac ≧ 2.0mmol/L、CI ＜ 2.2L/min/m^2、cardiac power output ＜ 0.6

（文献 3 を参考に作成）

表3　IABP の禁忌

1. 中等度以上の大動脈弁逆流症
2. 胸部、腹部大動脈瘤
3. 大動脈解離
4. 高度な閉塞性動脈硬化症
5. コントロールのつかない出血性素因をもつ症例

（文献 1 を参考に作成）

禁忌

このように広く臨床で用いられているIABPですが、**中等度以上の大動脈弁逆流症や大動脈解離、胸部および腹部大動脈瘤の存在、重篤な大動脈の石灰化や狭窄、強い蛇行がある場合などは禁忌**となります（**表3**）[1]。

心筋虚血、臓器うっ血や末梢循環不全が解除され、循環状態が安定した段階でIABPからの離脱を試みます。離脱の指標としては日常診療で用いるバイタルサイン、尿量、胸部X線所見、乳酸値、不整脈の出現などとともに、心係数＞2.2L/min/m^2、肺動脈楔入圧＜18mmHg、収縮期血圧＞90mmHgといった血行動態のパラメーターを目安とします。IABPの駆動を1：1から2：1に変更して6時間血行動態や全身状態の増悪がなければ3：1駆動とし、問題がなければIABPを抜去します。IABPの多くは抜去後の穿刺部の止血は用手圧迫で行えます。

引用・参考文献

1）瓦谷義隆ほか．イザッ！の場面もあわてないIABP・PCPSケアを助ける極意．HEART nursing．29（1），2016，6-27．

2）日本循環器学会／日本心不全学会合同ガイドライン．急性・慢性心不全診療ガイドライン（2017年改訂版）．2018．https://www.j-circ.or.jp/cms/wp-content/uploads/2017/06/JCS2017_tsutsui_h.pdf（2024.7.25閲覧）

3）日本循環器学会／日本心臓血管外科学会／日本心臓病学会／日本心血管インターベンション治療学会編．PCPS/ECMO/循環補助用心内留置型ポンプカテーテルの適応・操作（2023年版のJCS/JSCVS/JCC/CVITガイドライン フォーカスアップデート版）．2023．https://www.j-circ.or.jp/cms/wp-content/uploads/2023/03/JCS2023_nishimura.pdf（2024.7.25閲覧）

（簗瀬正伸 Dr）

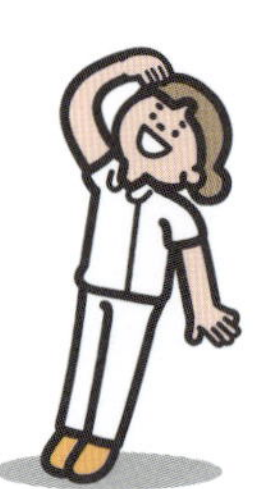

IABPの症例紹介

症例

75歳男性、161cm、73kg

主訴：胸部絞扼感

現病歴：2024年X月31日ゴルフ中に胸部圧迫感を自覚し、X＋1月3日に近医に精査目的に入院しました。同月6日にトレッドミル運動負荷心電図を実施したところ、II、III、aV_FにてSTが上昇し、V_4〜V_6でSTの下降を認めました。ただちに運動負荷を中止してニトログリセリンを投与し、ST変化は改善しました。X＋1月7日（第1病日）に行った冠動脈造影検査にて右冠動脈#3に90%の狭窄（図1▲）、左前下行枝#6は閉塞（図2▲）（右冠動脈末梢から側副血行あり〔図1→〕）、左回旋枝も#11（図2△）で閉塞しており、重症三枝冠動脈疾患の診断にて同日、藤田医科大学病院へ転院搬送となっています。

既往歴：糖尿病（HbA1c6.4%）、脂質異常症（HDLコレステロール34mg/dL、LDLコレステロール136mg/dL）、慢性腎臓病（クレアチニン1.41mg/dL、eGFR38.6mL/min/1.73m^2）、高血圧症

内服薬：アジルサルタン、フロセミド、ピタバスタチン、フェブキソスタット、アスピリン

転院時血液検査：CPK92U/L、CK-MB＜1.0ng/mL、心筋

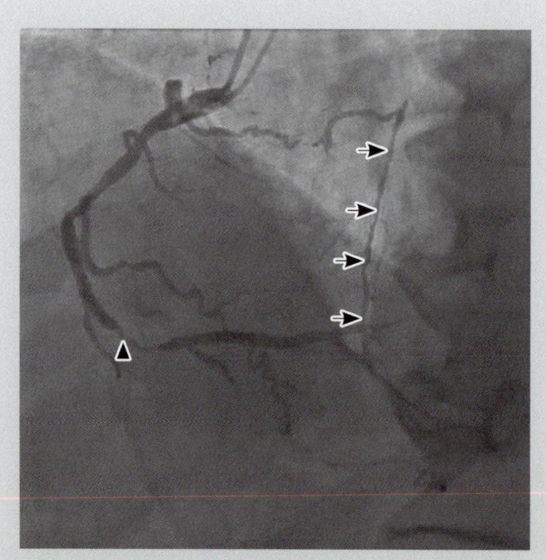

図1 右冠動脈 #3 に 90% の狭窄（▲）および前下行枝への側副血行（→）

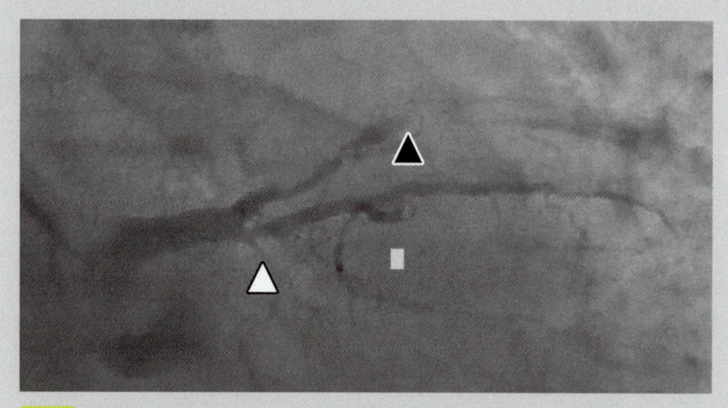

図2 左前下行枝 #6 閉塞（▲）および左回旋枝 #11 閉塞（△）

トロポニンⅠ4.64ng/mL、NT-pro BNP1,984pg/mL
転院時心エコー図検査：左室拡張末期径 58mm、左室収縮末期径 47mm、左室駆出率（シンプソン法）38%、左室下壁から後壁は無収縮、心尖部は高度収縮低下、大動脈弁逆流なし入院後経過：CPK および CK-MB の上昇はないものの心筋トロポニン I の上昇を認め、NT-pro BNP も高値でした。心筋虚血の解除のため早期に冠動脈バイパス術を行うことが望まれました。術前検査として全大動脈 CT や脳 MRI を実施するべきであると考えられたため、機械的循環補助装置による心筋虚血の解除を試みつつ、術前検査を実施する方針としました。循環器内科医師同伴により全大動脈 CT と脳 MRI を行い、その後 IABP を開始しています。心筋トロポニン I は経時的に低下し、X＋1 月 13 日（第 7 病日）は 0.16ng/mL でした。全身の十分な術前評価と、患者さんおよび患者家族へのインフォームドコンセントの後、冠動脈バイパス術（左内胸動脈−左前下行枝 #7、大伏在静脈−対角枝 #9、大伏在静脈−右冠動脈 #4PD）が施行されています。

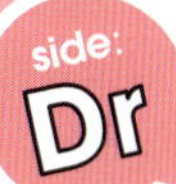

ドクターの視点から：

以下の場合には、IABP 単体での循環補助が有用と考えます。

- 冠動脈の血流を増加させたい。
- 心仕事量や心筋酸素消費量を軽減したい。
- でも、さほど強力な循環補助は必要としない。
- 加えて、合併症は少なく安全に用いたい。

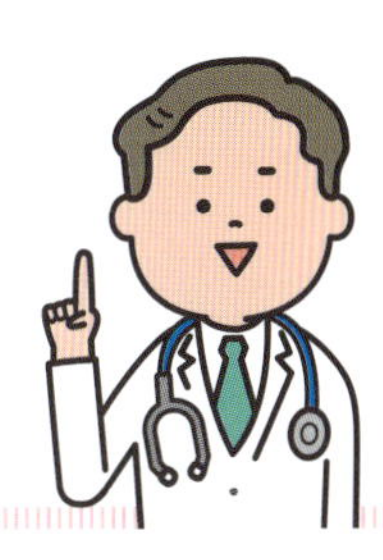

IABP 適応までの流れ

重度の虚血性心疾患であり、NT-pro BNP の上昇から心不全の合併も想起される患者さんでした。冠血流を回復すること（血行再建）が根本的な治療となるため、早期に冠動脈バイパス術による血行再建術が望まれる状態でした。一方で CPK や CK-MB は正常値であり、冠血管拡張薬投与下での安静時心電図では ST 変化を認めておらず、心筋トロポニン I の上昇も軽度でした。そのため冠血管拡張薬投与下の安静時では、「心筋虚血の進行はない、またはあっても緩徐でありその程度は軽い」と考えられました。

加えて、複数の動脈硬化の危険因子を有する本患者さんにおいて、全身状態の情報が不十分なまま、冠動脈バイパス術を施行するのは望ましくないと考えられました。そのため、本患者さんにおいては、IABP による機械的循環補助を行い、心筋虚血および心不全に注意しつつ、冠動脈バイパス術に向けて術前検査を行う方針となりました。

大動脈拡張期圧の上昇による冠動脈血流量の増加（diastolic augmentation）が得られ、加えて IABP のバルーンが収縮することで、左心室の拡張末期（≒左室等容収縮期）に大動脈圧を低下させることで左心室の後負荷を軽減し、心仕事量の軽減や心筋酸素消費量の軽減（systolic unloading）が期待できるので、本患者さんに最適な循環補助デバイスと考えられます。

ただし、心原性ショックのような緊急時の使用ではないので、安全に IABP を用いるために大動脈弁閉鎖不全症や腹部大動脈瘤、大動脈解離など IABP の禁忌がないかを確認し、IABP のバルーンが腎動脈にかからないよう、CT による情報をもとにバルーンのサイズを決定するなどの配慮をしたことは付記しておきたいと思います。

なぜ IABP としたのか？

「冠血流を増加し、左室後負荷を軽減する機械的循環補助装置なら、循環補助用ポンプカテーテル（Impella）でもよいのでは？」と思われるかもしれません。確かに Impella でも冠血流の増加や左室後負荷の軽減が得られ、さらにその力は IABP よりもはるかに強力です。「大は小を兼ねる」と申しますので、IABP ではなく Impella を用いるという選択もあります。しかしながら、われわれが本患者さんに IABP を用いた理由は２つあります。それは「本患者さんは強力な循環補助を必要としない」ということと「循環補助中の合併症リスクを少しでも小さくしたい」ということでした。

ニーズを満たすことができる

前者について解説すると、前述の通り本患者さんは安静であれば心筋虚血の進行はないか、あっても緩徐で程度も軽いと考えていました。つまり術前検査のための移動や検査中、排便や食事などの軽微な身体負荷の時に心筋虚血を起こさなければいいと考えたわけです。このニーズはIABPでも十分に満たすことができると思います。

合併症のリスクを下げる

後者については、Impellaは左室内から上行大動脈に留置するため、最も危惧される合併症は「脳梗塞」です。予防するための仕組みはいくつかありますが、完璧ではありません。その点IABPは左鎖骨下動脈より末梢側に留置するため、システムによる脳梗塞の合併についてはImpellaよりも安心です。ほかに溶血の起こりやすさやシースの太さ、システムの簡便さなどにおいてIABPの方に分があったのではないかと考えています。

(簗瀬正伸 Dr)

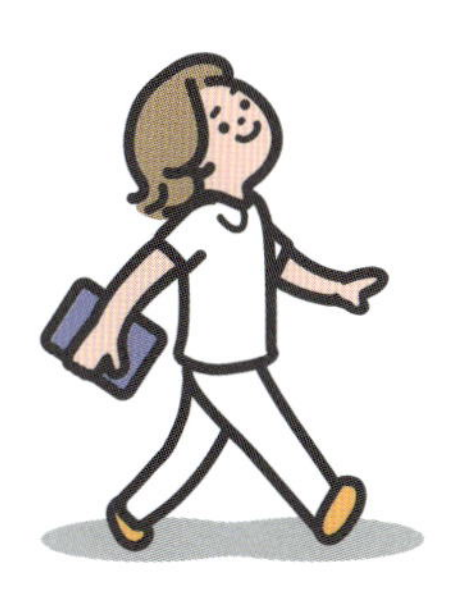

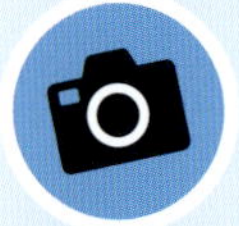

写真でみる V-A ECMO（機器）

SP-200（TERUMO社）

遠心ポンプコントローラー

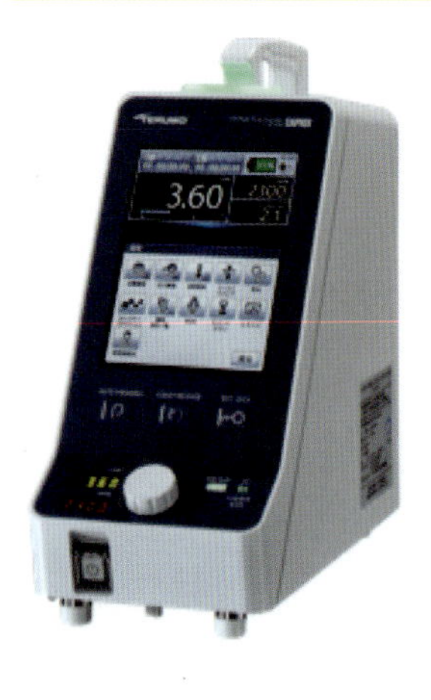

人工肺

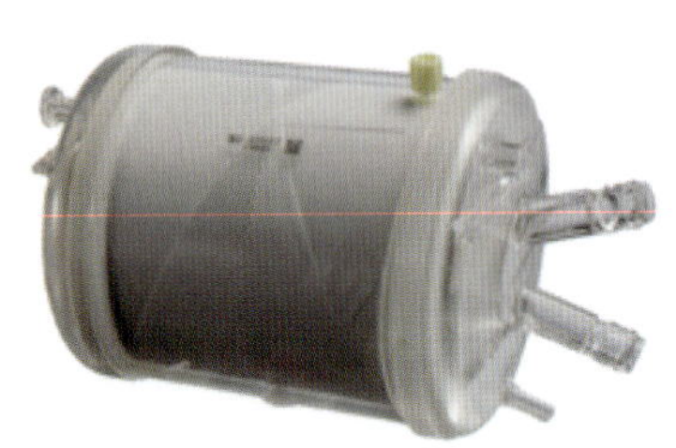

遠心ポンプ

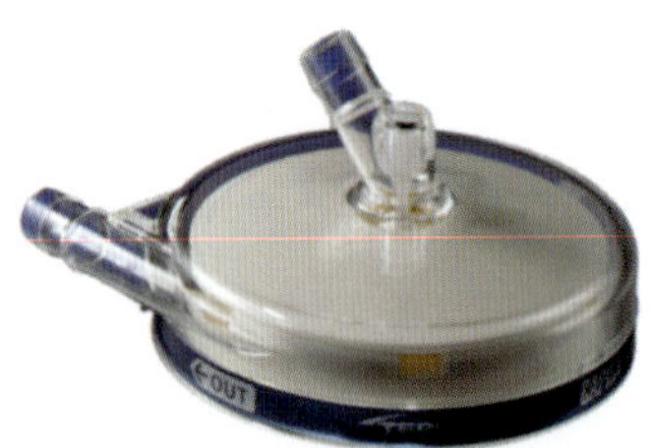

（画像：TERUMO 社提供）

Cardiohelp（ゲティンゲグループ・ジャパン株式会社）

Cardiohelp 本体

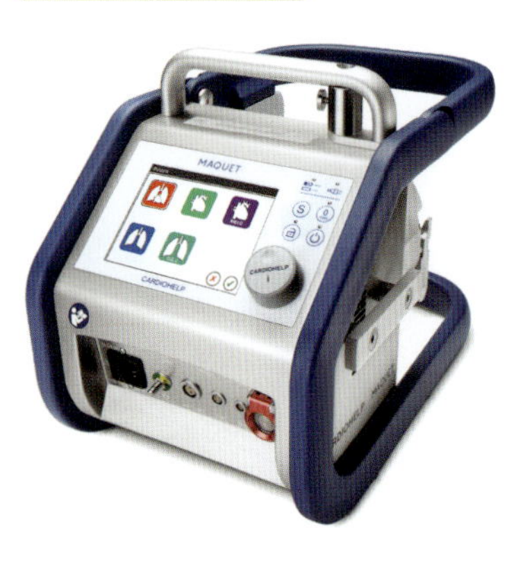

人工肺装着時

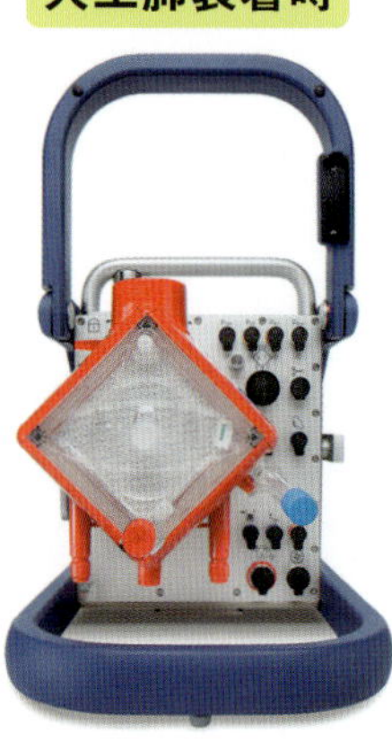

人工肺・遠心ポンプ（一体型）

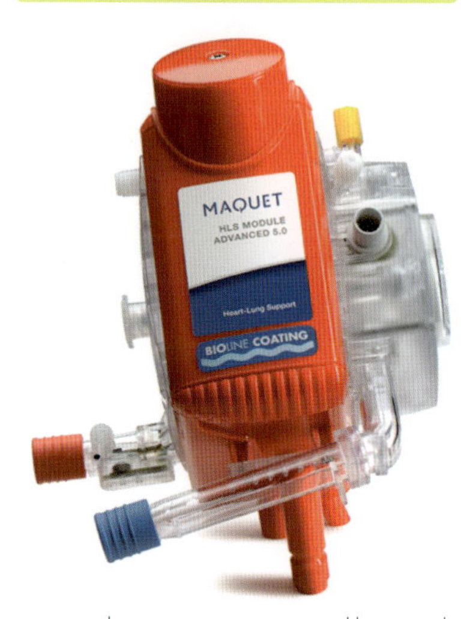

（画像：ゲティンゲグループ・ジャパン株式会社提供）

SP-200　血液回路（TERUMO社）

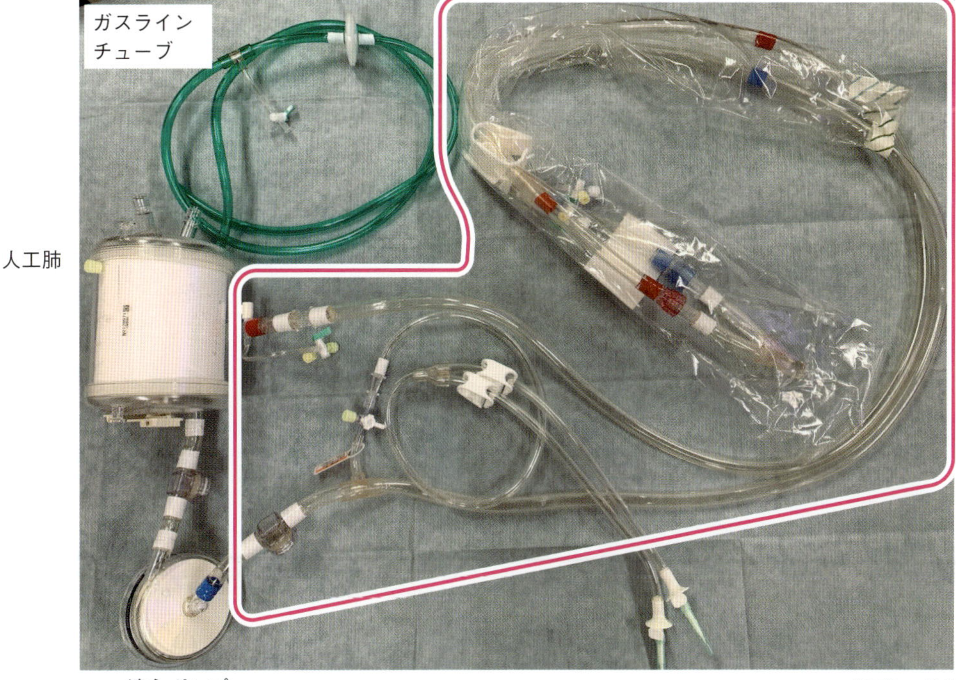

（画像：執筆者撮影）

Cardiohelp　血液回路（ゲティンゲグループ・ジャパン株式会社）

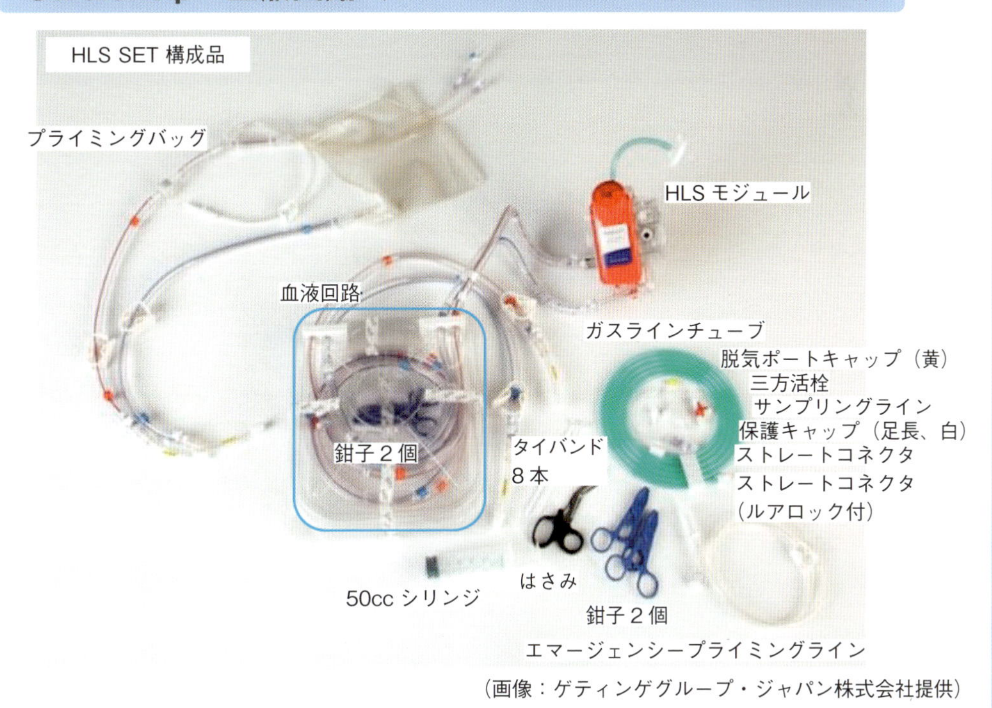

（画像：ゲティンゲグループ・ジャパン株式会社提供）

写真でみる V-A ECMO（画面）

SP-200 タッチパネル液晶画面（TERUMO社）

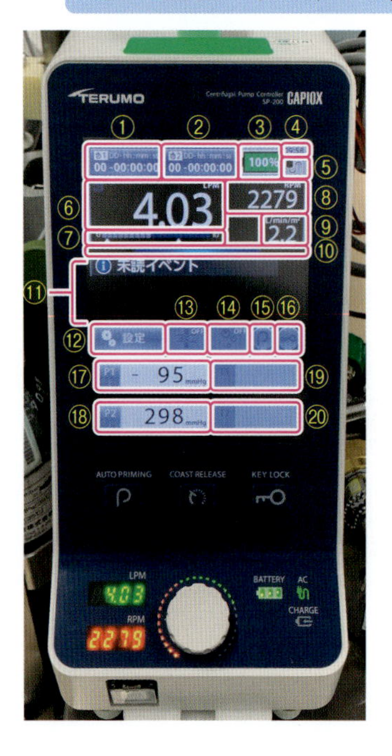

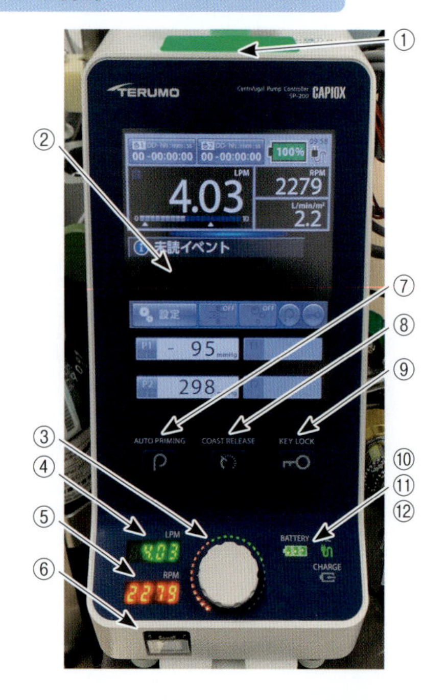

#	名称
① ②	カウントアップタイマ表示部
③	バッテリー状態表示部
④	時刻表示部
⑤	AC 電源アイコン
⑥	流量表示部
⑦	流量バー表示部
⑧	モーター回転数表示部
⑨	パーフュージョン・インデックス表示部
⑩	動作状態表示部
⑪	メッセージ表示部
⑫	設定アイコン
⑬	クランプアイコン
⑭	気泡検出アイコン
⑮	オートプライミングアイコン
⑯	キーロックアイコン
⑰ ⑱	圧力（P1、P2）表示部
⑲ ⑳	温度（T1、T2）表示部

#	名称
①	ステータスランプ
②	タッチパネル液晶画面
③	モーター回転数調節ツマミ
④	流量表示器
⑤	モーター回転数表示器（7 セグ LED）
⑥	電源ボタン（ソフトで判断）
⑦	オートプライミングボタン
⑧	コーストリリースボタン
⑨	キーロックボタン
⑩	AC 電源ランプ
⑪	バッテリー残量ランプ
⑫	充電中ランプ

（画像：執筆者撮影）

Cardiohelp　コントロールパネル（ゲティンゲグループ・ジャパン株式会社）

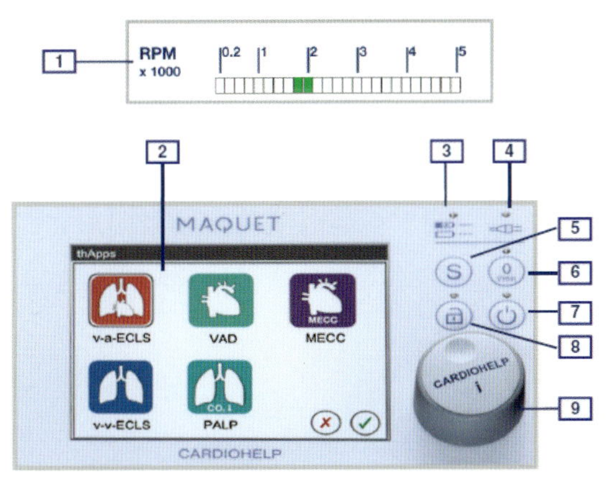

（画像：ゲティンゲグループ・ジャパン株式会社提供）

#	機能
1	LED 回転数インジケーター
2	タッチスクリーン
3	バッテリーLED
4	AC 電源 LED
5	Safety ボタン
6	0 フローモード（LED）
7	電源オン・オフボタン（LED）
8	スクリーンロックボタン（LED）
9	流量ノブ

Cardiohelp　タッチスクリーン（ゲティンゲグループ・ジャパン株式会社）

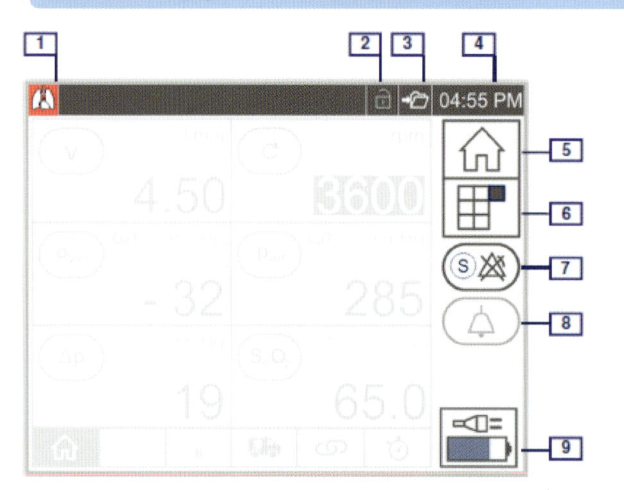

#	機能
1	選択中の thApp
2	操作ロック状況
3	データ記録状況
4	時刻
5	ホームスクリーンに戻る
6	メニュースクリーン
7	オーバーライドボタン
8	アラーム一時静止ボタン
9	電源ステータスボタン

（画像：ゲティンゲグループ・ジャパン株式会社提供）

Cardiohelp　メニュー画面（ゲティンゲグループ・ジャパン株式会社）

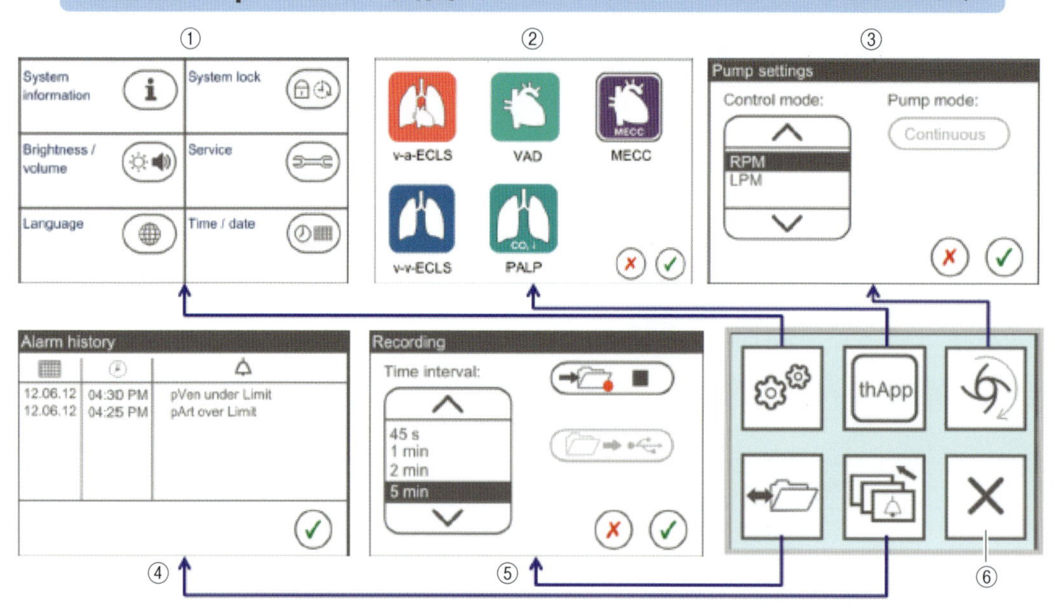

#	記号名称	機能
①	設定	一般設定を変更（明るさと音量、点検モード、言語変更、時刻 / 日付など変更）
②	thApp	thApp の切り替え（療法アプリケーションを変更）
③	ポンプ	コントロールモードを変更（LPM/RPM モードをオンにする）
④	データ記録	データ記録のインターバル変更、オフラインでのデータ記録、記録データのエクスポートを行う
⑤	アラームリスト	アラームリストを表示する（赤色：高優先度アラーム、黄色：低～中優先度アラーム）
⑥	閉じる	メニューを閉じたい場合はこの記号をタッチする

（画像：ゲティンゲグループ・ジャパン株式会社提供）

Cardiohelp　各種画面（ゲティンゲグループ・ジャパン株式会社）

ホーム画面

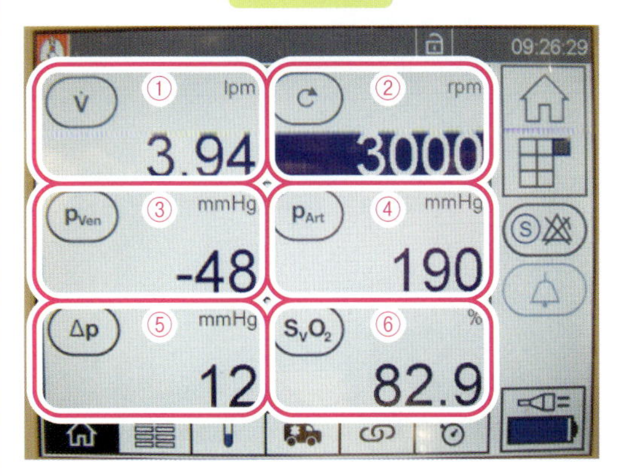

圧力表示画面

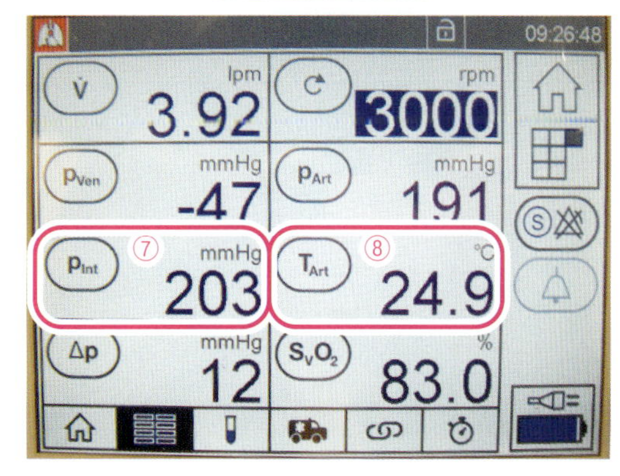

静脈血ガス表示画面

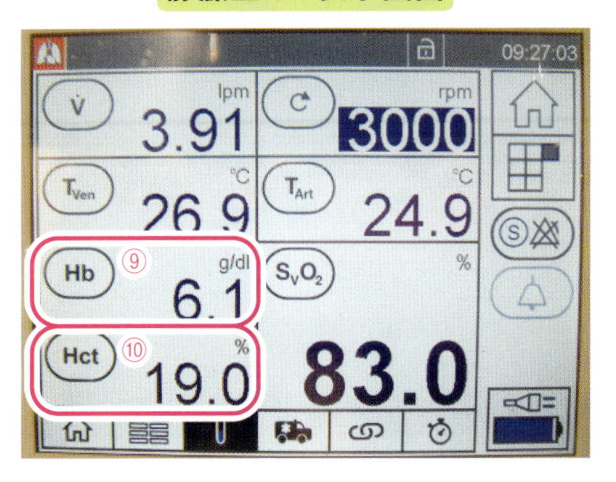

搬送用画面

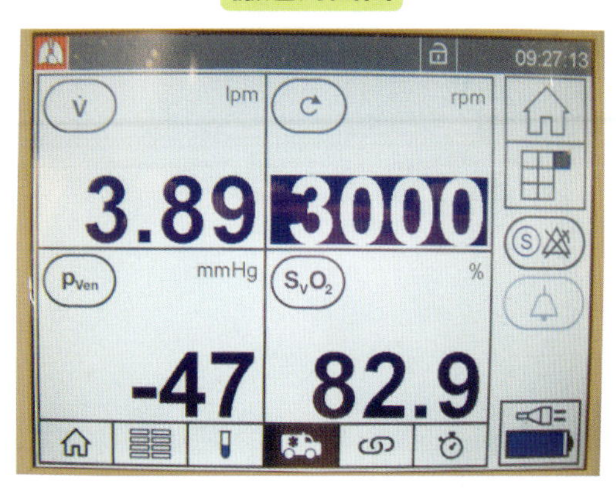

（画像：ゲティンゲグループ・ジャパン株式会社提供）

#	機能
①	流量（L/min）
②	回転数（rpm）
③	脱血圧（mmHg）
④	送血圧（mmHg）
⑤	差圧（肺入口圧－送血圧：mmHg）
⑥	$S\bar{v}O_2$（%）
⑦	肺入口圧（mmHg）
⑧	動脈温度（℃）
⑨	Hb（ヘモグロビン：g/dL）
⑩	Hct（ヘマトクリット：%）

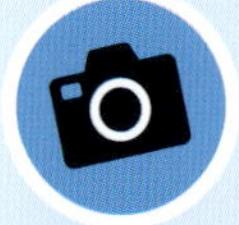

写真でみる V-A ECMO（注意）

SP-200　ハンドクランク（TERUMO社）

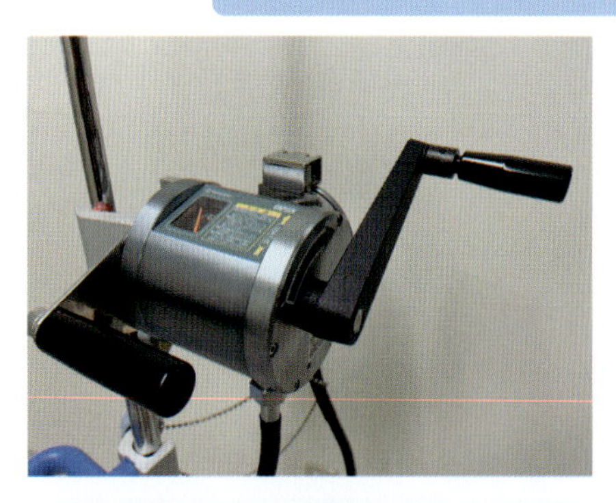

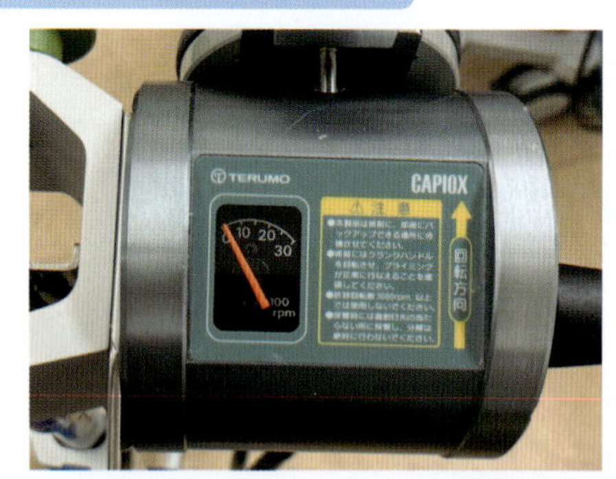

（画像：執筆者撮影）

Cardiohelp　ハンドクランク（ゲティンゲグループ・ジャパン株式会社）

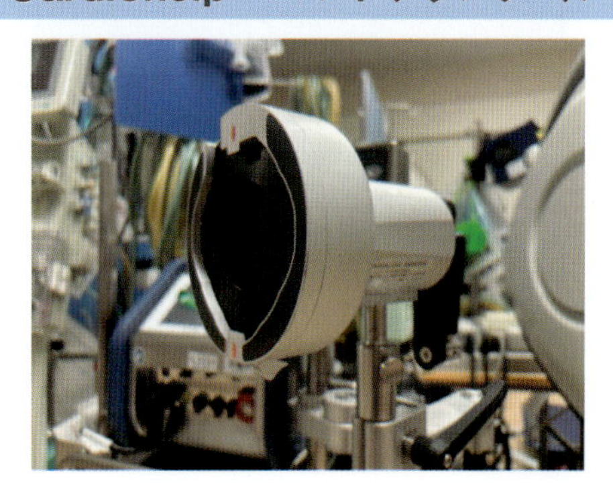

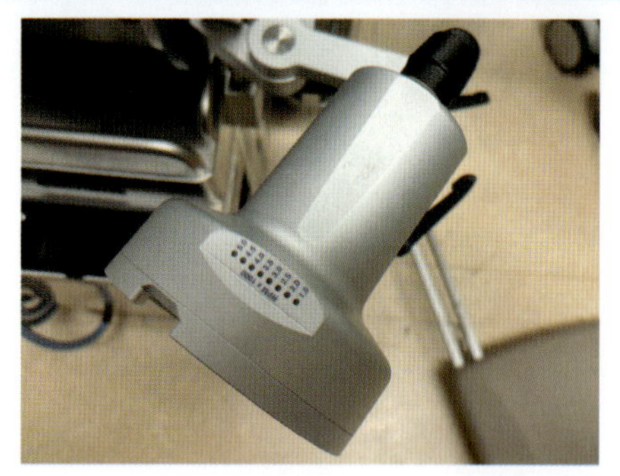

（画像：執筆者撮影）

遠心ポンプが突然停止した場合、ハンドクランクに遠心ポンプを取り付け、手回しすることで、循環を維持することができます。

ただし、ハンドクランクには回転数しか表示されないため、流量はわかりません。V-A ECMO（PCPS）の装置が起動している場合には、**ディスプレイから流量を確認し、ポンプ停止前と同等の流量を維持するように手回しを続けます**。もし、PCPS装置が故障している場合は、最終の回転数を確認し、その回転数を目安に手回しを続けます。手回し作業は腕に非常に負荷がかかるため、1人で長時間回し続けるのは困難です。手回しをする際には、数人で交代しながら行うことが望ましいです。

（清水弘太 CE）

図とテキストでみる

V-A ECMOのはたらき・仕組み

静脈脱血－動脈送血体外式膜型人工肺（veno-arterial extracorporeal membrane oxygenation；V-A ECMO）とは

ECMOは、遠心ポンプと膜型人工肺を用いた閉鎖式回路の人工心肺装置です。表1に示すとおり、呼吸不全や循環不全、心肺蘇生時に対して**「静脈脱血→動脈送血」で行われるECMOのことを「V-A ECMO」といいます**。本書ではおもに循環不全に対して（cardiac ECMOとして）行われるECMOを「V-A ECMO」として取り上げ解説していきます。

V-A ECMOは静脈血を人工肺でガス交換して、遠心ポンプで大腿動脈より逆行性に送血します。それによって、強力な肺機能の代替と、50～70％程度の心機能の代替を一時的（数日～数週）に行います。**V-A ECMOの管理目標は、全身酸素供給量（oxygen delivery；DO_2）を酸素消費量（oxygen consumption；VO_2）の少なくとも3倍以上に維持すること**です[1]。ECMO送血の酸素飽和度は100％であり、正常時の混合静脈血酸素飽和度（mixed venous oxygen saturation；$S\bar{v}O_2$）は80％であるため、正常時のDO_2/VO_2は「5」であると理解できます。なお、DO_2/VO_2は「2」になるとショック状態とされます。したがって、V-A ECMOではDO_2/VO_2を「3以上」、つまり$S\bar{v}O_2$を66％以上に維持するようにECMO流量とヘモグロビン値などを調整することが重要です[1]。ECMO管理下の酸素需要バランスについては2章のQ&A（p.134）で解説します。

表1 ECMOの分類

分類	導入理由	脱血→送血　アクセス血管
Respiratory ECMO	呼吸不全に対する呼吸補助	V-V ECMO（静脈脱血→静脈送血） 大腿静脈と右内頸静脈が一般的
Cardiac ECMO	循環不全に対する循環補助	V-A ECMO（静脈脱血→動脈送血） 大腿静脈と大腿動脈が一般的 ＊日本を含む一部の国では「PCPS」とも呼称される
ECPR	心肺蘇生時の呼吸循環補助	（同上）

V-A ECMOのはたらき

V-A ECMO（図1）の動作は大きく以下の３つのステップに分けられます。

血液の体外循環

患者さんの上下大静脈（通常は大腿静脈経由）からカニューレを通じて血液を脱血します。これは酸素化されていない血液です。脱血された血液は、遠心ポンプを経由して人工肺に送られます。

血液の酸素化

人工肺内で、血液は細かい膜を通過し、ガス交換が行われます。人工肺では血液に酸素が供給され、二酸化炭素が排出されます。これにより静脈血が動脈血に変わります。

動脈血の体内灌流

人工肺によって酸素化された血液は、送血カニューレを通じて患者さんの動脈（通常は大腿動脈）に戻されます。これにより全身に酸素が供給され、組織の酸素欠乏を防ぎ、循環を維持することができます。通常、大腿動脈経由で送血カニューレを挿入するため、**心臓に向かって血液を送る逆行性送血という非生理的な循環であることがV-A ECMOの特**

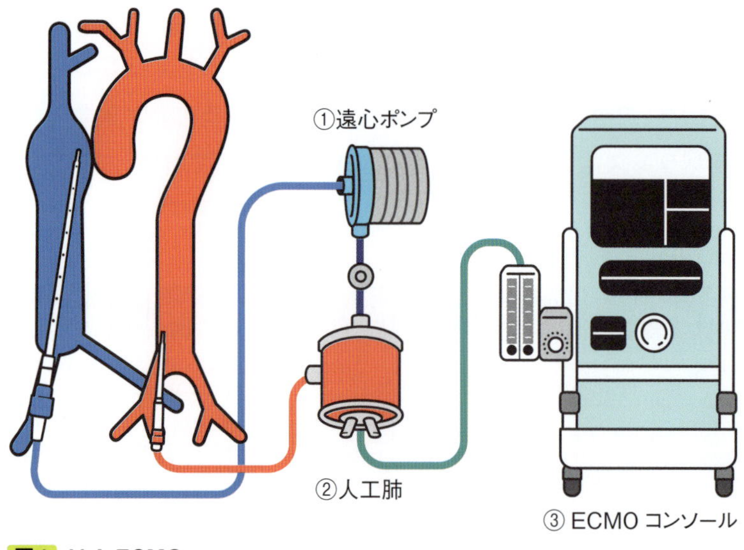

図1 V-A ECMO

徴の 1 つでもあります。

人工肺の仕組み

V-A ECMO で使用される人工肺は、患者さんの肺機能が不十分な場合に酸素供給と二酸化炭素の除去を行う重要なデバイスです。人工肺は、中空糸とよばれるストロー状の糸を束ねた中空糸膜でできています。成人用の人工肺では、約 1 万本の中空糸が使用されます。**中空糸の内側をガス（酸素と空気の混合ガス）が流れ、中空糸の外側を血液が流れる外部灌流式（図2）の構造です**（血液浄化で用いられるダイアライザーは血液が中空糸の内側を流れる内部灌流式ですが、血液浄化と ECMO では流量が大きく異なり、流量の大きい ECMO では抵抗が少ない外部灌流式が採用されています）。

人工肺は、ガス交換部と熱交換部に大別することができます（図2）。ガス交換部では吸入中酸素濃度（fraction of inspiratory oxygen；F_IO_2）：0.21～1.0 の酸素と空気の混合ガスが中空糸内に流れることで、患者血液に酸素を供給し二酸化炭素を排出します。これにより患者血液は、静脈血から動脈血へ酸素化されます。患者血液の血中酸素分圧（partial pressure of oxygen in arterial blood；PaO_2）を上げたい場合には吹き付けるガス（sweep

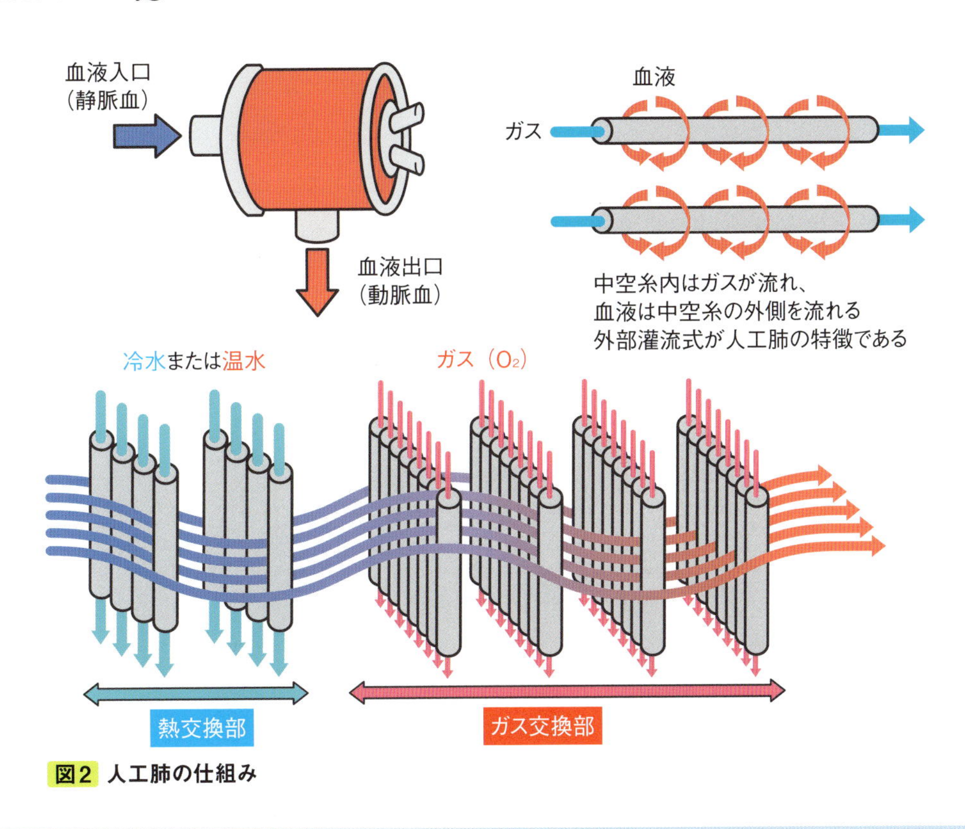

図2 人工肺の仕組み

gas）の酸素濃度を上げ、逆に下げたい場合には酸素濃度を下げて調節します。また血中二酸化炭素分圧（arterial partial pressure of carbon dioxide；$PaCO_2$）を調節するためにはsweep gasの流量を調節します。$PaCO_2$を上げたい場合にはsweep gasの流量を下げ、$PaCO_2$を下げたい場合にはsweep gasの流量を上げて調節します。

PaO_2と$PaCO_2$の管理は、ECMO管理において非常に重要な役目を果たします。**一般的に、人工肺出口側のPaO_2は150〜300mmHg程度で管理することが多い**です。過度に高いPaO_2はさまざまな障害が生じる可能性があるため注意が必要です。また**$PaCO_2$は35〜45mmHg程度で管理します**。$PaCO_2$がこの基準値から外れる場合にはsweep gasの流量を調節します。

また、ECMO管理中は血液が体外を循環するため、外気温などの影響によって血液温が変化することによって体温も変化します。人工肺は熱交換機能を有しているため、患者血液温を調節することができます。人工肺に内蔵される熱交換部では、設定した温度の水（冷水または温水）を流すことで患者血液温をコントロールできます。

遠心ポンプの仕組み

V-A ECMOにおいて、患者さんの循環維持の役割を担っているのが遠心ポンプです。遠心ポンプは、回転運動を利用して血液を送ります。遠心ポンプの内部には、羽根車（インペラ）が内蔵されており、インペラが高速で回転することで、遠心力によって血液が外側に押し出されます（図3）。遠心ポンプの回転速度を調整することで、血液の流量と圧力を制御します。回転速度が速いほど流量が増加し、圧力も高くなります。逆に、回転速度が遅いと流量が減少し、圧力も低くなります。

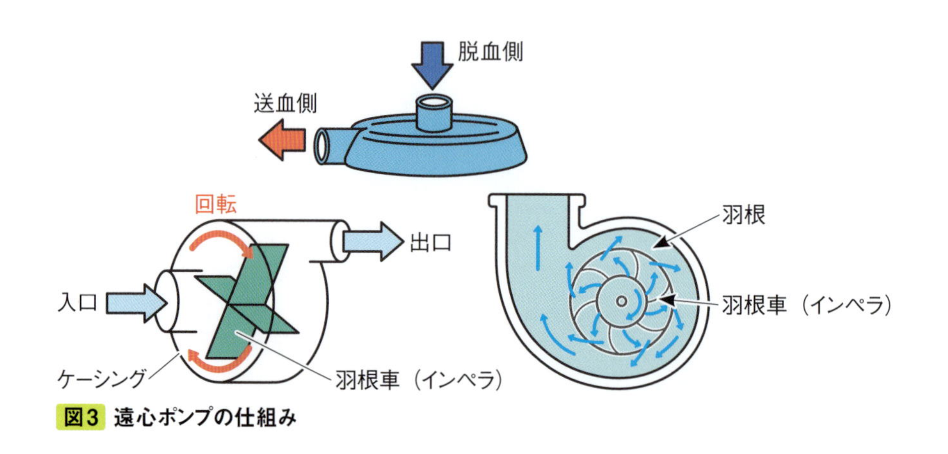

図3 遠心ポンプの仕組み

遠心ポンプの利点について

低せん断応力

血液を優しく扱うことができるため、赤血球や血小板に対するダメージが少なくなり、血球損傷が少なくなります。**血液成分が破壊されにくいため、出血や血栓形成のリスク低減が期待されます**。

安定した血液循環

遠心ポンプは、一定の流量を安定して保つことができるため、患者さんの血行動態（血液循環の状態）が安定しやすくなります。

コンパクトな設計

遠心ポンプは比較的コンパクトな設計で、移動や設置が容易です。そのため、緊急時や搬送時にも迅速に使用できます。

遠心ポンプの欠点について

流量の不安定

遠心ポンプは一定の回転数で回り、その遠心力によって血液を送り出すため、遠心ポンプ出口側の抵抗によって流量は変化します。遠心ポンプの特性上、**遠心ポンプ出口側の抵抗が高くなると流量は下がり、抵抗が低くなると流量は上がるという特徴があります**。そのため遠心ポンプ使用時には流量計が必須です。抵抗とは、患者さんの血圧や血液粘度、経皮的心肺補助装置（percutaneous cardiopulmonary support；PCPS）で使用する送血管の太さを指しています。送血管を一度挿入した後に変更することは非常に少ないので、おもに患者さんの血圧や血液粘度が遠心ポンプの流量に影響を与えると考えられます。

V-A ECMO の回路内圧

ここでは脱血管に 23Fr、55cm のカニューレ、送血管に 17Fr、15cm のカニューレを使用し、流量 4L/min で循環していると仮定して、V-A ECMO の回路内圧について解説します（図4）。

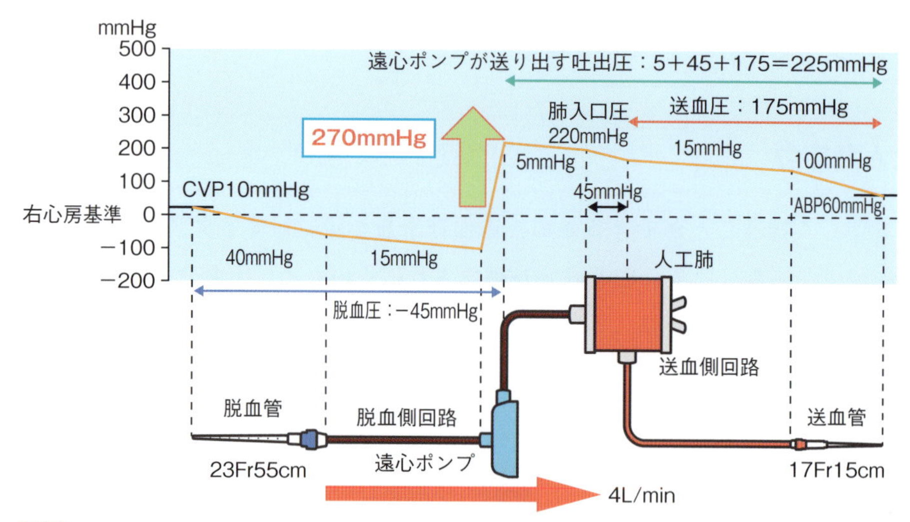

図4 回路内圧の変化

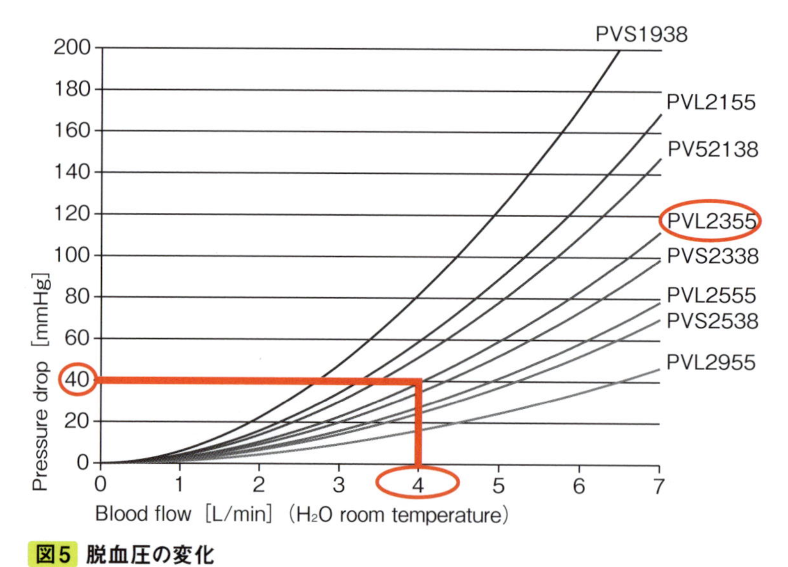

図5 脱血圧の変化

（HLS カニューレ、ゲティンゲグループ・ジャパン株式会社、カタログ資料より作成）

患者さんの中心静脈圧（central venous pressure；CVP）を 10mmHg とした場合、**図5**の圧力損失のグラフより脱血管にかかる圧力損失は 40mmHg であり、脱血管から遠心ポンプ入口までの圧力損失は 15mmHg であるため、患者さんから遠心ポンプまでの圧力は－ 45mmHg となり、これが ECMO コンソールに表示される脱血圧となります。

次に、遠心ポンプ出口から患者さんまでの圧力についてです。患者さんの平均血圧（MBP）を 60mmHg とした場合、**図6**の圧力損失のグラフより、送血管にかかる圧力損失

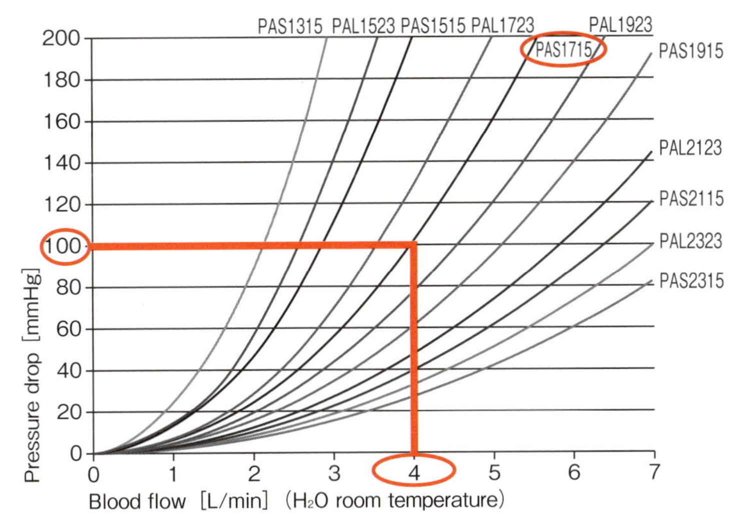

図6 送血圧の変化
(HLS カニューレ、ゲティンゲグループ・ジャパン株式会社、カタログ資料より作成)

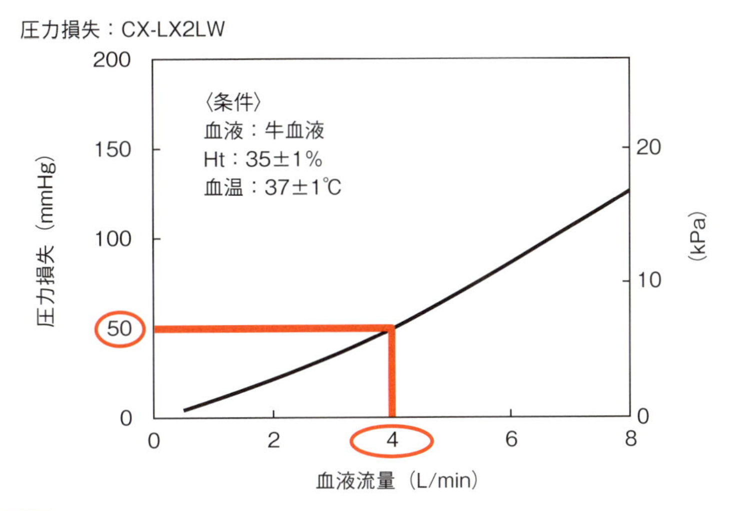

図7 人工肺による圧力の変化
(キャピオックス、TERUMO 社、カタログ資料より作成)

は 100mmHg です。送血管から人工肺出口までの圧力損失は 15mmHg であり、圧力損失は 175mmHg となり、これを送血圧として考えることができます。

次に、図7 は人工肺の圧力損失のグラフになります。流量 4L/min の時の圧力損失は 45mmHg であり、送血圧と総和すると 45 ＋ 175 ＝ 220mmHg となり、これが肺入口圧として ECMO コンソールに表示されます。**人工肺自体の圧力損失はモニタリングするこ**

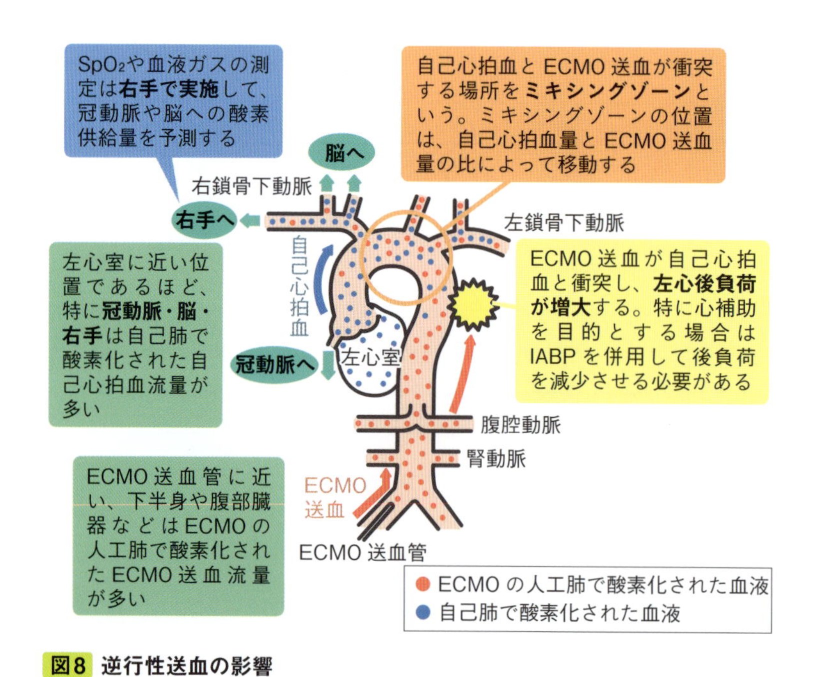

図8 **逆行性送血の影響**

とができないため、**ECMOコンソールで表示される肺入口圧と送血圧の差を人工肺にかかる圧力損失として考えます**。この差を連続的にモニタリングすることで人工肺の血栓による劣化などの評価に用いることが可能となります。

また、今回の場合は患者さんから血液を脱血するために－45mmHgの圧力が遠心ポンプにかかり、血液を患者さんに送り出す（吐出）圧力が225mmHgとなります。この総和（45＋225＝270mmHg）が遠心ポンプ自体にかかる圧力であり、これを吐出圧（揚程）とよびます。この揚程が大きくなると遠心ポンプに加わる圧力が大きくなります。ECMO管理中に生じる溶血の原因の1つになるため、**揚程が大きくなりすぎないように適切なカニューレサイズを選択し流量を管理することが溶血回避のポイントです**[2)]。

ミキシングゾーン

図8に示すように、V-A ECMOでは、左心室から拍出された血液とECMOから送られた血液が大動脈のどこかでぶつかります。その場所を**ミキシングゾーン（ポイント）**とよびます。ミキシングゾーンの位置は自己心拍血量とECMO送血量の比によって移動しますが、左心室に近い位置（特に冠動脈・脳・右手）であるほど、自己肺で酸素化された自己心拍血流量が多いことがわかります。そのため、経皮的動脈血酸素飽和度（saturation

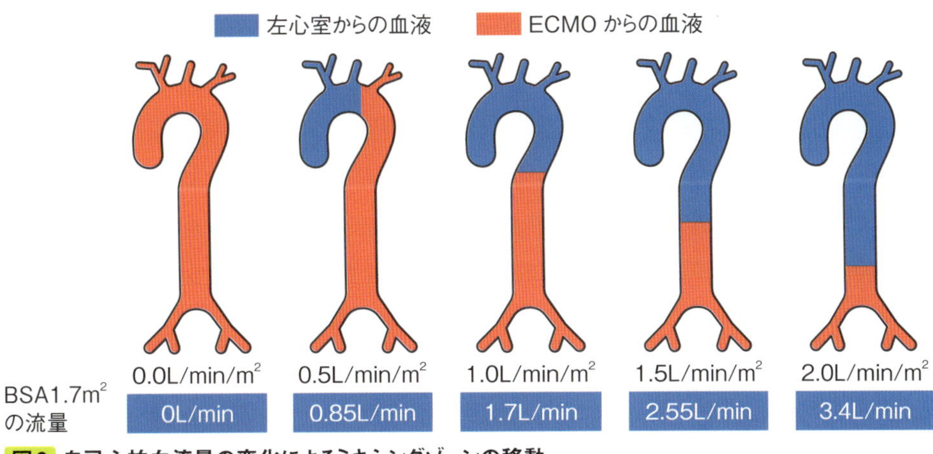

図9 自己心拍血流量の変化によるミキシングゾーンの移動

（文献 3 を参考に作成）

of percutaneous oxygen；SpO_2）や血液ガスの測定は右手で実施して、冠動脈や脳への酸素供給量を予測することが重要です。

図9では左心室から拍出される流量（BSA1.7m^2 の場合）を 0L/min から 3.4L/min へ 0.5L/min/m^2 刻みに変化させた時のミキシングゾーンを表しています[3]。左心室からの自己心拍血流量が 0 の時は ECMO からの血液が全身へ送り届けられていることがわかります。左心室から拍出される流量が大きくなるほどミキシングゾーンは心臓から末梢側へ移動していき、3.4L/min（2.0L/min/m^2）の場合には腹部あたりで合流していることがわかります。左心室からの自己心拍血流量の増加に伴い ECMO の遠心ポンプの後負荷が増すため、ECMO からの血流量が減少することでミキシングゾーンが末梢側へ移動します。

特に注意が必要なこととして、左心室から 0.5L/min/m^2（0.85L/min）の流量で血液が拍出された場合、弓部 3 分枝中 2 分枝は左心室からの血液が流れ、1 分枝は ECMO からの血液が流れます。つまり、**ECMO 管理下において心臓が動き出した場合、頭に流れる血液の多くは左心室からの血液が流れている**ことに留意が必要です。ECMO 管理下では人工肺の血液ガスに目がいきがちですが、**自己肺のガス交換能および人工呼吸器の設定・管理にも注目しなければなりません。**

V-A ECMO による患者アウトカム

IABP と同様に、V-A ECMO の使用は先述のとおり生理学的パラメーターの改善に寄与することは理論的に明らかであり、世界での使用数も増加しています。しかし、**患者アウ**

トカムの改善（特に死亡率の低下）に関する科学的な根拠は現時点において十分に示されていない状況にあります。

心原性ショックに対するV-A ECMOの使用に関する4つの観察研究に対するメタアナリシスによると、V-A ECMOの使用はIABPの使用と比較して30日生存率が33%高く（95%信頼区間14～52%、p＜0.001、NNT13）、左心補助人工心臓（left ventricular assist device；LVAD）やImpellaと比較した場合には有意差がなかった（－3%、95%信頼区間－21～14%、p＝0.70、NNT33）ことが報告されています[4)]。これらの観察研究による効果を検証するために、近年複数のランダム化比較試験（randomized controlled trial；RCT）が行われています。心原性ショックを合併した急性心筋梗塞患者420名を対象に実施された多施設RCT（ECLS-SHOCK trial）[5)]では、V-A ECMOの使用群は非使用群と比して30日死亡率（47.8% vs 49.0%、相対リスク0.98、95%信頼区間0.80～1.19、p＝0.81）や人工呼吸器装着期間（7日 vs 5日、中央値差1日、95%信頼区間0～2日）を低減せず、中等度から重度の出血（23.4% vs 9.6%、相対リスク2.44、95%信頼区間1.50～3.95）や末梢虚血性血管合併症（11.0% vs 3.8%、相対リスク2.86、95%信頼区間1.31～6.25）が増加したと報告されています。

以上により、V-A ECMOによる患者アウトカムへの効果について、観察研究レベルでのV-A ECMOの使用に関するポジティブな報告はあるものの、RCTにおいては依然として明らかになっていません。これにはIABP同様に、ECMOも"万能薬"ではなく1つのツールであるため、**ツールを使用する医療者の知識・技術が効果に影響を与えている可能性があります**。実際に、新型コロナウイルス感染症における日本のRespiratory ECMOに関する大規模レジストリデータからの分析によると、ECMOに関する経験豊富な施設ほど良好な治療成績が得られていることが示唆されています[6)]。そのため、ECMOのはたらきや仕組みを医療者が十分に理解し、ECMOと患者さんとの有機的な連関を考慮し適切に管理することによって最適な効果が得られるものと考えます。

引用・参考文献

1) Lorusso, R. et al. ELSO Interim Guidelines for Venoarterial Extracorporeal Membrane Oxygenation in Adult Cardiac Patients. ASAIO J. 67 (8), 2021, 827-44.
2) 中島康佑ほか．経皮的心肺補助管理中の溶血回避の重要性とその対策．体外循環技術．44 (2)，2017，81-7.
3) Prisco, AR. et al. Concomitant Respiratory Failure Can Impair Myocardial Oxygenation in Patients with Acute Cardiogenic Shock Supported by VA-ECMO. J Cardiovasc Transl Res. 15 (2), 2022, 217-26.
4) Ouweneel, DM. et al. Extracorporeal life support during cardiac arrest and cardiogenic shock: a systematic review and meta-analysis. Intensive Care Med. 42 (12), 2016, 1922-34.
5) Thiele, H. et al. Extracorporeal Life Support in Infarct-Related Cardiogenic Shock. N Engl J Med. 389 (14), 2023, 1286-97.
6) Ohshimo, S. et al. Trends in survival during the pandemic in patients with critical COVID-19 receiving mechanical ventilation with or without ECMO: analysis of the Japanese national registry data. Crit Care. 26 (1), 2022, 354.

（河合佑亮 Ns、清水弘太 CE）

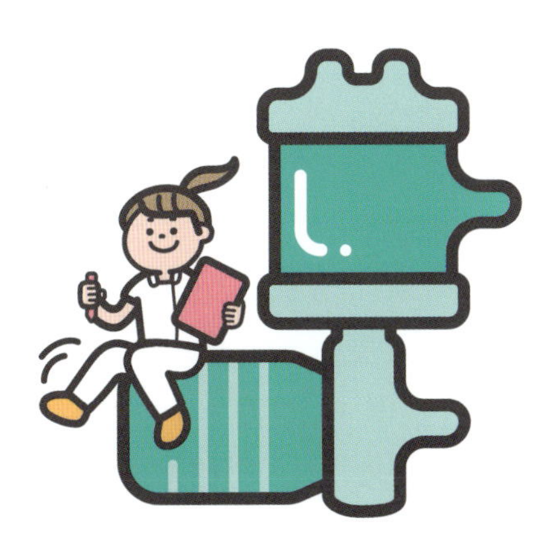

図とテキストでみる V-A ECMOの適応・禁忌

適応

V-A ECMO

V-A ECMOは旧来PCPSといわれていたものです。大腿静脈から挿入され右房内に留置されたカニューレから抜血し、血液ポンプによって加速された血液が膜型人工肺によって酸素化され、大腿動脈から挿入されたカニューレを経て下行大動脈に送血されます。**右心室ー肺ー左心室がバイパスされるため、心臓と肺を補助することができる機械的循環補助装置**です。

V-A ECMOは準備（プライミング）のための時間が短く、外科的処置が不要なため、カテーテル室や設備のある救急外来（emergency room；ER）などで短時間に装着できることが特徴です。また心機能の50～80％を補助でき、肺機能も代行できるため、心停止や心室細動、劇症型心筋炎など、左心室のみならず右心室の機能が失われた症例や、肺水腫などによって肺のガス交換能が低下した症例でも使用することができます。ただし、この代行機能は永久ではなく、**通常3日から1週間程度**です。ガイドライン[1]においても**48～72時間で離脱することが望ましく、それ以降では生存率が低下する**という報告[2]が引用されており、V-A ECMO離脱不可能な症例では機械的循環補助装置のアップグレードで対応[1]することを求めています。

急性・慢性心不全診療ガイドライン（2017年改訂版）ではINTRTMACS profile 1、2に属する重症心不全において適応となるとされています（**表1**）[3]。また心肺停止症例における蘇生法としても一定の条件（年齢〔75歳未満が望ましい〕、目撃あり、心肺蘇生早期開始など）を考慮しつつ、心肺蘇生に反応がない場合には導入を考慮します[3]。

V-A ECMOはあくまで短期的な循環補助装置であり、心不全や多臓器障害が改善するまで、または心移植や補助人工心臓治療などへの橋渡し（ブリッジ）として使用してください。

表1 V-A ECMO の適応と禁忌

適応	①心原性ショックを伴う急性心筋梗塞（右室梗塞、心破裂などの合併症例を含む） ②劇症型心筋炎 ③難治性致死性心室不整脈 ④重症な急性肺血栓塞栓症によるショック ⑤偶発性低体温による循環不全 ⑥心肺停止蘇生例 ⑦術後の体外循環離脱困難
禁忌	①抗凝固療法が行えない活動性出血例 ②非可逆的脳障害 ③大動脈解離 ④悪性疾患の末期状態

（文献 3 を参考に作成）

表2 V-A ECMO 離脱の目安

①血行動態の安定（少量の強心薬で平均動脈圧＞ 60mmHg、24 時間以上のしっかりした脈圧）
②自己肺での酸素交換能の安定（V-A ECMO の酸素濃度を 21％とし、P/F 比＞ 100mmHg）
③ V-A ECMO の流量を最小限に減少させ（目安として 1L/min）、心エコー図検査にて左室駆出率 20〜25％以上および左室流出路速度時間積分値（LV-VTI）＞ 12cm

（文献 4 を参考に作成）

V-A ECMO からの離脱に定型はないため、参考までにわが国のガイドラインにおける記述[1]を紹介します。「V-A ECMO の補助流量を 0.5L ずつ、1.0〜1.5L/min まで減量し、**人工肺の酸素流量を 2L/min まで減量した状態で、動脈圧波形での脈圧の確認、平均動脈圧＞ 60mmHg、混合静脈血酸素飽和度（$S\bar{v}O_2$）＞ 60〜65%、血中乳酸値（Lac）＜ 2mmol/L を確認できれば離脱を考慮する**」とされています。また別の例を**表2**に示します[4]。①から③のすべてを満たした場合には離脱を考慮してみてください。

禁忌

次のような症例では V-A ECMO は禁忌とされています。

- 心肺蘇生（CPR）が非常に長時間行われ、神経学的な回復が見込めないような長期の心停止。
- がんの末期やほかの治療法がない不可逆、かつ進行性の他臓器不全にて予測される生命予後が極めて短い患者さん。
- 致命的な脳卒中や高度の低酸素脳症、重傷な頭部外傷などにより回復不能な神経損傷がある場合。

そのほかにも、重篤な出血リスクがある患者さん、血管損傷や動脈硬化などによりカニューレの挿入が不可能な患者さん、既知の末期肺疾患によりECMOから将来離脱することが見込めない患者さんなどについては、慎重に適応を考慮する必要があります。

引用・参考文献

1）日本循環器学会 / 日本心臓血管外科学会 / 日本心臓病学会 / 日本心血管インターベンション治療学会編. PCPS/ECMO/ 循環補助用心内留置型ポンプカテーテルの適応・操作（2023年版 JCS/JSCVS/JCC/CVIT ガイドライン フォーカスアップデート版）. 2023. https://www.j-circ.or.jp/cms/wp-content/uploads/2023/03/JCS2023_nishimura.pdf（2024.7.29 閲覧）
2）Smith, M. et al. Duration of veno-arterial extracorporeal life support（VA ECMO）and outcome: an analysis of the Extracorporeal Life Support Organization（ELSO）registry. Crit Care. 21（1）, 2017, 45.
3）日本循環器学会 / 日本心不全学会編. 急性・慢性心不全診療ガイドライン（2017年改訂版）. 2018. https://www.j-circ.or.jp/cms/wp-content/uploads/2017/06/JCS2017_tsutsui_h.pdf（2024.7.29 閲覧）
4）Aissaoui, N. et al. How to wean a patient from veno-arterial extracorporeal membrane oxygenation. Intensive Care Med. 41（5）, 2015, 902-5.

（簗瀬正伸 Dr）

MEMO

V-A ECMOの症例紹介

症例

症例：66歳男性、165cm、65kg

主訴：失神（心肺停止）

併存疾患：右上葉肺がん（ステージ4B）

現病歴：2024年X月28日（第1病日）、右上葉肺がん初回化学療法のため当院呼吸器内科に入院し、29日（第2病日）から化学療法を開始しました。30日（第3病日）に病棟にて倦怠感の訴えのあと失神し、心肺停止となりました。ただちに心肺蘇生が開始され、心エコー図検査にて大量の心嚢液を認めたため心タンポナーデによる心肺停止が考えられました。心臓マッサージ（胸骨圧迫）を行いつつカテーテル室に移動し、V-A ECMO（PCPS）による機械的循環補助を確立しつつ冠動脈造影検査と心嚢穿刺を行いました。冠動脈造影検査では冠動脈に有意な狭窄や閉塞は認めず、血性の心嚢液が950mL吸引されています。急性心筋梗塞による心破裂は否定的であり、心嚢液の性状からがん性心膜炎による心タンポナーデが最も強く疑われました。心嚢ドレーンを留置しましたが、万一ドレーンが閉塞した場合、再度心タンポナーデになる恐れがあったため、V-A ECMOによる機械的循環補助を行いつつCCUに入室しています。CCU入室時に行った胸部単純CTで全周性に心嚢心の残存（図1、白矢印）を認めてお

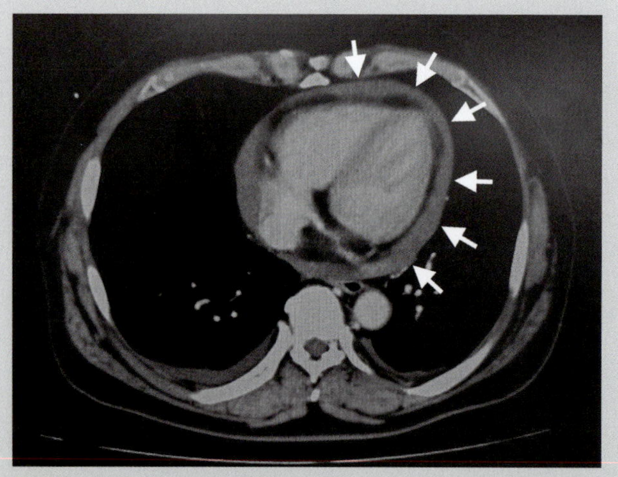

図1 CCU入室時の胸部単純CT
全周性の心嚢液貯留（白矢印）を認める（心嚢液950mL排液後）。

り、心エコー図検査では左室前壁中隔基部を中心とした壁運動低下がみられ、左室駆出率は42%と低下していましたが、左房径は正常で、ドプラによる左室流出路の推定心拍出量は2.8L/minと比較的保たれていました。

既往歴：特記すべき心疾患なし。高血圧、脂質異常症

喫煙歴：20歳から1日30本を30年

CCU入室時心エコー図検査：左室拡張末期径53mm、左室収縮末期径45mm、左室駆出率（シンプソン法）42%、左房径34mm、大動脈弁は開放あり、ejection time 217ms、ドプラによる左室流出路推定心拍出量2.8L/min

胸部X線：肺うっ血は軽度（図2）

入院後経過：CCU入室後6時間でさらに960mLの血性心嚢液がドレナージされましたが、31日（第4病日）の1日総排液量は20mLと減少しました。心肺停止後であり、CCU入

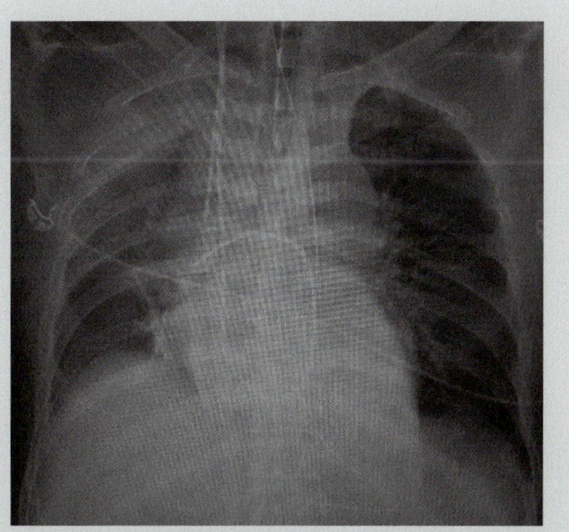

図2 CCU入室後の胸部X線
肺うっ血は軽度にとどまっている。

室時には左室駆出率も42%とやや低下していたため、V-A ECMOによる左室後負荷の増大による肺水腫の合併を危惧しましたが、心疾患の既往はなく心肺停止前の心機能は良好であったこと、院内発症の心肺停止であり短時間で自己心拍再開していることから左室機能は早期に改善することが見込まれました。また心エコー図検査では左房径の拡大を認めず、大動脈弁開放時間や左室推定心拍出量なども保たれていたことから、V-A ECMOによる左室後負荷によって肺水腫が生じる可能性は低いと判断して、IABPや循環補助用ポンプカテーテル（Impella）は併用しませんでした。右上葉は肺がんの影響もあり無気肺となるも、X＋1月2日（第6病日）までに肺水腫の増悪はなく（図3）、心嚢水も増加してこなかったため同日V-A ECMOを抜去しています。

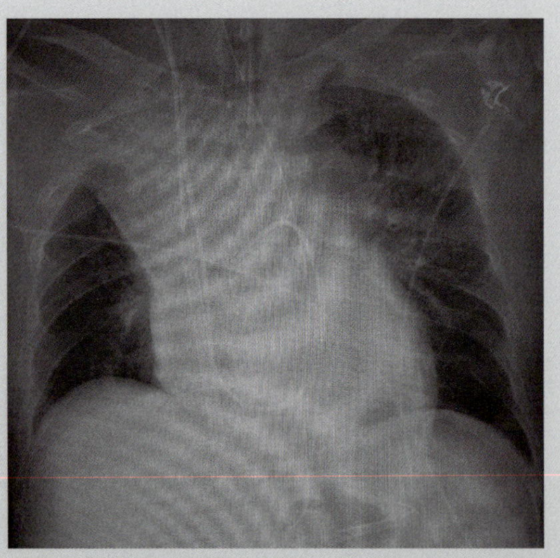

図3 右上葉の無気肺
右上葉の無気肺を認めるものの、V-A ECMO サポート中にもかかわらず肺うっ血は軽度。

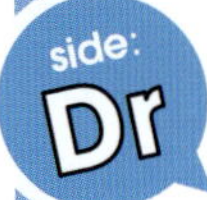

ドクターの視点から：

以下の場合には、V-A ECMO が有効で、単体でも循環補助が可能と考えます。

- 左室機能が保たれている、または短期間（2～3 日以内）での回復が期待できるが、心肺停止や心原性ショックのため急いで強力な循環補助を開始したい。
- 左室機能は良好であるが、急性肺血栓塞栓症などのため肺血管抵抗が異常に高いことによる循環不全が起こっている。
- 左心機能は良好であるが、肺出血のために肺の血流量を極端に減じたい場合の高流量補助（高流量であるためヘパリンを併用しないことも考慮できる）。

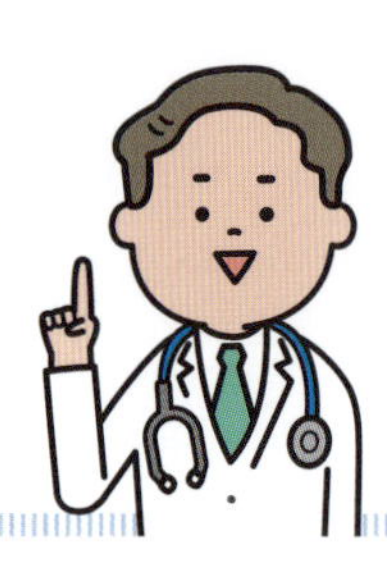

短期間の使用

左心機能が保たれておらず、短期間で左心機能が回復してくることが期待できない状態では、V-A ECMO 単体での循環補助はまったく推奨できません。必ず左心室を強力にアンロードできるデバイスを併用するべきです。しかしながら、広範囲の急性心筋梗塞や劇症型心筋炎などのような「心臓そのものの疾病（障害）」ではなく、本患者さんのように、心タンポナーデによる一過性の循環障害（心原性ショックや心肺停止）のような場合には、循環障害の原因を排除することで速やかに左心機能が改善することが期待できるため、短期間であれば単体での使用も可能です。

このような場合であっても、V-A ECMO を単体で使用するのであれば、胸部 X 線による肺うっ血の評価だけでなく、スワン・ガンツカテーテルによる肺動脈楔入圧や心エコー図検査による左房径（左心房の容量負荷）、大動脈弁開放時間、左室流出路における推定心拍出量などを経時的に繰り返し測定し、V-A ECMO による左室後負荷の影響を総合的に評価する必要があります。左心室にとって後負荷が高く、左心機能の回復に悪い影響が生じていると判断されれば、躊躇せずに機械的循環補助をアップグレードするべきです。

左室機能良好な循環不全

ほかに V-A ECMO が単体でその力を発揮する病態としては、左室機能は良好に保たれているが、肺血栓塞栓症などのため肺血管抵抗が異常に高いことによる循環不全があります。この病態では左心室の前負荷が得られないため、大動脈内バルーンパンピング（IABP）や循環補助用ポンプカテーテルはもちろん、V-V ECMO も役に立ちません。肺循環をバイパスすることでしか全身の循環を保てないわけですから、V-A ECMO を単体で用いて肺血管抵抗が低下するよう治療を行う必要があります。

肺出血

もう 1 つ V-A ECMO が単体で力を発揮できるかもしれない病態として、肺の出血があります。この場合は肺循環の血流量を極限まで減らし、抗凝固薬（ヘパリン）を用いなくても回路内に血栓を作らないようにするために超高流量で回路を回す必要があります。液体粘性の高い血液を、V-A ECMO 用の長く細い抜血管を用いて抜血し、十分な高流量を確保し続けるのは現実的には困難であるため、この病態の治療を V-A ECMO 単体で完結することは難しいと思います。しかしながら、手術により central ECMO を確立するまでの時間稼ぎとしては役に立つかもしれません。

（築瀬正伸 Dr）

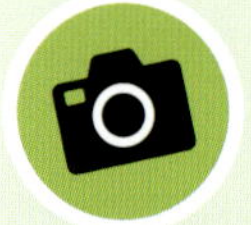

写真でみる Impella（機器）

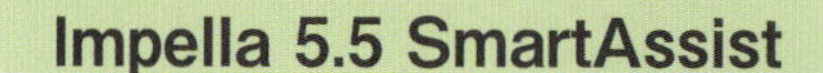

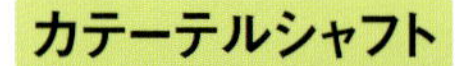

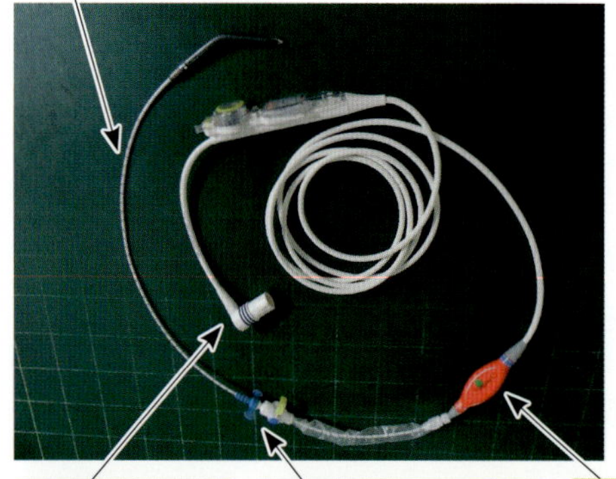

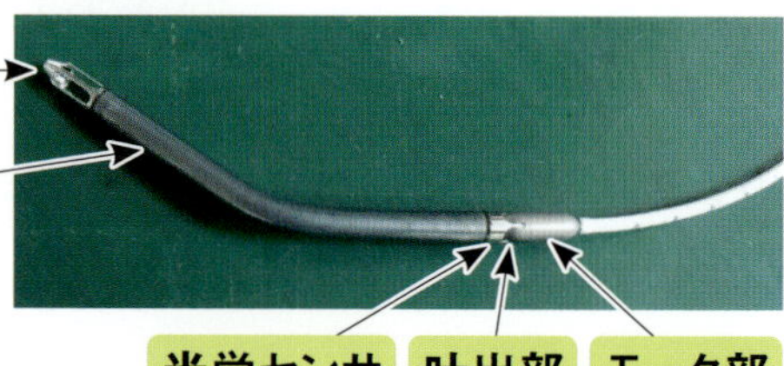

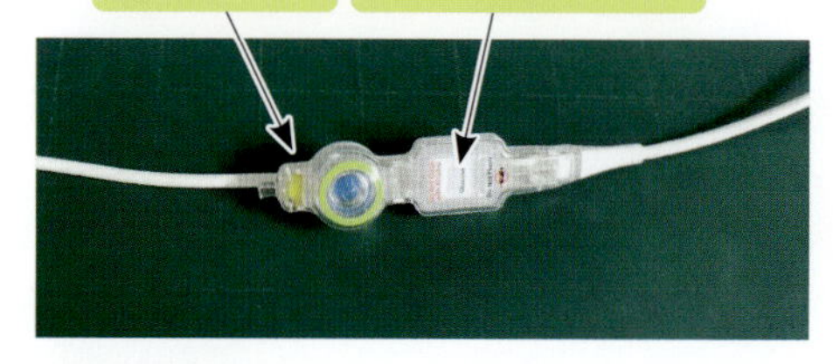

Impella CP SmartAssist

先端ピッグテール

吸入部

不透過マーカ

光学センサ

モータ部

カニュラ

吐出部

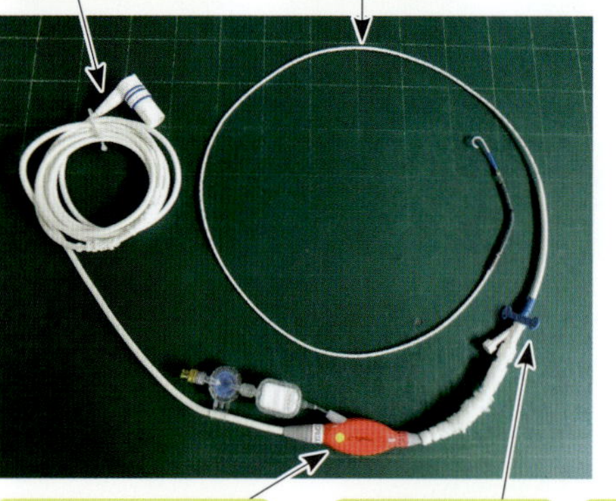

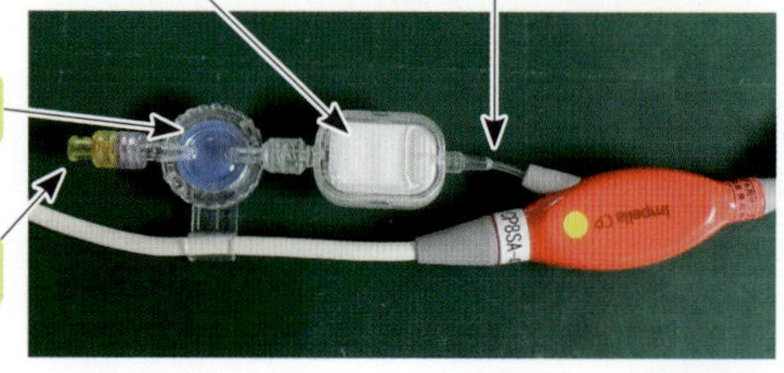

（画像：執筆者撮影）

Impella 制御装置（右側面）

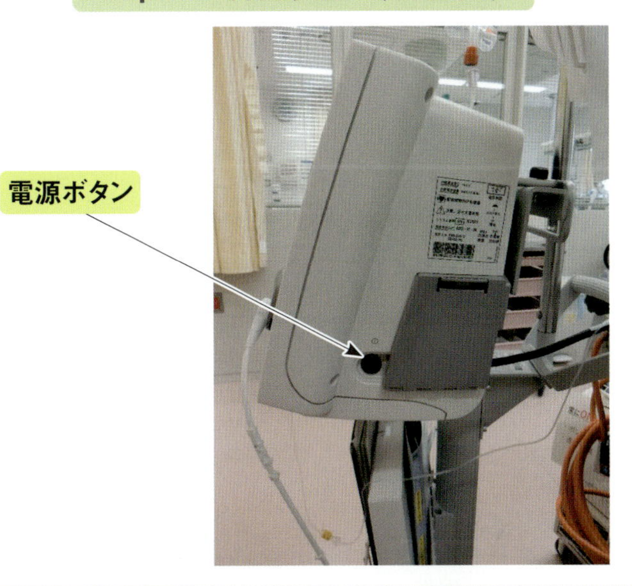

Impella 制御装置（正面）

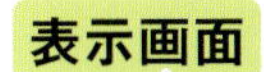

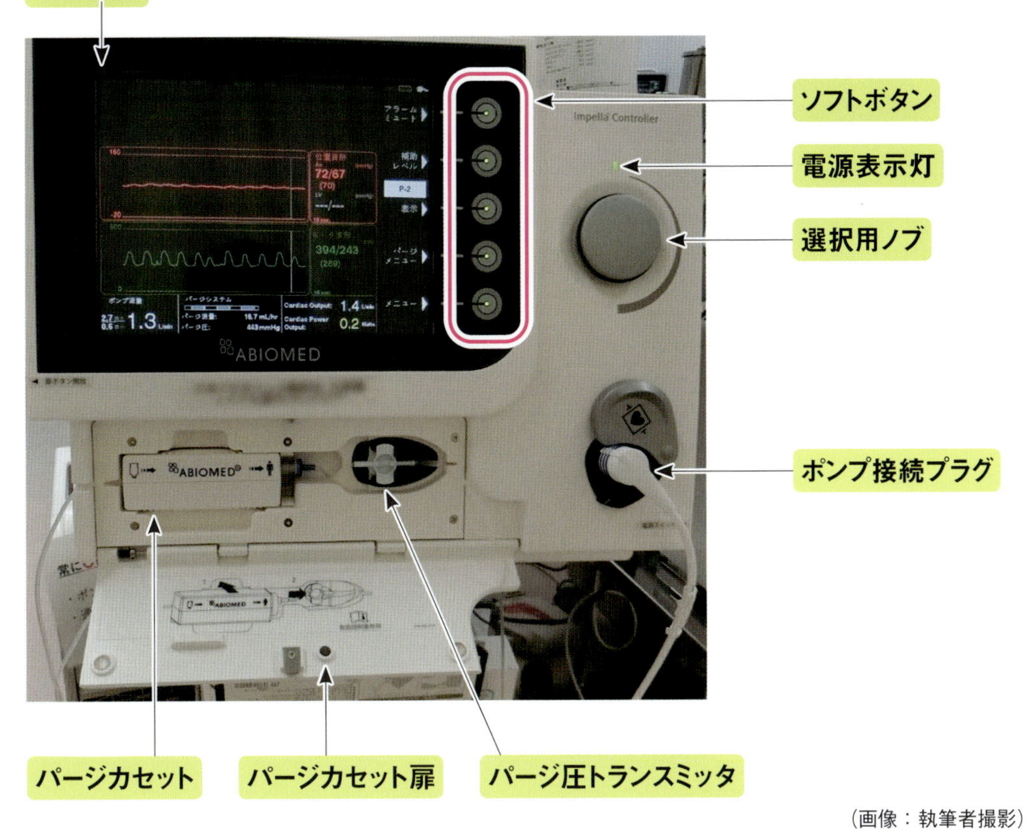

（画像：執筆者撮影）

写真でみる Impella（画面）

画面上部

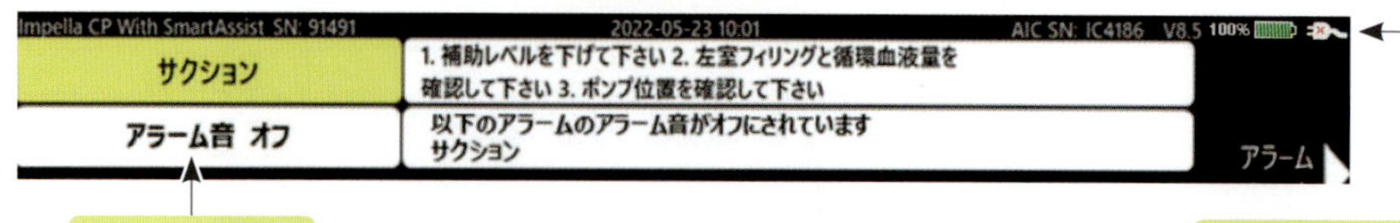

アラーム表示

電源供給情報

電源供給情報は、バッテリ残量 50%以上：緑色
バッテリ残量 16～50%：黄色
バッテリ残量 15%以下：赤色
充電中：灰色
プラグマークに×印はバッテリ作動中

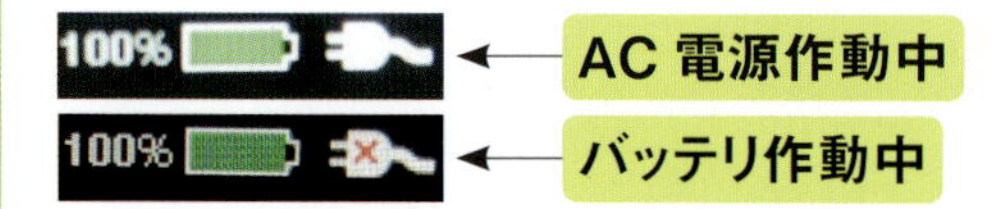

AC 電源作動中

バッテリ作動中

アラーム表示右に

消音中

画面下部

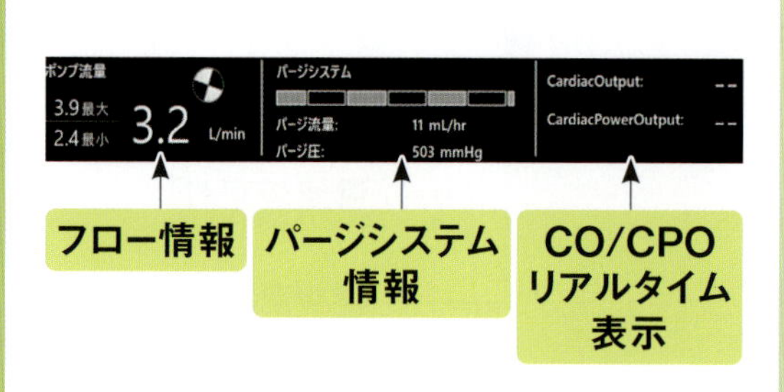

フロー情報

パージシステム情報

CO/CPO リアルタイム表示

ポンプ位置画面

位置波形

補助レベル

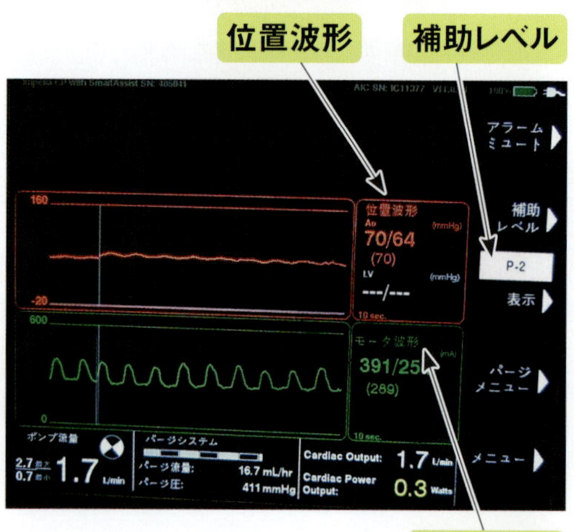

モータ波形

- **位置波形**

　Ao 位置波形は、光学センサで得られる位置感知用信号の圧と波形を表示したものです。LV 位置波形は、Ao 位置波形とモータ波形から算出された圧と波形を表示したものです。

- **モータ波形**

　吸入部と吐出部の圧差、およびモータ速度によって変動するモータ消費電流を波形で表示したものです。

（画像：執筆者撮影）

ホーム画面

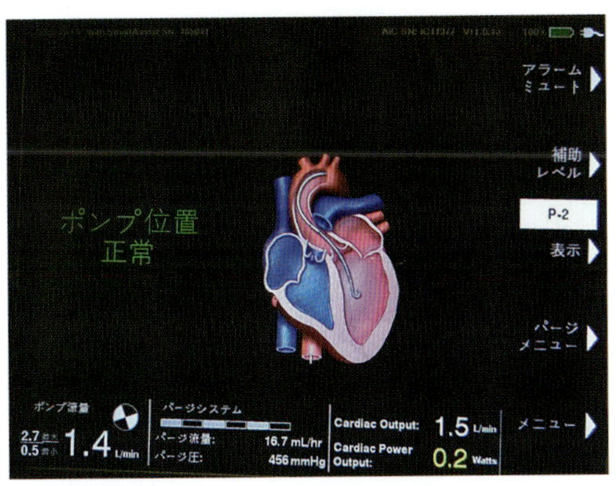

ポンプ位置のイラストと留置位置に関するメッセージが表示される。

パージ流量・圧画面

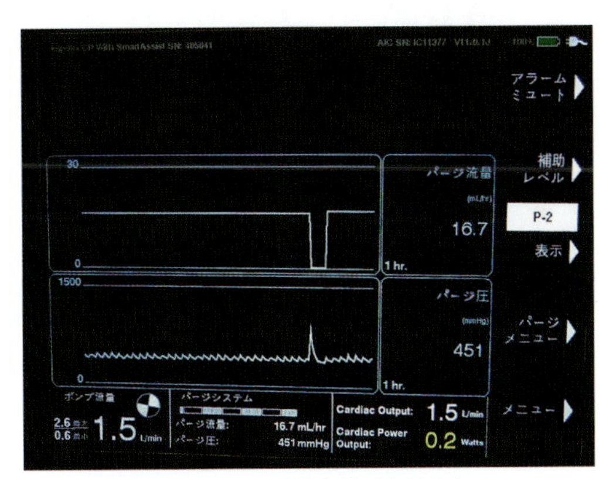

パージ流量波形とパージ圧波形が表示される。

パージ液履歴画面

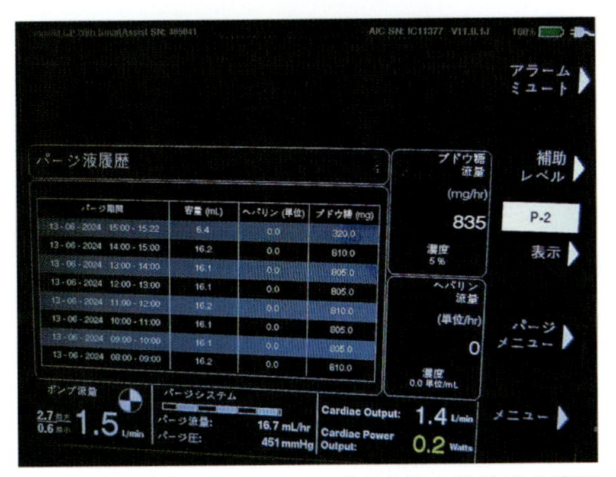

パージ期間	容量 (mL)	ヘパリン (単位)	ブドウ糖 (mg)
13 - 06 - 2024 15:00 - 15:22	6.4	0.0	320.0
13 - 06 - 2024 14:00 - 15:00	16.2	0.0	810.0
13 - 06 - 2024 13:00 - 14:00	16.1	0.0	805.0
13 - 06 - 2024 12:00 - 13:00	16.1	0.0	805.0
13 - 06 - 2024 11:00 - 12:00	16.2	0.0	810.0
13 - 06 - 2024 10:00 - 11:00	16.1	0.0	805.0
13 - 06 - 2024 09:00 - 10:00	16.1	0.0	805.0
13 - 06 - 2024 08:00 - 09:00	16.2	0.0	810.0

パージ液の容量、ヘパリン、ブドウ糖の供給量を確認することができる。

LVEDP/CO トレンド画面

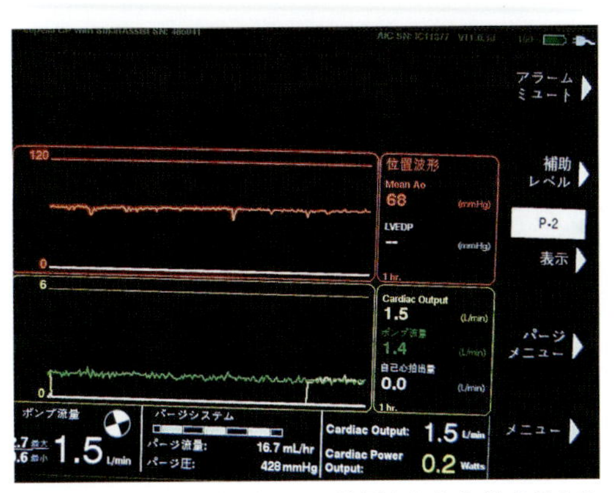

肺動脈カテーテルなどにより計測された心拍出量を入力することで、自己心による拍出量とImpellaによる拍出量、トータルの心拍出量が確認できる。

（画像：執筆者撮影）

（後藤和大 CE）

図とテキストでみる Impellaのはたらき

はたらき

Impellaは、モータとインペラ（羽根車）が内蔵されたポンプカテーテルであり、経皮的に、または経血管的に左心室に挿入し、**左心室を補助する経皮的左室補助装置（percutaneous left ventricular assist device；PVAD）の1つ**です。ポンプカテーテル内のインペラ（羽根車）が回転することによりカテーテルの吸入部から左心室内の血液を脱血し、吐出部より上行大動脈へ血液を送り出します（図1）[1]。ポンプカテーテルを制御装置に接続して、制御装置でインペラ（羽根車）の回転速度を調整することで、補助流量を増減することができます。静脈脱血ー動脈送血体外式膜型人工肺（veno-arterial extracorporeal membrane oxygenation；V-A ECMO）などの人工心肺装置は、心臓から拍出された血液の流れに対して逆行性に送血するため、心負荷となってしまいますが、**Impellaは順行性に血液を送血するため、心臓の負荷とならず、生理的な血液の流れを作り出すことができます**（図2）。

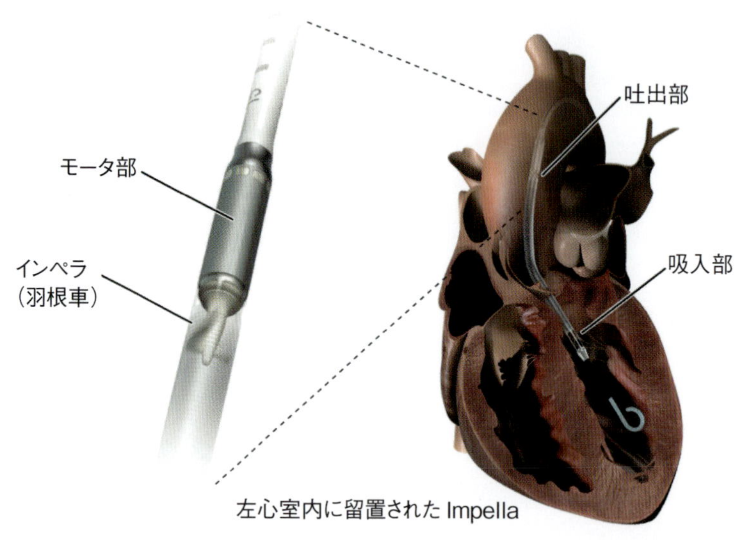

図1 Impellaと心臓のイラスト

（画像：日本アビオメッド株式会社提供）

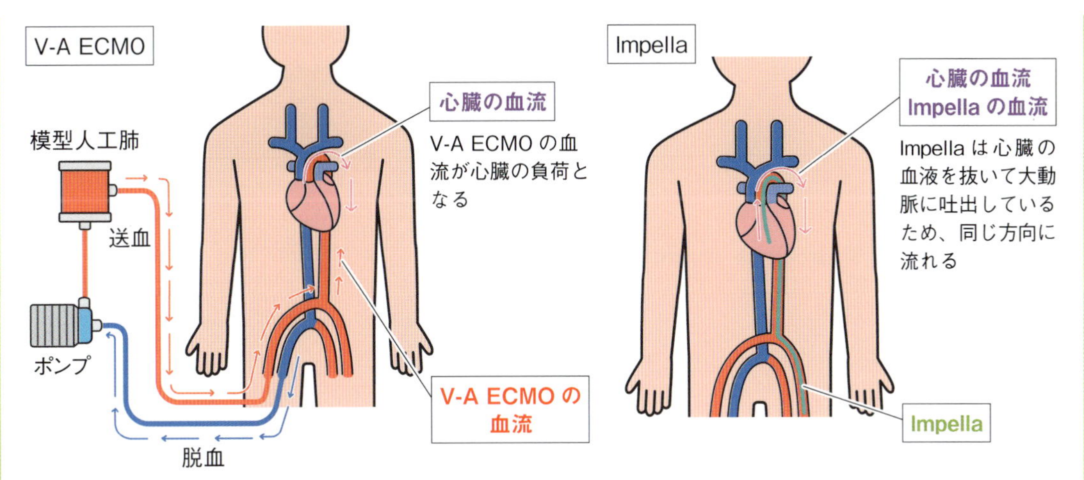

図2 V-A ECMOの血流とImpellaの血流の違い

また、開胸手術を行わずに挿入できるため、**低侵襲であり、かつ迅速に導入できる**ことが特徴です。

カテーテルの種類

Impellaは、海外では多く使用されていますが、日本では使用されて間もない比較的新しい機器です。2016年にImpella 2.5（最大補助流量2.5L/min）およびImpella 5.0（最大補助流量5.0L/min）が薬事承認され、2019年よりImpella CP（最大流量3.7L/min）、2022年よりImpella 5.5（最大補助流量5.5L/min）の使用が開始されました。その後、光学センサを採用したImpella CP SmartAssistとImpella 5.5 SmartAssistに移行しています[2)]。Impella CP SmartAssistは、最大補助流量が3.7L/minであり、大腿動脈などから経皮的に挿入します。カニューラ径が14Frで設計上の使用日数は8日です。Impella 5.5 SmartAssistは、最大補助流量が5.5L/minであり、人工血管を介して経血管的に挿入します。カニューラ径は21Frで設計上の使用日数は30日です（**図3**）[1)]。Impellaポンプカテーテルの構造・部位の名称については、**図4**[1)]のようになります。

挿入方法

挿入前に医師がImpellaを患者さんに挿入可能であるかを評価します。アクセス血管の径や、大動脈弁機械弁・中等度以上の大動脈弁閉鎖不全などの禁忌がないかを確認します。

Impella CP SmartAssistは、おもに大腿動脈から挿入します。経皮的に穿刺で挿入し、カテーテル室などX線透視が行える場所で手技を行います。Impella 5.5 SmartAssistは、

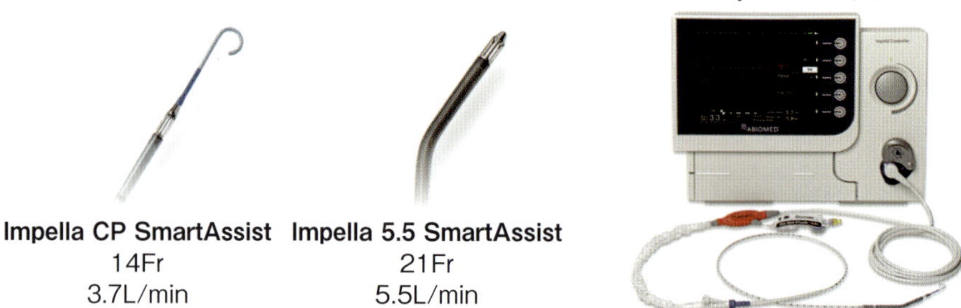

図3 Impella CP SmartAssist と Impella 5.5 SmartAssist の写真

（画像：日本アビオメッド株式会社提供）

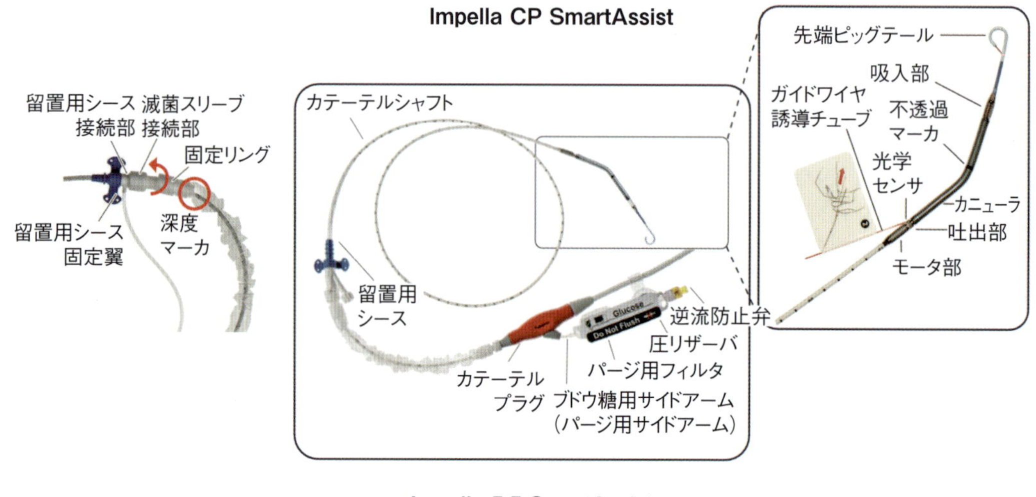

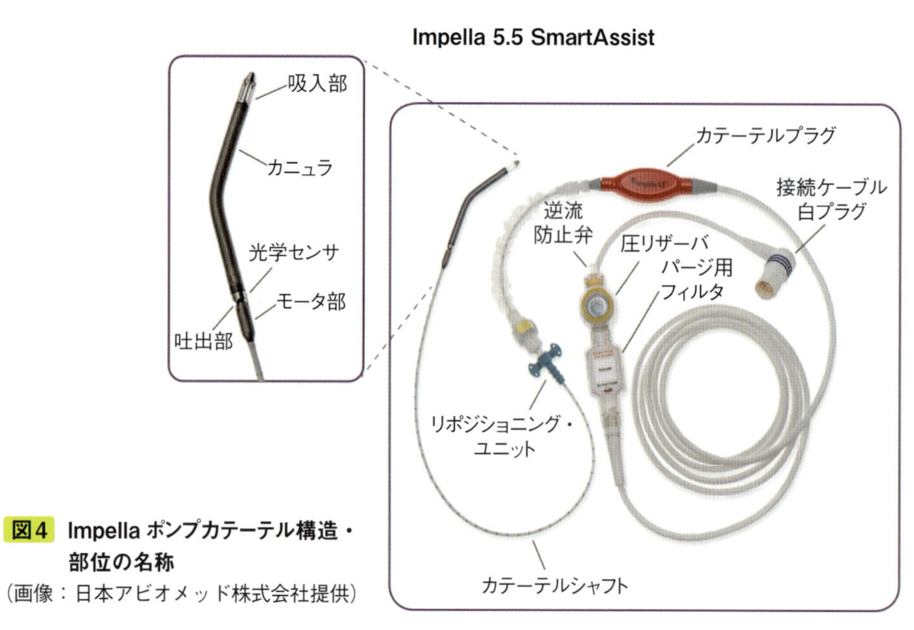

図4 Impella ポンプカテーテル構造・部位の名称

（画像：日本アビオメッド株式会社提供）

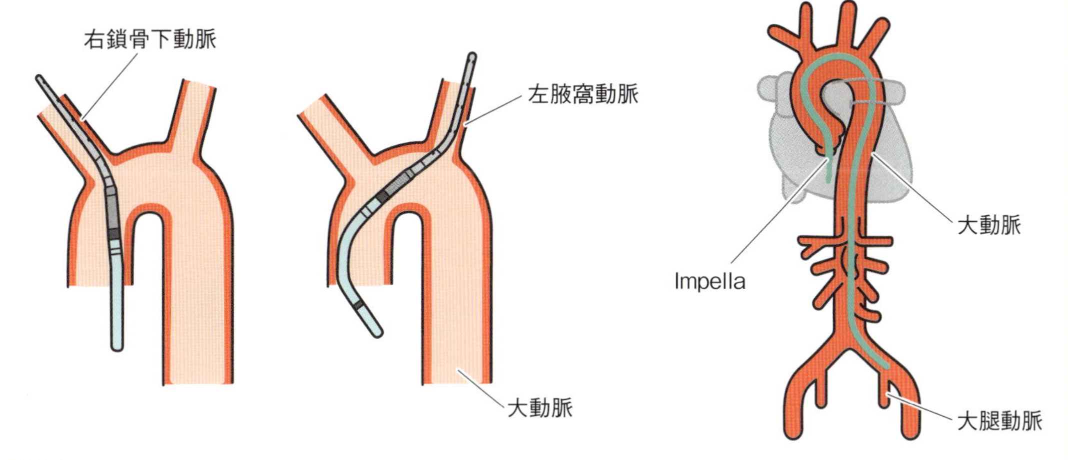

図5　挿入血管のイメージ図

外科的にカットダウンして挿入します。**3～5cm の皮膚切開を行い、人工血管を介して挿入**します。おもに鎖骨下動脈や腋窩動脈からアプローチされ、血管縫合などの操作を伴うため、当院では手術室で挿入手技を行います。Impella の挿入イメージは、図5のようになります。

はたらき

心臓は、収縮や拡張を繰り返し行うことによってポンプの役割を果たしています。全身から戻ってきた血液を、心臓の収縮によって、再び全身に送り出します。酸素や栄養分が含まれた血液を臓器へ送り、臓器のはたらきをサポートしています。元気な心臓であれば、ポンプ機能が十分に果たされ、日常生活を問題なく送ることができます。しかし、心筋梗塞やなんらかの心筋症などで心臓に元気がなくなってしまった場合、ポンプ機能が低下し、全身に血液を送ることができなくなります。そうするとさまざまな臓器の機能不全が起こります。

また、左心室が充満し、**左心房から肺静脈までの血液が滞り、肺うっ血の状態になると呼吸状態が悪化します**。このように心臓のポンプ機能が低下し、生命の維持が困難になった場合に心臓を補助する治療が必要になります。この時、心臓の補助として使用されるのが Impella です。

Impella は、ポンプカテーテル内のインペラ（羽根車）が回転することによりカテーテルの吸入部から左心室内の血液を脱血し、吐出部から上行大動脈へ血液を送り出します。平均動脈圧は、拡張期血圧＋（脈圧 /3）で表され、臓器血流を反映します。**Impella の挿入**

が必要となるような心原性ショックの場合、心拍出量が減少するため、平均血圧が低下し、肝臓や腎臓など各種臓器の血流が低下します。臓器血流が低下すると臓器が障害され、肝障害や腎障害など臓器の機能が低下します。Impellaを挿入することによって、全身へ送る血液量が増加し、平均血圧が上昇することにより、臓器の血流を維持し、臓器の機能障害を予防します。

また、Impellaは、左心室から直接血液を脱血するため、左室拡張末期容量の減少や左室拡張末期圧（LVEDP）を低下させる効果があります。それにより、左心室の仕事量が減少し、心筋酸素消費量を減少させます。さらに、微小血管抵抗が低下し、心筋の血流が増加することにより心臓に酸素を供給することができます。また、LVEDPが低下すると左房圧が低下、肺静脈圧が低下し、肺うっ血の軽減にも効果があります。**肺うっ血の軽減により呼吸状態の改善が望めます**（**図6**）[1]。

Impellaの特徴として、**低侵襲で迅速に挿入が可能**であることが挙げられます。心臓の機能が低下すると心拍出量が低下し、心臓を栄養する冠動脈を含めた全身の臓器血流が低下、さらに心臓の機能が低下します。そして臓器不全や心機能低下がますます進行するという負の連鎖に入ってしまいます。Impellaを導入することによって、負の連鎖を断ち切り、早期に介入することができるといわれています（**図7**）[1]。

引用・参考文献

1）ABIOMED. Impellaテキストブック.

2）松下裕貴ほか. “Impellaとは”. 補助循環用ポンプカテーテルマスターガイド－Impella A to Z. 日経メディカル開発編. 東京，日経メディカル開発，2023，8-19.

3）日本循環器学会 / 日本心臓血管外科学会 / 日本心臓病学会 / 日本心血管インターベンション学会編. PCPS/ECMO/ 循環補助用心内留置型ポンプカテーテルの適応・操作（2023年JCS/JSCVS/JCC/CVITガイドラインフォーカスアップデート版）. 2023. https://www.j-circ.or.jp/cms/wp-content/uploads/2023/03/JCS2023_nishimura.pdf（2024.7.30閲覧）

4）久保俊介ほか. “Impella挿入手技”. 前掲書2）. 44-57.

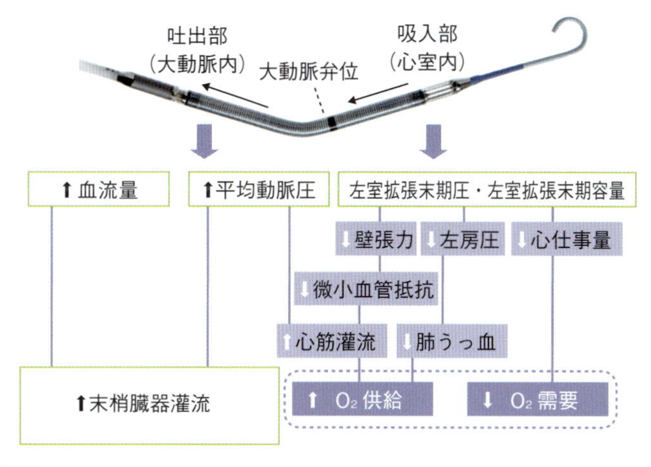

図6　Impella の効果

（文献２より、画像：日本アビオメッド株式会社提供）

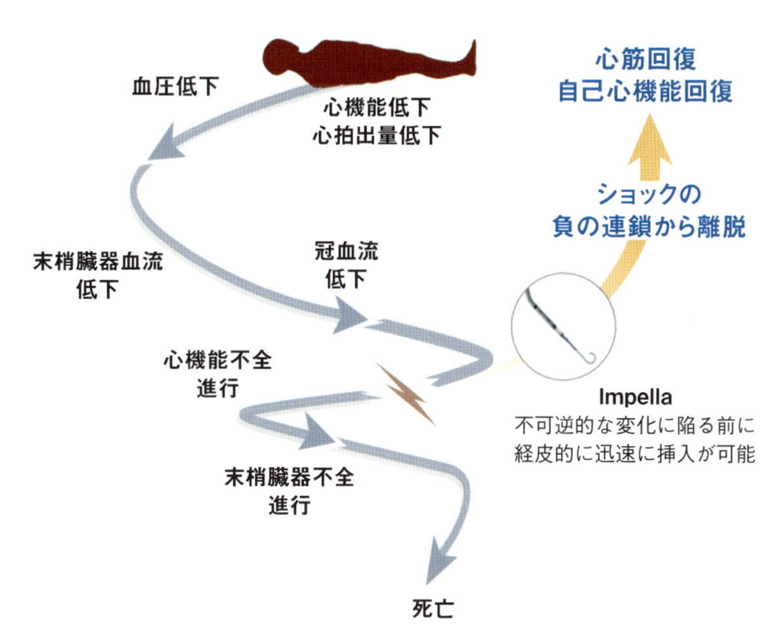

図7　Impella 導入で負の連鎖を断ち切るイメージ

（文献１より、画像：日本アビオメッド株式会社提供）

（髙岡亜紀子 Ns）

図とテキストでみる Impellaの仕組み

仕組み

脱血・送血について

Impellaは補助循環用ポンプカテーテルの製品名で、その名の通り、**カテーテル内のポンプにより循環を補助するデバイスです**。Impella CP SmartAssistは経皮的に大腿動脈より、Impella 5.5 SmartAssistは腋窩・鎖骨下動脈より経血管的に、左心室に挿入して血流の補助を行う心内留置型のポンプカテーテルです。ポンプカテーテルに封入されたインペラとよばれる羽根車が回転することで、左心室内にある吸入部から血液を脱血して、カニュラを経て**上行大動脈の吐出部より順行性に送血を行います**（**図1**）[1]。

専用の制御装置でインペラを高速回転させ、その回転速度に応じて多くの流量を出すことができます。また、Impella 5.5 SmartAssistの方がより高流量が得られるように設計されています（**表1**）。

ほかの補助循環デバイスと比較すると、**低侵襲で多くの補助流量が得られることが特徴**です。同様の流量補助の代表的なデバイスにECMOがありますが、**Impellaの送血方向は順行性であるため、より生理的な循環補助が可能**です。また添付文書上の使用期間はImpella 5.5 SmartAssistで**30日間と長期使用が可能**であることもメリットの1つです（**表2**）。

パージシステムについて

Impellaはモータがカテーテルに内蔵されていますが、**モータ内部に血液が侵入すると、モータ内部で血栓が生成され、Impellaが停止する可能性があり危険です**。そのためモータ内部への血液の侵入を防ぐ目的で**パージシステム**という機構を備えています。パージシステムは**パージ液（ヘパリン加ブドウ糖液）を加圧してモータに供給し、圧バリアを形成することで、モータ内への血液の侵入を防ぎます**（**図2**、**図3**）[1]。

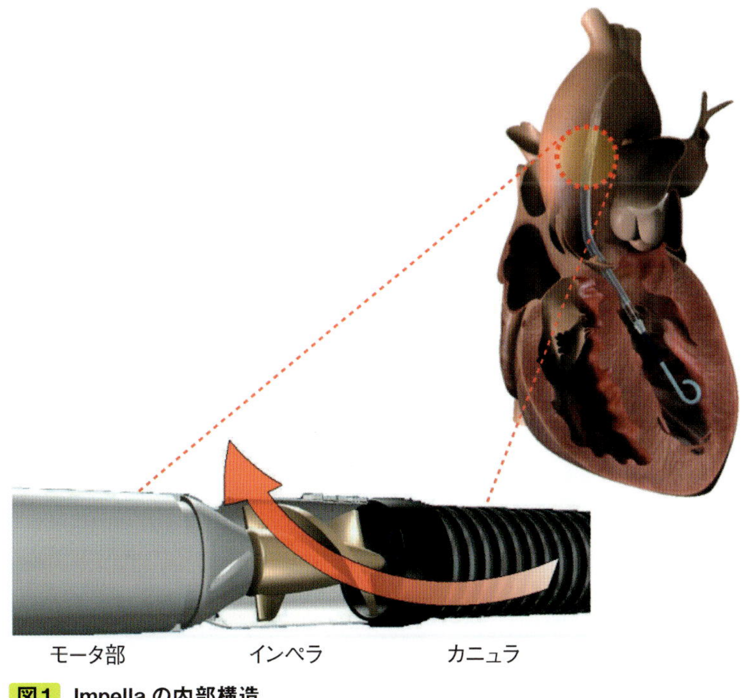

図1 Impellaの内部構造

（画像：日本アビオメッド株式会社提供）

表1 補助レベルと流量の目安

	CP		5.5	
補助レベル	流量（L/min）	回転数（rpm）	流量（L/min）	回転数（rpm）
P0	0.0	0	0.0	0
P1	0.0～0.9	23,000	0.0	12,000
P2	1.1～2.1	31,000	0.0～1.9	17,000
P3	1.6～2.3	33,000	1.1～2.7	20,000
P4	2.0～2.5	35,000	1.9～3.3	22,000
P5	2.3～2.7	37,000	2.8～3.7	24,000
P6	2.5～2.9	39,000	3.4～4.1	26,000
P7	2.9～3.3	42,000	3.9～4.5	28,000
P8	3.1～3.4	44,000	4.3～4.9	30,000
P9	3.3～3.7	46,000	5.0～5.5	33,000

表2 各種補助循環の比較

	IABP	V-A ECMO	Impella	体外式 VAD	植込み式 VAD
補助流量 (L/min)	0.3～0.5	3.0～7.0	≦ 3.7/5.5	3.0～5.0	≦ 10.0
循環補助	圧	流量	流量	流量	流量
送血方向	—	逆行性	順行性	順行性	順行性
脱血部位	—	大腿静脈	左心室	左心室（心房）	左心室
送血部位	—	大腿動脈	大動脈	大動脈	大動脈
挿入方法	経皮的	経皮的	経皮的 / 経血管	外科的	外科的
添付文書上の使用期間	なし	6 時間	8 日 /30 日	30 日	なし

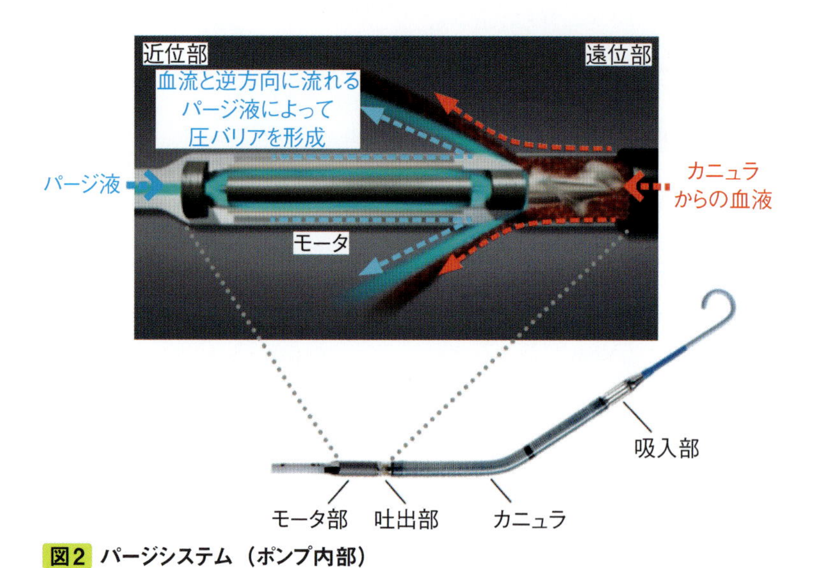

図2 パージシステム（ポンプ内部）

（画像：日本アビオメッド株式会社提供）

パージ圧トランスミッタから Impella 制御装置にパージ圧が伝送され、パージ圧に応じてパージ流量が調節されることで、パージ圧を既定の範囲内に制御しています。既定の範囲（300～1,100mmHg）を超えたパージ圧の上昇や低下、閉塞や漏れを感知するとアラームで知らせてくれます。パージシステムに関するアラームは、先にも述べたように Impella が停止する可能性があり危険ですので、すぐに対処する必要があります。

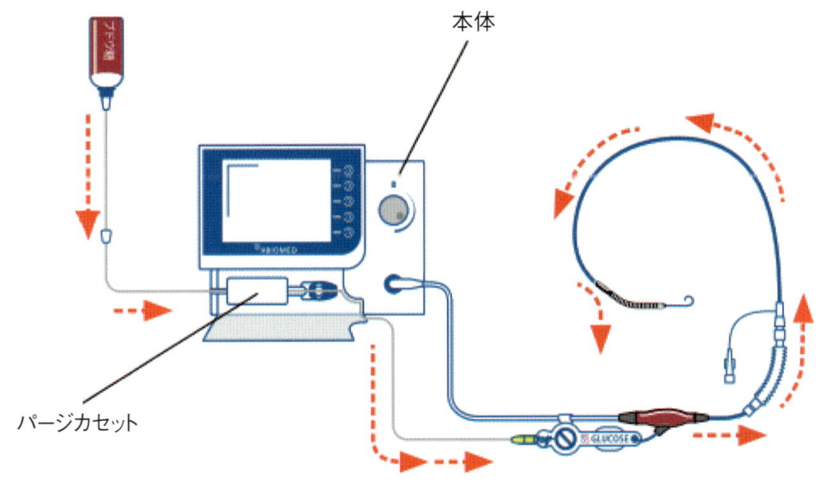

図3 パージシステム（制御装置）

（画像：日本アビオメッド株式会社提供）

ポンプ位置のモニタリングについて

Impella が設定した補助レベルに見合った流量を確保するためには、脱血が良好である必要があります。**良好な脱血量を得るためには、まずポンプ位置が適切でなければいけません**。そのため、ポンプ位置が適切であるかどうかは、制御装置によって常時モニタリングされています。吐出部付近にある光学センサ（**図4**）[1] で得られる大動脈内の圧を位置感知用信号の波形として表示した Ao 位置波形と、吸入部と吐出部の圧差およびモータ速度によって変動するモータ消費電流を波形で示したモータ波形の、2 つの波形を組み合わせてポンプ位置をモニタリングしています。正しい位置にある場合、位置波形は大動脈圧波形、モータ波形は心周期よってパルス状の波形を示します。しかし、ポンプ位置が浅い（吐出部も吸入部も大動脈内）、または深い（吐出部も吸入部も左室内）場合は、吸入部・吐出部が同じ圧環境下になるためモータ波形はフラットな波形を示します。また、ポンプ位置が深い場合にのみ位置波形は心室圧波形を示すため、これらの波形の組み合わせからポンプ位置が不適切であると判断します。**図5** [1] に不適切なポンプ位置波形（心室内）の一例を示します。

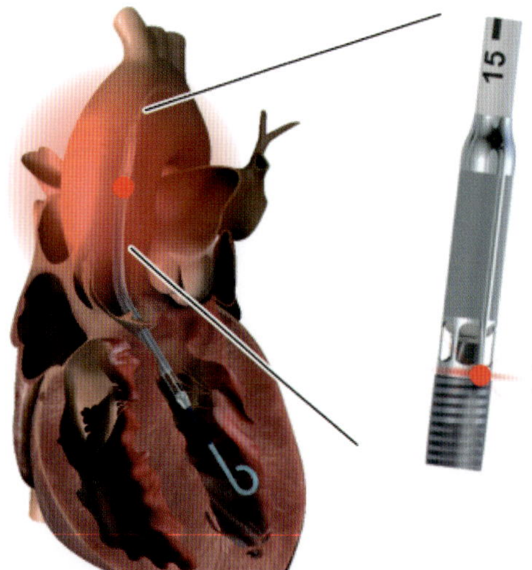

図4 **光学センサ**

（画像：日本アビオメッド株式会社提供）

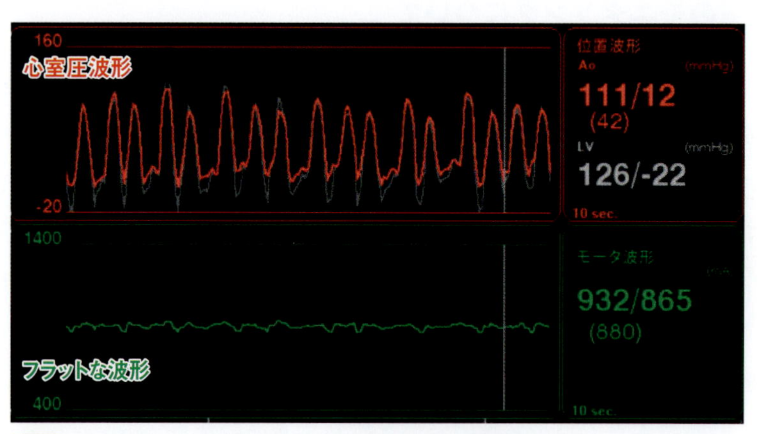

図5 **不適切なポンプ位置波形（心室内アラーム波形）**

（画像：日本アビオメッド株式会社提供）

引用・参考文献

1） ABIOMED. Impella テキストブック.

（後藤和大 CE）

図とテキストでみる

Impellaの適応・禁忌

適応

補助人工心臓治療関連学会協議会 インペラ部会によるImpella適正使用指針において、Impellaの適応基準は「**心原性ショック等の薬物療法抵抗性の急性心不全**」とされています。

ここでいう心原性ショック例とは、**あらゆる内科的治療に抵抗性の急性左心不全を主体とする循環不全が遷延する症例であり、従来の大動脈内バルーンパンピング（intra-aortic balloon pumping；IABP）の補助循環のみでは不十分と想定される病態にあるもの**を指します。心原性ショックの定義については日本循環器学会心原性ショックレジストリに準じますが、近年はSCAI（Society for Cardiovascular Angiography & Interventions）が複数の学会と合同で提唱している**SCAIショックステージ分類**が一般的に用いられるようになってきています（表1）[1]。日本循環器学会ガイドラインフォーカスアップデート版[2]によれば、SCAIショックステージCからImpellaの使用を検討します。適応を考えるうえで、**自己心拍再開を認めていない症例や、低酸素脳症が強く疑われ予後がきわめて不良と想定される症例などはImpella使用の除外も考慮する必要があります**。また禁忌については後項で詳しく述べます（p.74）。

機械的補助循環（mechanical circulatory support；MCS）の導入にあたり大切なのはその治療のゴール（目的）を考えることですので、目的別にImpellaが適応となる状況を考えてみましょう。

心機能が改善するまでの使用（bridge to recovery；BTR）

おそらく最も多い使用目的です。心原性ショックを伴う急性心筋梗塞および劇症型心筋炎に対する急性期の使用はBTRにあたります。心機能の改善を前提（目的）としているため、心機能が改善すれば速やかにImpellaの抜去を検討します。**迅速に導入することが必要なケースが多く、経皮的に挿入が可能なImpella CPが使用されるのが一般的です**。急性心筋梗塞では左主幹部や左前下行枝の近位部病変において心原性ショックを呈すること

表1 SCAIショックステージ分類

ステージ	患者状況	身体所見	検査所見	血行動態
A （at risk）	心原性ショックの危険がある 急性心筋梗塞例や急性心不全患者	肺音正常 末梢冷感なし 正常の精神状態	腎機能正常 血中乳酸値正常	SBP ≧ 100mmHg CI ≧ 2.5L/min/m^2 CVP<10mmHg PA sat ≧ 65%
B （beginning）	血圧低下 / 頻脈	肺野ラ音 末梢冷感なし 正常の精神状態	軽微な腎機能障害 血中乳酸値正常 BNP 上昇	SBP ＜ 90mmHg HR>100bpm CI ≧ 2.2L/min/m^2 PA sat ≧ 65%
C （classic）	低灌流所見あり 輸液やカテコラミン、機械的補助循環が必要な状態	肺野広範囲にラ音 末梢冷感あり 不穏状態 尿量減少	血中乳酸値 ≧ 2mmol/L Cre 値が 2 倍に上昇 肝機能異常	SBP ＜ 90mmHg CI ＜ 2.2L/min/m^2 PCWP>15mmHg PAPI<1.85
D （deteriorating/doom）	低灌流所見あり。病態が悪化し初期治療への反応が乏しい	ステージ C と同様	ステージ C と同様でそれが悪化傾向にある。	ステージ C と同様 複数の昇圧薬または機械的サポートを導入している
E （extremis）	心停止状態	循環虚脱	血液 pH ≦ 7.2 血中乳酸値 ≧ 5.0mmoL/L	心肺蘇生処置なしには血圧が得られない

SBP：収縮期血圧　CI：心係数　CVP：中心静脈圧　PA sat：肺動脈酸素飽和度
HR：心拍数　PCWP：肺動脈楔入圧　PAPI：肺動脈拍動指数

（文献 1 を参考に作成）

があり、来院時からショックを呈している症例の場合は経皮的冠状動脈インターベンション（percutaneous coronary intervention；PCI）の前に Impella を留置してから手技を進める戦略がとられます。

Impella の利点として、単に全身への血液循環を維持することにとどまらず、左心室の減負荷により心筋の酸素需要を低下させることが挙げられます。動物実験データでは、Impella の使用により**心筋梗塞の梗塞サイズが縮小することが示されており、心筋保護の観点からも利点があります**[3]。

一方、劇症型心筋炎は、血行動態の破綻を急激にきたし致死的経過をとる急性心筋炎です。急性期を乗り切れば予後が良い症例も多いため、**いかに急性期の循環動態破綻による臓器障害を回避するかが重要**であり、Impella を導入するタイミングを逃さないことが大切です。

表2 INTERMACS/JMACS profile

プロファイル	状態	デバイス選択
1（重度の心原性ショック）	静注強心薬の増量や機械的補助循環を行っても血行動態の破綻と末梢循環不全をきたしている状態	IABP、V-A ECMO、**Impella**、体外設置型 VAD
2（進行性の衰弱）	静注強心薬の投与でも臓器障害や栄養状態が悪化している状態	IABP、V-A ECMO、**Impella**、体外設置型 VAD、植込み型 LVAD
3（強心薬依存）	比較的低用量の静注強心薬で血行動態は安定しているものの、強心薬を中止できない状態	植込み型 LVAD
4（安静時症状）	一時的に静注強心薬から離脱可能であり退院可能であるが、すぐに心不全増悪をきたし再入院を要する状態	植込み型 LVAD を検討
5（運動不耐容）	身の回りのことは自ら可能であるが日常生活制限が高度である状態	
6（軽労作可能状態）	外出可能であるが 100m 程度の歩行で症状が生じる状態	
7（安定状態）	100m 程度の歩行は可能で最近 6 カ月以内に心不全入院がない状態	

（文献 4 を参考に作成）

しかしすでに重篤な臓器障害を呈している症例や、右心不全を伴う症例については、Impella のみではサポート不足のこともあるため、V-A ECMO の併用（ECPELLA）が必要です（ECPELLA については 3 章、p.209～に記載）。

次の治療（心臓移植申請や LVAD 植込み）までの判断や適応を得るまでの使用（bridge to decision；BTD、bridge to candidacy；BTC）

低心機能の重症心不全症例では、植込み型補助人工心臓（LVAD）や心臓移植の適応になることもありますが、**基本的に適応となるのは INTERMACS/J-MACS profile2-4 の状態です**（**表2**）[4]。INTERMACS/J-MACS profile 1（心原性ショック）の状態においては、血行動態を安定化させ、中枢神経系含め他臓器の状態を評価して次の治療に進めるか否かの判断をする必要があります。その判断や適応評価までの間、MCS によりブリッジを行う治療戦略を BTD、BTC とよびます。使用可能期間が長く（Impella CP：8 日間、Impella 5.5：30 日間）、補助流量が大きい点で Impella 5.5 に利点がありますが、Impella を導入したにもかかわらず臓器障害などが改善せず、次の治療の適応がない場合はゴールを見失うことになってしまうため、**BTDやBTCの目的でImpellaを用いる際には本人や家族に状況を十分に説明し、医療者間でもコンセンサスを得た後に行うのが望ましいでしょう**。実際の臨床現場においては、当初はBTRをめざしてImpellaを留置しても、心機能の改善が乏しく心臓移植申請/植込み型LVADにむけたBTD/BTCへと役割が変化するパターンも多くあります。

そのほかの使用

心原性ショックを伴う冠動脈疾患や心室中隔穿孔、僧帽弁閉鎖不全症に対して外科手術を行うまでの待機期間に使用することもあります。その場合、**手術中にはサージカルモードに変更してImpellaを留置したまま大動脈のクロスクランプを行って手術をすることが可能です**。またわが国では、あくまでも心原性ショック例に適応となりますが、他国においてはハイリスクPCIやカテーテルアブレーションの周術期にImpellaを使用した報告もあります[5, 6]。

禁忌

添付文書上の記載

Impellaの添付文書には禁忌として、**①大動脈弁に機械式人工弁を植込んだ患者**、**②中等度以上の大動脈弁閉鎖不全を伴う患者**、との記載があります。①についてはImpellaの通過と留置により大動脈弁が損傷を受ける可能性があるため、②については上行大動脈に吐出された血液が再度心室内へ逆流してしまうことで再灌流が起きてしまうためです(**図1**)。そのほか、心室内血栓があるとポンプに血栓が巻き込まれるリスクがあるため、挿入を避けることが多いです(**図2**)。また、合併症として溶血や出血が認められるため、**易出血性の血液疾患や溶血性疾患に対してもImpella導入には注意が必要です**(**表3**)。

アクセス血管の太さ

アクセスルートとしての動脈に問題がある場合(大動脈瘤や重症末梢動脈病変など)も相対禁忌にあたります。また、**Impella CPは最大径が14Frであるためアクセス血管が最低5mm以上あることが望ましく、Impella 5.5では最大径が21Frであるためアクセス血管が最低7mm以上あることが望ましい**と考えられます。そのため大腿動脈や鎖骨下動脈径が極度に細い患者さんに対しては、血管損傷や阻血のリスクがあり挿入を断念せざるを

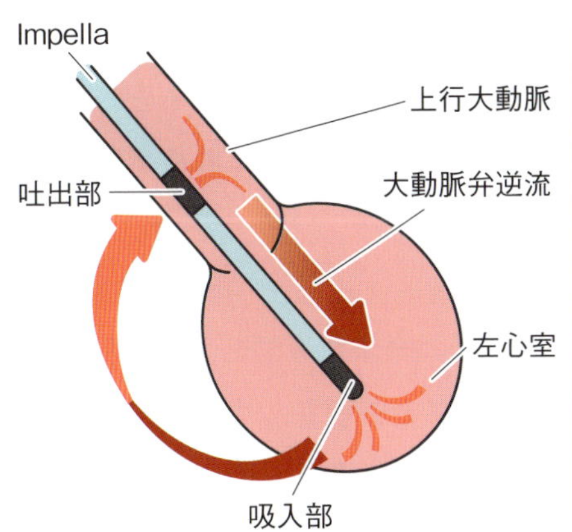

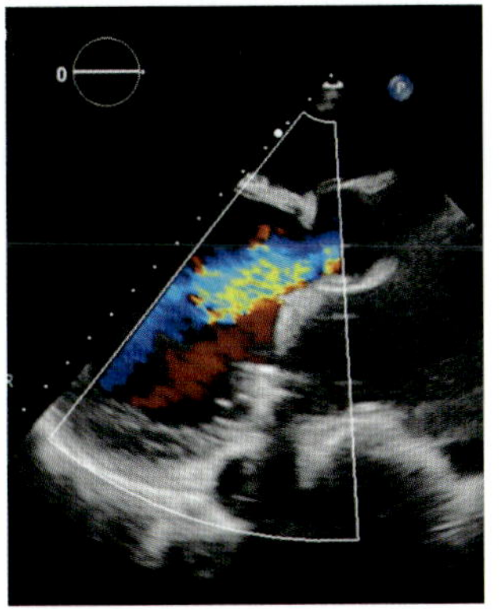

重度な大動脈弁閉鎖不全症に対して Impella を留置した際の血行動態イメージ図

図1 重度な大動脈弁閉鎖不全の症例

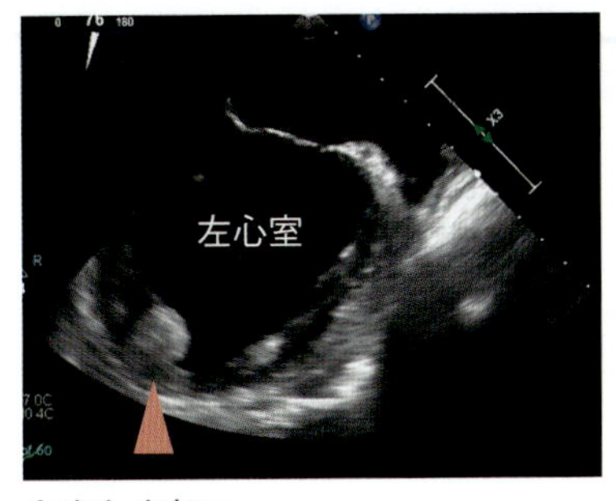

左室心尖部に
1.9cm × 1.7cm の血栓あり

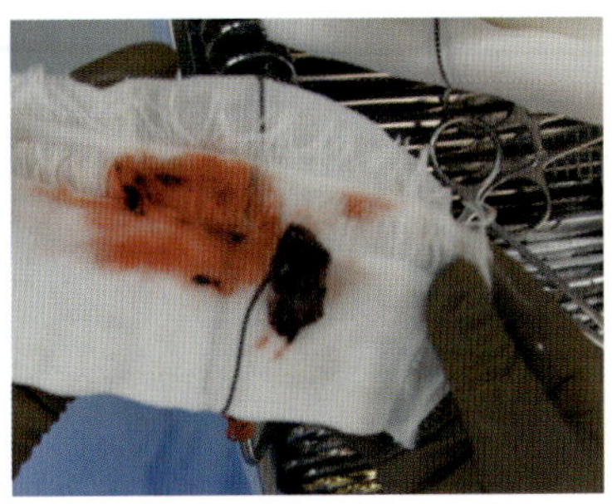

外科的に除去した血栓

図2 心室内血栓にて Impella 挿入が困難であった症例

拡張型心筋症による心不全増悪および心原性ショックにて他院で V-A ECMO、IABP が導入された。心機能の改善が乏しく当院へ転院搬送となった。心エコー図検査にて心室内に血栓を認めたために外科的に血栓を除去した後に IABP から Impella CP へ入れ替えを行った。

表3 Impella 挿入困難なケース

添付文書上の絶対禁忌	● 大動脈弁が機械弁
	● 中等度以上の大動脈弁閉鎖不全
そのほか	● 左室内血栓
	● 制御できない出血、貧血、溶血性の疾患
	● 大動脈瘤、大動脈解離や末梢動脈病変

得ないこともあります。また前述のように屈曲限界についても示されており、動脈が極度に蛇行している場合や、走行異常がある場合にも相対的禁忌となるため、**事前に動脈硬化所見や瘤の有無と併せて、解剖学的所見をCTなどで確認しておく必要があります。**

抗凝固療法ができない患者さんは要注意

また、Impellaの管理ではヘパリンによる抗凝固療法が原則必須であり、多くはパージ液に混注して使用されます。重篤な出血を呈している患者さんや、ヘパリン起因性血小板減少症を発症した患者さんについてはImpella管理の継続が困難でした。しかし、米国において2022年4月、ヘパリン起因性血小板減少症患者や出血患者において、重炭酸ナトリウム加ブドウ糖液を使用したヘパリンフリーパージ液の使用が米国食品医薬品局（Food and Drug Administration；FDA）で承認されたことを受け、当院でも院内の許可を得て使用しています。現在のところ機器トラブルは認めず、有用であるという実感をもっています（5%ブドウ糖液に25mEq/Lの濃度で重炭酸ナトリウムを加えたパージ液が推奨されています）。

引用・参考文献

1） Baran, DA. et al. SCAI clinical expert consensus statement on the classification of cardiogenic shock: This document was endorsed by the American College of Cardiology（ACC）, the American Heart Association（AHA）, the Society of Critical Care Medicine（SCCM）, and the Society of Thoracic Surgeons（STS）in April 2019. Catheter Cardiovasc Interv. 94（1）, 2019, 29-37.
2） 日本循環器学会 / 日本心臓血管外科学会 / 日本心臓病学会 / 日本心血管インターベンション治療学会編. 日本循環器学会ガイドラインフォーカスアップデート版（PCPS/ECMO/ 循環補助用心内留置型ポンプカテーテルの適応・操作）. 2023. https://www.j-circ.or.jp/cms/wp-content/uploads/2023/03/JCS2023_nishimura.pdf（2024.7.30 閲覧）
3） Saku, K. et al. Left Ventricular Mechanical Unloading by Total Support of Impella in Myocardial Infarction Reduces Infarct Size, Preserves Left Ventricular Function, and Prevents Subsequent Heart Failure in Dogs. Circ Heart Fail. 11（5）, 2018, e004397.
4） Stevenson, LW. et al. INTERMACS profiles of advanced heart failure: the current picture. J Heart Lung Transplant. 28（6）, 2009, 535-41.
5） Dixon, SR. et al. A prospective feasibility trial investigating the use of the Impella 2.5 system in patients undergoing high-risk percutaneous coronary intervention（The PROTECT I Trial）: initial U.S. experience. JACC Cardiovasc Interv. 2（2）, 2009, 91-6.
6） Aryana, A. et al. Outcomes of catheter ablation of ventricular tachycardia with mechanical hemodynamic support: An analysis of the Medicare database. J Cardiovasc Electrophysiol. 28（11）, 1295-302.

（風間信吾 Dr）

MEMO

写真でみる VAD（機器）

HeartMate3

システムコントローラ

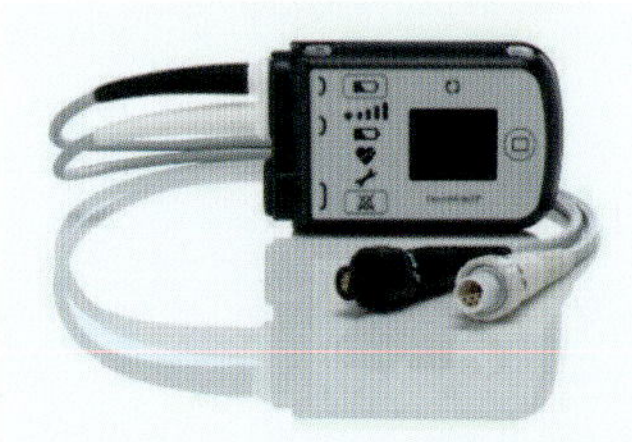

血液ポンプ

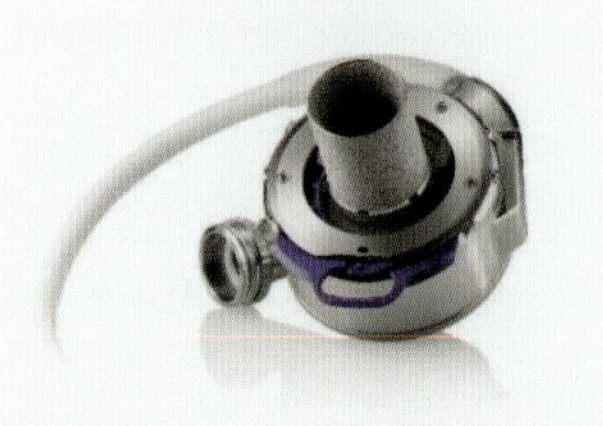

モジュールケーブル

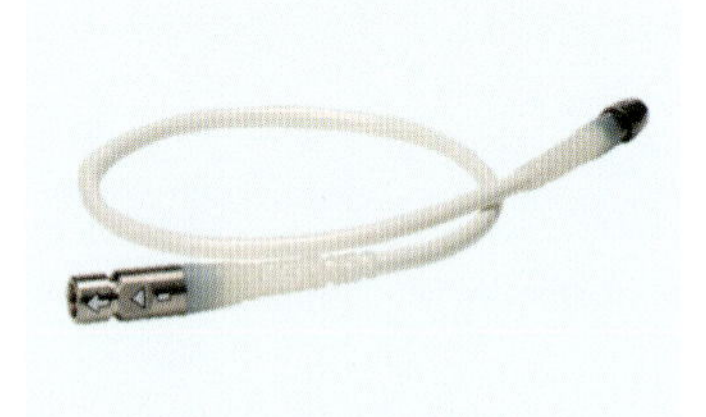

14V リチウムイオンバッテリーとバッテリークリップ

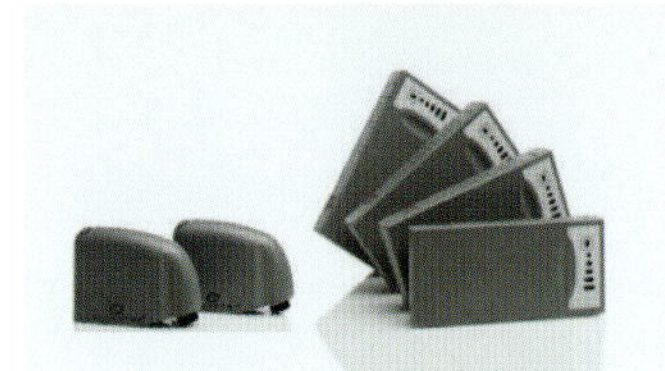

パワーモジュール（別売）

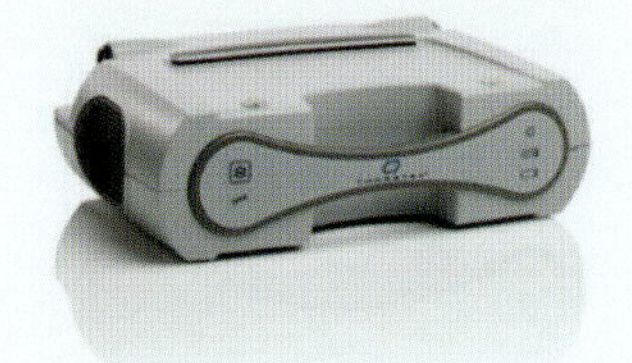

モバイル電源ユニット

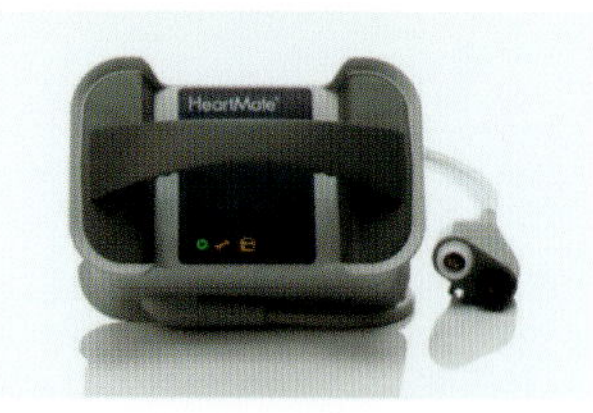

バッテリーチャージャー

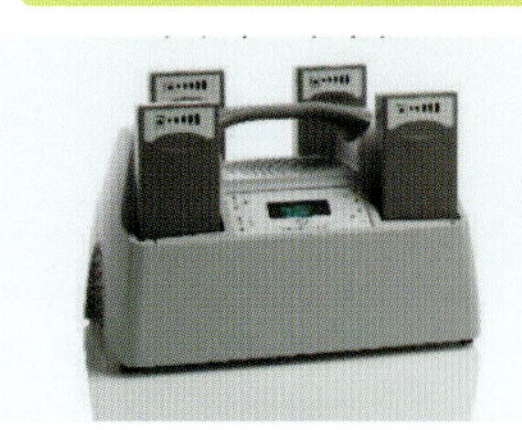

システムモニタ（別売）

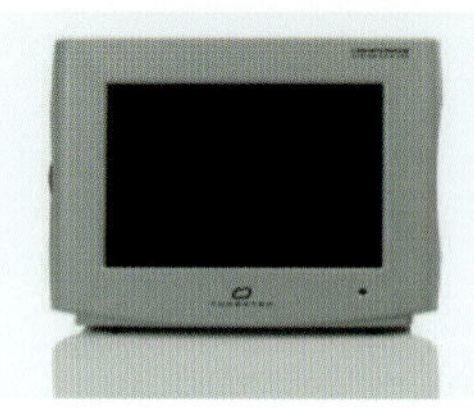

キャリングバッグ

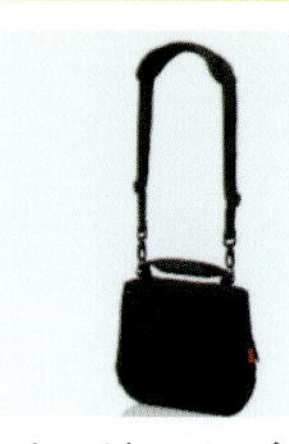

（画像：アボットメディカルジャパン合同会社提供）

HeartMate3　システムコントローラ 各部の名称

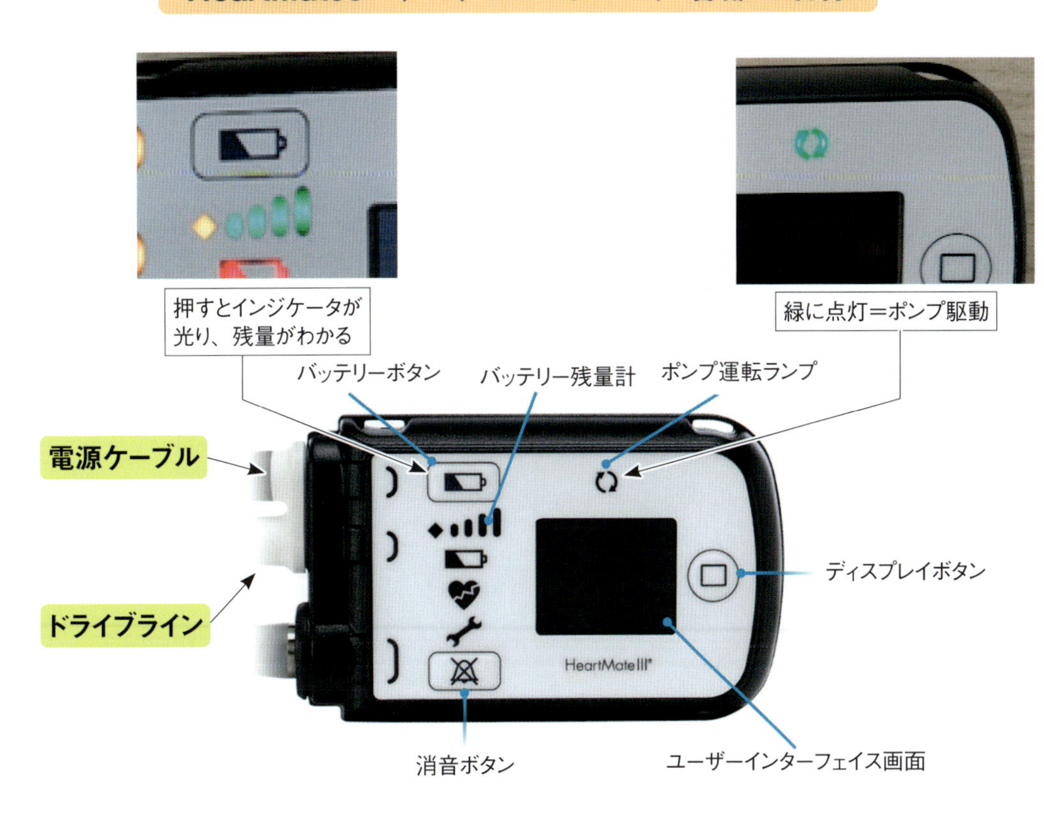

アラームランプ

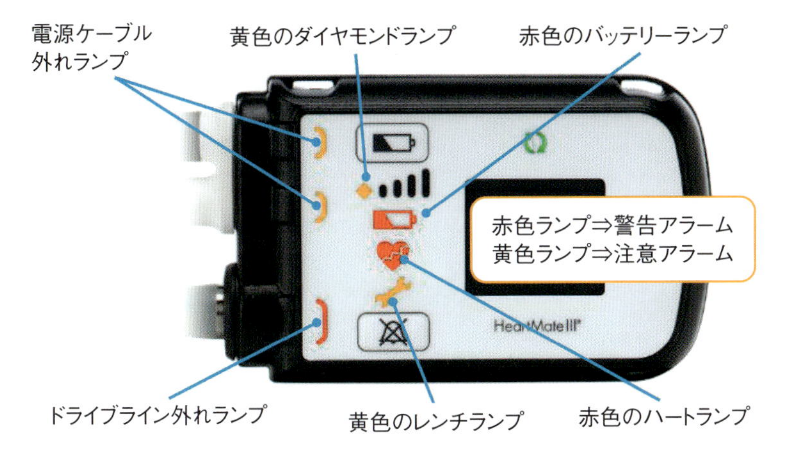

（画像：アボットメディカルジャパン合同会社提供）

1章 VAD 写真でみるVAD

そのほかの機種：EVAHEART

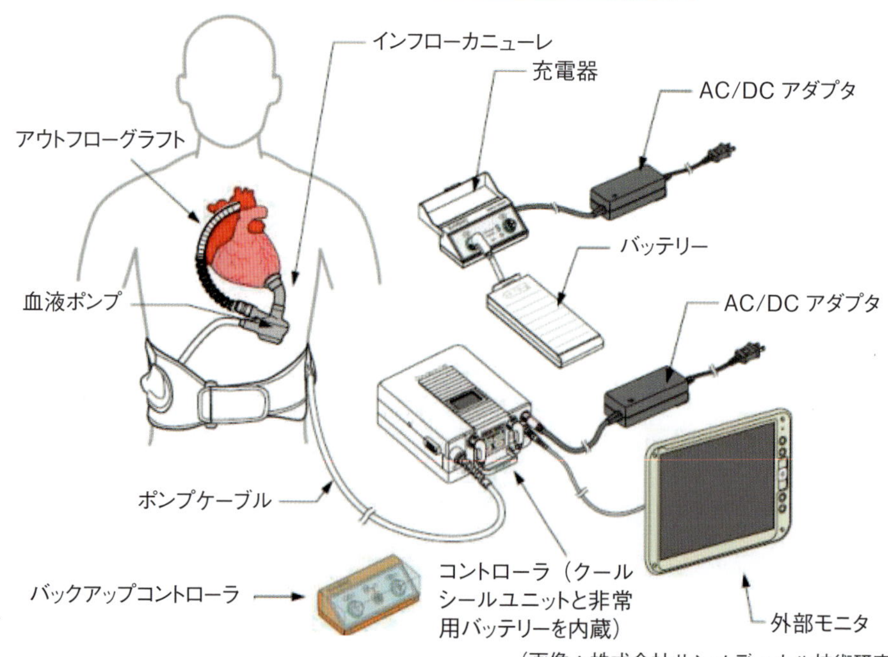

（画像：株式会社サンメディカル技術研究所提供）

そのほかの機種：HeartMateⅡ

ディスプレイモジュール

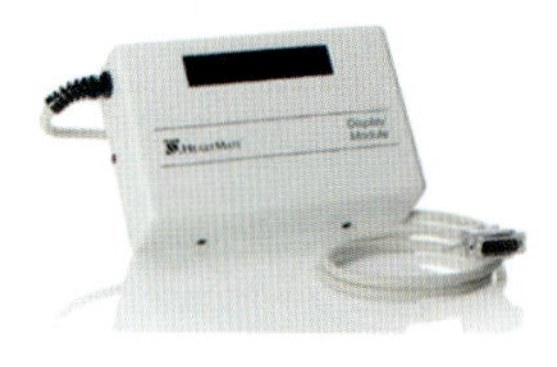

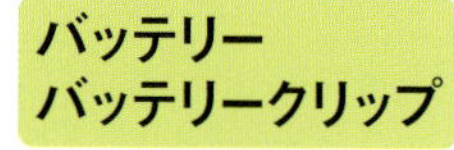

バッテリー
バッテリークリップ

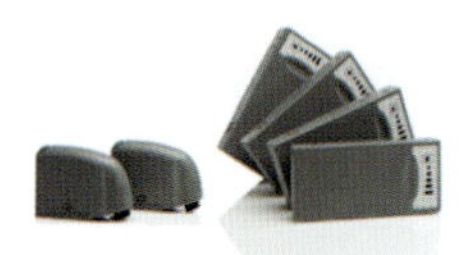

血液ポンプ

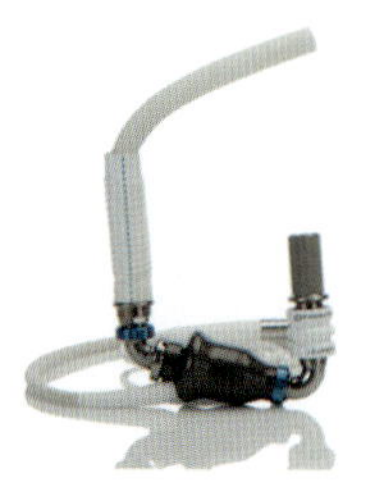

バッテリーチャージャー

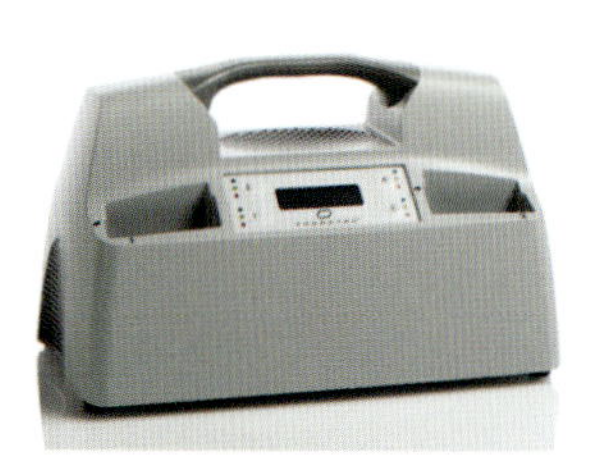

パワーモジュール

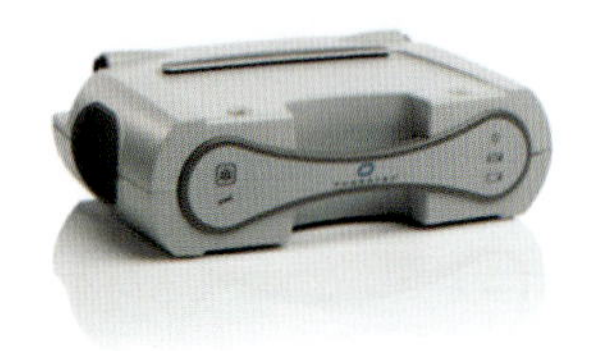

システムコントローラ

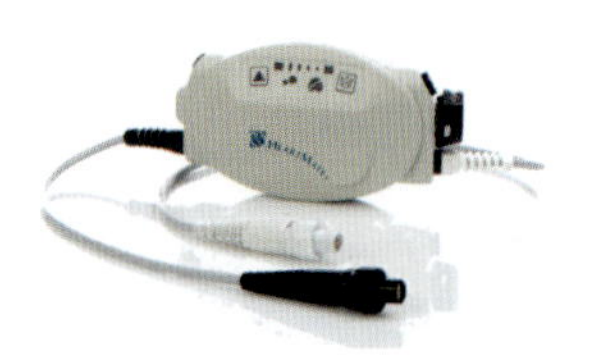

（画像：アボットメディカルジャパン合同会社提供）

そのほかの機種：HVAD

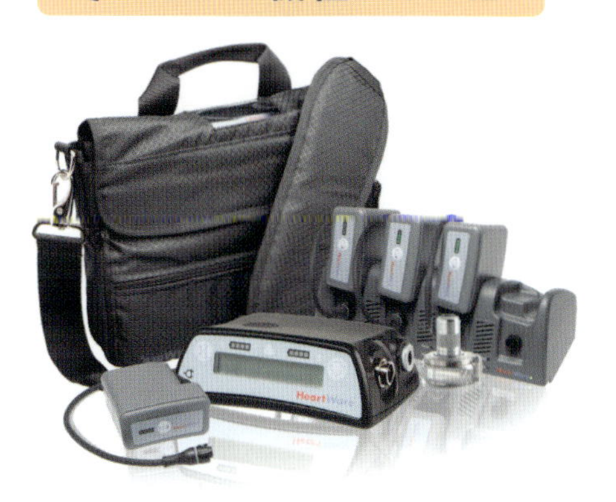

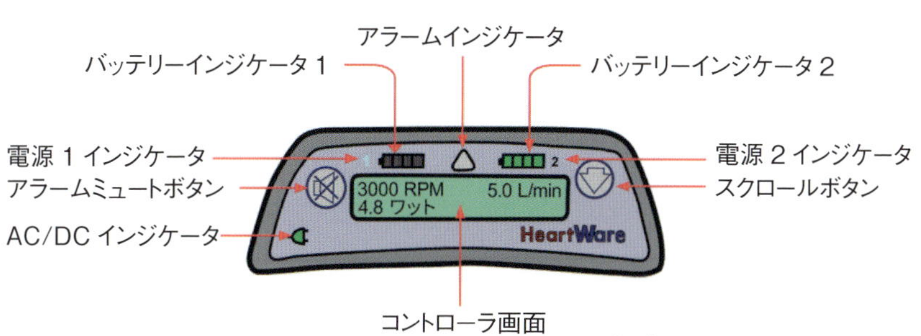

（画像：日本メドトロニック株式会社提供）

そのほかの機種：Jarvik2000

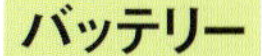

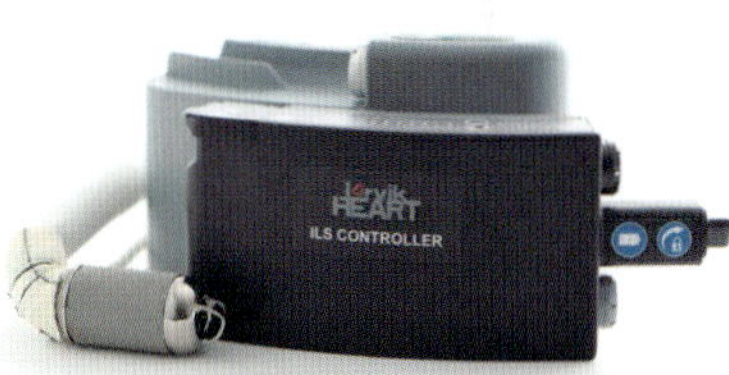

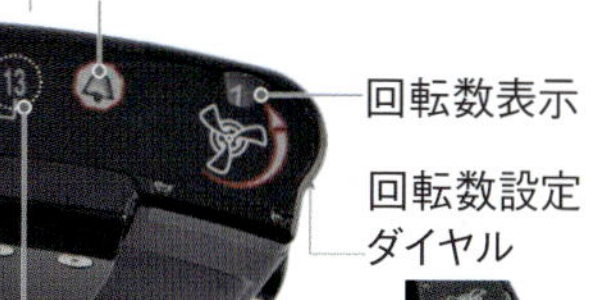

回転数設定時のポンプ回転数、流量、および消費電力

回転設定表示	ポンプ回転数（回転/min）	流量（L/min）	消費電力（ワット）
1	8,000	1〜2	3〜4
2	9,000	2〜3	4〜5
3	10,000	4〜5	5〜7
4	11,000	5〜7	7〜9
5	12,000	7〜8.5	8〜10

（画像：センチュリーメディカル株式会社提供）

写真でみる VAD（画面）

パラメーターの確認：システムコントローラでみる

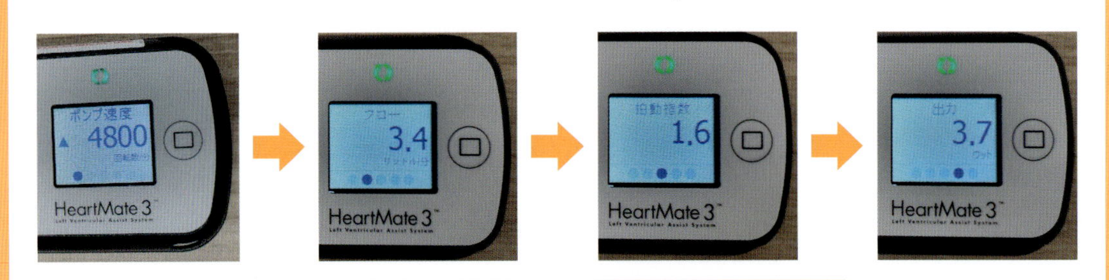

ディスプレイボタンを 1 回押すごとに、
ポンプ速度⇒フロー⇒拍動指数⇒出力　が順に表示されます。

パラメーターの確認：システムモニタでみる

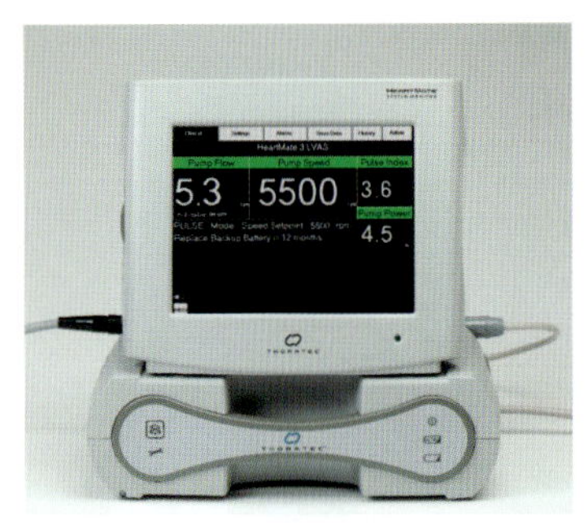

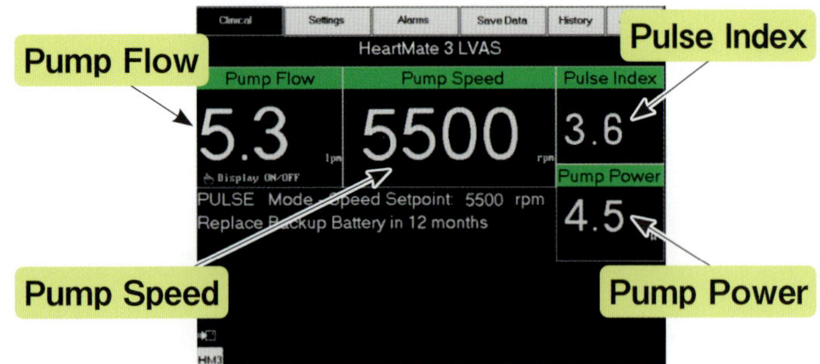

パワーモジュールに接続すると、システムモニタ画面
（クリニカルスクリーン画面）で確認できます。

ポンプパラメータの表記の違い

システムコントローラ	ポンプ速度	フロー	拍動指数	出力
システムモニタ	Pump Speed	Pump Flow	Pulse Index	Pump Power

（画像：アボットメディカルジャパン合同会社提供）

（長谷川静香 CE）

図とテキストでみる VADのはたらき

はたらき

補助人工心臓（ventricular assist device；VAD）は、重症心不全患者さんの心機能を補助する機械的循環補助装置です。**おもに、左心室の機能を補助する左室補助人工心臓（left ventricular assist device；LVAD）が多く使用されています**（図1）。

VADを使用すると、以下のような生理学的変化が起こります[1]。

・心拍出量の増加
・臓器灌流の改善
・血行動態の安定化（平均動脈圧の上昇と中心静脈圧の低下）
・心不全症状（呼吸困難や疲労感など）の軽減

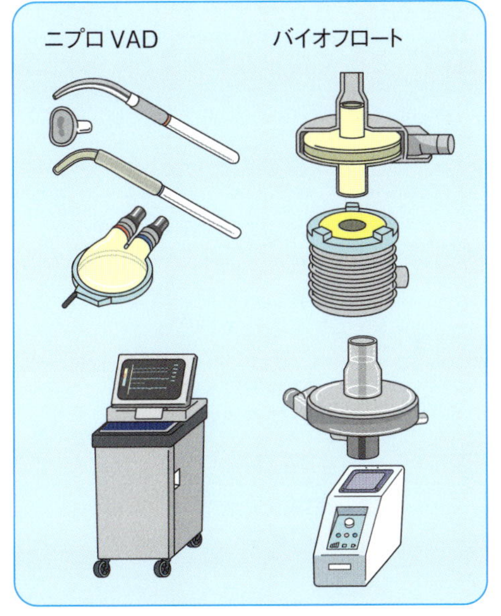

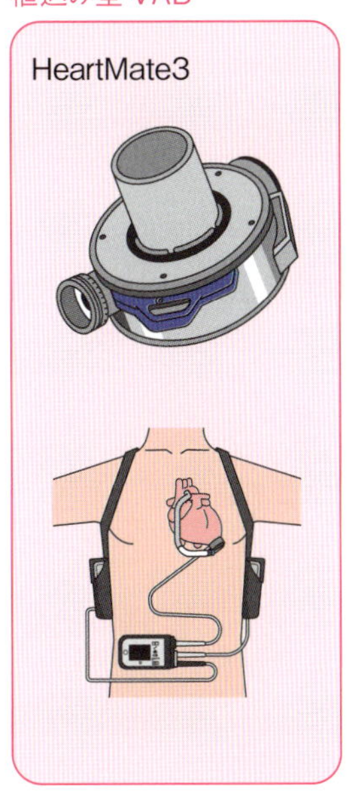

図1 体外設置型VADと植込み型VAD

VADのおもなはたらきは以下の3点です（図2）。

血液循環の維持

VADは、心臓の拍出機能が低下した際に機械的にポンプ機能を代替し、体循環を維持します。通常、**VAD装着前と比較して2〜3倍程度の心拍出量の増加がみられます**。これにより、全身への十分な血液供給が可能となります。

心臓の負荷軽減

VADが血液循環を補助することで、心臓自体の仕事量を減少させます。これにより、心筋の回復を促進する可能性があります。**心臓に休息を与えることで、将来的に心機能が改善する患者さんもいます**。

臓器灌流の改善

全身への十分な血液供給により多臓器不全を予防し、臓器機能を維持・改善します。特に、腎臓、肝臓、脳などの重要臓器への血流が増加し、これらの臓器機能が改善することがあります。

目的

重症心不全患者さんにVADを使用する目的は、さまざまです[2)]。おもに、**心臓移植へのブリッジ（bridge to transplantation；BTT）として用いられます**が、移植適応外の患者さ

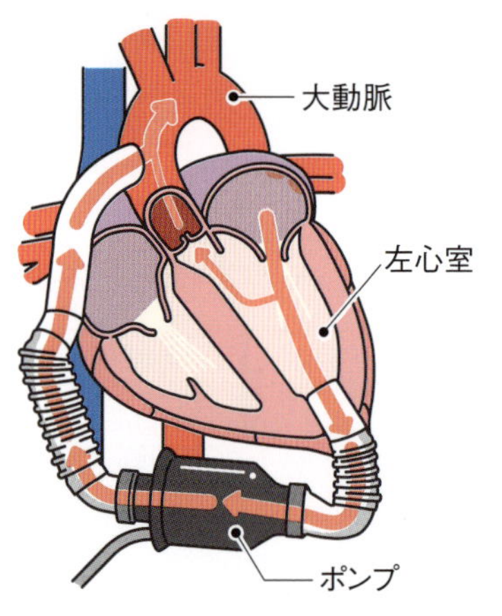

VADに期待される効果

左室拡張末期容積↓
左室拡張末期圧↓

心筋酸素需要↓
心筋酸素供給↑

大動脈圧↑
循環血流量↑
末梢臓器への血液灌流↑

図2 VADの血行動態補助メカニズム

表1 VAD の使用目的

Bridge to transplantation (BTT)	心臓移植までの橋渡し ドナー心が得られるまで生存できない移植適応患者への VAD 装着
Bridge to candidacy (BTC)	移植適応までの橋渡し 現在は移植不適応だが、VAD による一時的な循環補助後に、再度移植適応を検討
Bridge to decision (BTD)	治療方針決定までの橋渡し VAD 植込み時に明確に使用目的が決定できない場合
Bridge to recovery (BTR)	心機能改善までの橋渡し 心原性ショックなどの急性障害からの回復のため、一時的な VAD 装着が必要な場合
Destination therapy (DT)	長期在宅補助人工心臓治療（永続的な治療） 心臓移植適応がなく、代替として生涯にわたる VAD サポートが必要な場合

んにおける**長期在宅補助人工心臓治療（destination therapy；DT）**や、**心機能の回復を期待した治療（bridge to recovery；BTR、体外設置型 VAD が選択されることが多い）**としても考慮されます。現在の多くの VAD システムは、患者さんが在宅で生活できるように設計されています。また、HeartMate3 定常流型 VAD では、終生装着下に人生を送る長期使用も可能となっています（**表1**）。

VAD のはたらきを理解することは、重症心不全患者の治療において非常に重要です。VAD は単なる機械的な補助装置ではなく、患者さんの生命を支え、生活の質（quality of life；QOL）を向上させる重要な治療手段なのです。

引用・参考文献
1）Tedford, RJ. et al. Durable Mechanical Circulatory Support: JACC Scientific Statement. J Am Coll Cardiol. 82（14）, 2023, 1464-81.
2）日本循環器学会／日本心臓血管外科学会／日本胸部外科学会／日本血管外科学会合同ガイドライン．重症心不全に対する植込型補助人工心臓治療ガイドライン（2021 年改訂版）．https://www.j-circ.or.jp/cms/wp-content/uploads/2021/03/JCS2021_Ono_Yamaguchi.pdf（2024.8.21 閲覧）

（奥村貴裕 Dr）

図とテキストでみる VADの仕組み

仕組み

左室心尖部をくり抜き、専用のカフを装着し、そこに血液ポンプが装着されます。血液ポンプから駆出された血液は、アウトフローグラフト（人工血管）から上行大動脈に送血され、全身に流れていきます（図1）。

血液ポンプから出ているポンプケーブルは体内、皮下を通して、腹部あたりで貫通させて体外に出します。体外でモジュールケーブルを接続し、コントローラに接続します。ポンプケーブルとモジュールケーブルをまとめて「ドライブライン」とよびます。

システムコントローラは、2本の電源ケーブルから電源供給されています。**2本あることで、バッテリー交換やAC電源への切り替えの際も電源供給を維持したまま、安全に行えます**（図2）。

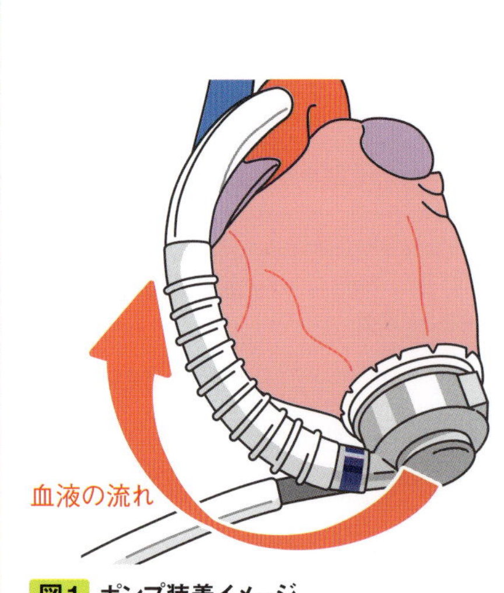

図1 ポンプ装着イメージ

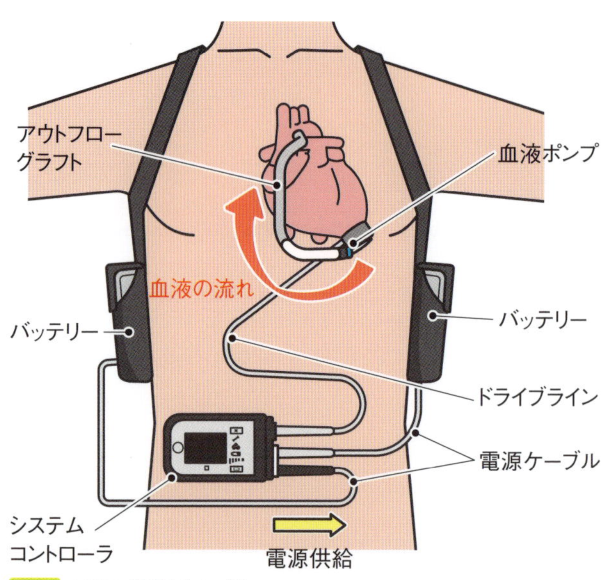

図2 VAD装着イメージ

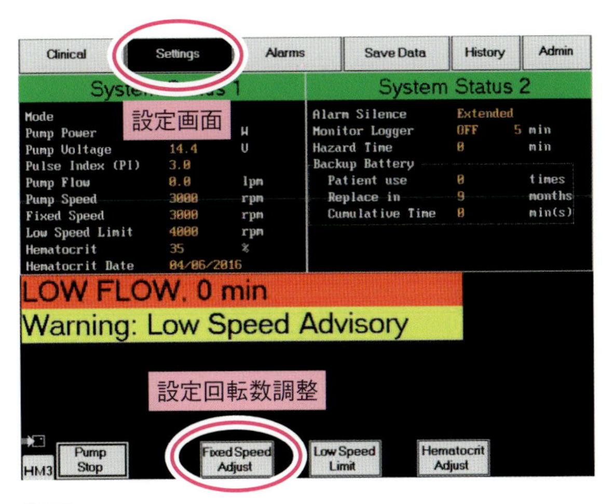

図3 設定画面

HeartMate3はシステムコントローラに予備バッテリーが備わっており、もし両方の電源が外れて、外部電源（バッテリーやAC電源）からの電力供給が喪失した場合も、**システムコントローラの予備バッテリーで少なくとも15分間は設定回転数で駆動できます**（**図2**）。

システムモニタに接続し、設定画面でポンプの設定変更ができます。設定する項目は3つです。1つ目は、**固定速度（Fixed Speed Adjust）**です。設定可能な範囲は3,000～9,000rpmで、臨床で使用される設定範囲は、4,700～6,200rpmです。エコーや右心カテーテルでのランプテストをしながら、適切な回転数を設定します。回転数は、100rpmごとに設定できます。2つ目は、**最低速度（Low Speed Limit）**です。設定可能範囲は、4,000～6,000rpmです。固定速度の設定値から、－200～－400rpmで設定されます。3つ目は、**ヘマトクリット値**で、設定可能範囲は20～50％です（**図3**）。

機器に異常が生じた場合には、アラームが発生します。アラームには、**警告アラーム（赤ランプと連続音）**と**注意アラーム（黄ランプと断続音で表示）**があります（**表1**）。

（長谷川静香 CE）

表1 警告アラームと注意アラーム

警告アラーム

	アラーム表示	ユーザーインターフェイス画面	アラーム音	説明
A	ポンプ停止アラーム ＋ ポンプ運転ランプが黒	低流量 ＋ 病院連絡先に連絡	連続音	ポンプ停止
B	低流量アラーム ＋ ポンプ運転ランプが緑	低流量 ＋ 病院連絡先に連絡	連続音	ポンプ流量が 2.5lpm 未満
C	ドライブライン外れアラーム ＋ ＋ ドライブライン外れランプ	要ドライブライン接続	連続音	ドライブライン外れによるポンプ停止
D	両電源喪失アラーム ＋ ＋ 電源ケーブル外れランプ	直ちに電源に接続してください ＋ バックアップバッテリー	連続音	両電源外れのため、予備バッテリーで駆動している
E	バッテリー残量低下	バッテリー低下 ＋ 直ちに電源を交換してください	連続音	14V リチウムイオンバッテリーの残量が 5 分未満
F	システムコントローラのハードウェアの故障	病院連絡先に連絡 コントローラ不良	連続音 消音できません	システムコントローラのハードウェアの故障によるポンプ停止

注意アラーム

	アラーム表示	ユーザーインターフェイス画面	アラーム音	説明
G	白か黒の電源外れランプ	要電源接続	毎秒 1 回の断続音	片側の電源ケーブルが外れている
H		バッテリー低下 ＋ 要電源交換	4 秒に 1 回の断続音	14V リチウムイオンバッテリーの残量が 15 分未満
I		病院連絡先に連絡 コントローラ不良	4 秒に 1 回の断続音	システムコントローラのハードウェアの故障
J		病院連絡先に連絡 通信不良	4 秒に 1 回の断続音	ポンプとシステムコントローラのデータ通信ができていない
K		病院連絡先に連絡 バックアップバッテリー不良	4 秒に 1 回の断続音	システムコントローラの予備バッテリーの故障
L		病院連絡先に連絡 バックアップバッテリー不良 ＋	4 秒に 1 回の断続音	システムコントローラの予備バッテリーが未装着または正しく装着されていない
M		病院連絡先に連絡 ドライブライン電源不良	4 秒に 1 回の断続音	ドライブラインが損傷している可能性がある
N		病院連絡先に連絡 ドライブライン通信不良	4 秒に 1 回の断続音	ドライブラインが損傷している可能性がある

図とテキストでみる

VADの適応・禁忌

適応

VAD は、おもに以下の重症心不全患者さんに適応されます[1]。

薬物療法による治療効果が不十分な患者さん

標準的な内科的治療に反応せず、症状が進行する患者さんが対象となります。

心臓移植待機中の患者さん（BTT）

心臓移植の適応があるものの、ドナー待機中の患者さんに使用されます。このため、

表1 心臓移植の適応（心臓移植レシピエントの適応基準）

心臓移植の適応は以下の事項を考慮して決定する	● 移植以外に患者の命を助ける有効な治療手段はないのか？ ● 移植治療を行わない場合、どの位の余命があると思われるか？ ● 移植手術後の定期的（ときに緊急時）検査とそれに基づく免疫抑制療法に心理的・身体的に十分耐え得るか？ ● 患者本人が移植の必要性を認識し、これを積極的に希望すると共に家族の協力が期待できるか？ などである
適応となる疾患	心臓移植の適応となる疾患は従来の治療法では救命ないし延命の期待がもてない以下の重症心疾患とする ● 拡張型心筋症、および拡張相の肥大型心筋症 ● 虚血性心筋疾患 ● そのほか（日本循環器学会および日本小児循環器学会の心臓移植適応検討会で承認する心臓疾患）
適応条件	不治の末期的状態にあり、以下のいずれかの条件を満たす場合 ● 長期間またはくり返し入院治療を必要とする心不全 ● β遮断薬および ACE 阻害薬を含む従来の治療法では NYHA3 度ないし 4 度から改善しない心不全 なお循環補助が必要な場合は NYHA4 度と考える ● 現存するいかなる治療法でも無効な致死的重症不整脈を有する症例 ● 年齢は 65 歳未満が望ましい ● 本人および家族の心臓移植に対する十分な理解と協力が得られること

（文献 2 を参考に作成）

VADの適応を考慮する際には、**心臓移植の適応**（表1）[2] を理解しておくことも重要です。

心臓移植の適応がない患者さん（DT）

年齢や併存疾患のために心臓移植の適応とならない患者さんの長期的治療として使用されます。

心機能回復が期待できる患者さん（BTR）

一時的な心機能低下で、VAD使用により回復が期待できる患者さんに適応されます。

INTERMACS Profile 2〜4の患者さん（表2）[3-5]

特に、Profile 2（進行性の悪化）やProfile 3（安定しているが強心薬依存）の患者さんが良い適応となります。

また、時に、急性心原性ショックや心臓手術後の重症心不全患者さんにも、短期的なVAD使用が考慮されることがあります。

VADが適応とならない例

おもなVADの除外条件には、以下があります（表3）[6]。

重度の臓器不全

VAD装着で改善が見込めない重度の肝不全や腎不全がある場合は、VAD装着の適応となりません。血清クレアチニン値やプロトロンビン時間（PT-INR）は、VAD装着におけるリスクスコア（HeartMate Risk Score；HMRS）の要素にもなっています。ただしDTの場合には、著しい臓器障害でなければ、装着が許容されます（表4）[7]。

活動性の感染症

重症敗血症や全身性感染症がある場合、デバイス感染などのリスクが高まります。

重度の凝固障害

VAD装着後は、血栓予防のため、抗凝固薬・抗血小板薬の服用が必要となります。出血や血栓症のリスクが高くなるため、装着前に慎重な検討が必要です。

表2 INTERMACS profile

P*	INTERMACS J-MACS	状態	デバイス選択
1	Critical cardiogenic shock "Crash and burn" 重度の心原性ショック	静注強心薬の増量や機械的補助循環を行っても血行動態の破綻と末梢循環不全をきたしている状態	IABP、PCPS、循環補助用心内留置型ポンプカテーテル、体外循環用遠心ポンプ、体外設置型VAD
2	Progressive decline despite inotropic support "Sliding on inotropes" 進行性の衰弱	静注強心薬の投与によっても腎機能や栄養状態、うっ血徴候が増悪しつつあり、強心薬の増量を余儀なくされる状態	IABP、PCPS、循環補助用心内留置型ポンプカテーテル、体外循環用遠心ポンプ、体外設置型VAD、植込み型LVAD
3	Stable but inotrope-dependent "Dependent stability" 安定した強心薬依存	比較的低用量の静注強心薬によって血行動態は維持されているものの、血圧低下、心不全症状の増悪、腎機能の増悪の懸念があり、静注強心薬を中止できない状態	植込み型LVAD
4	Resting symptoms "Frequent flyer" 安静時症状	一時的に静注強心薬から離脱可能であり退院できるものの、心不全の増悪によって容易に再入院を繰り返す状態	植込み型LVADを検討（特にmodifier A**の場合）
5	Exertion intolerant "House-bound" 運動不耐容	身の回りのことは自ら可能であるものの日常生活制限が高度で外出困難な状態	modifier Aの場合は植込み型LVADを検討
6	Exertion limited "Walking wounded" 軽労作可能状態	外出可能であるが、ごく軽い労作以上は困難で100m程度の歩行で症状が生じる状態	
7	Advanced NYHA III "Placeholder" 安定状態	100m程度の歩行は倦怠感なく可能であり、また最近6カ月以内に心不全入院がない状態	

*プロファイル
**致死性心室不整脈によりICDの適正作動を頻回に繰り返すこと

（文献3～5より）

進行性の悪性腫瘍

予後不良の場合、VADの長期的メリットが限られます。併存疾患によって規定される余命が5年以上（BTTでは、キャンサーボードにおいて5年無再発生存率が95%以上と推定される場合）あることが装着の条件です。

表3 BTTでのVAD適応除外条件

感染症	重症感染症
呼吸器疾患	重度のCOPD 高度の肺高血圧症 30日以内に発症した肺動脈塞栓症
循環器疾患	開心術後早期 治療不可能な腹部動脈瘤や重度の末梢血管疾患 胸部大動脈瘤、心室瘤、心室中隔穿孔 修復不可能な中等度以上の大動脈弁閉鎖不全症 生体弁に置換不可能な大動脈弁位機械弁 胸部大動脈に重篤な石灰化
神経障害	重度の中枢神経障害 薬物中毒またはアルコール依存の既往 デバイスの自己管理が困難なことが予想される脳障害、精神疾患、または神経筋疾患
その他の臓器不全	重度の肝臓疾患 重度の出血傾向、高度慢性腎不全、慢性腎不全による透析症例、癌などの生命予後不良な悪性疾患、膠原病などの全身性疾患、合併症を有する重症糖尿病
妊娠	妊娠中
その他	著しい肥満、抗がん剤投与中、輸血拒否など施設内適応委員会が不適当と判断した症例

（文献7より抜粋）

重度の精神・認知機能障害

安全な在宅療養が困難な場合は、適応から除外されます。

重度の右心不全

LVAD単独での管理が難しい場合には、両室VAD（biventricular assist device；BiVAD）が必要となることがあります。

極度の肥満・やせ、小さな体格

著しい肥満や極度のやせは、手術リスクや機器適合性の問題があります。

本人や家族の十分な協力が得られない場合

退院後最低6カ月程度は、同居によるサポートが可能なケアギバーが必要とされます。

表4 DTでのVAD適応除外条件

感染症	重症感染症
呼吸器疾患	30日以内に発症した肺動脈塞栓症
循環器疾患	開心術後早期 術後右心不全のために退院困難なことが予想される症例 治療不可能な腹部動脈瘤や重度の末梢血管疾患 胸部大動脈瘤・心室瘤・心室中隔穿孔 修復不可能な中等度以上の大動脈弁閉鎖不全症 生体弁に置換不可能な大動脈弁位機械弁 胸部大動脈に重篤な石灰化
精神神経障害	重度の中枢神経障害 薬物中毒またはアルコール依存の既往 デバイスの自己管理が困難なことが予想される脳障害、精神疾患、または神経筋疾患
その他の臓器不全	維持透析中 肝硬変
妊娠	妊娠中
その他	著しい肥満、低用量ステロイド以外の免疫抑制剤投与中、抗がん剤投与中、輸血拒否など施設内適応委員会が不適当と判断した症例

（文献8より抜粋）

これらの場合、VAD装着で享受し得るベネフィットとリスクを慎重に評価し、個別に適応を判断する必要があります。

引用・参考文献

1） 日本循環器学会／日本心臓血管外科学会／日本胸部外科学会／日本血管外科学会合同ガイドライン．重症心不全に対する植込型補助人工心臓治療ガイドライン（2021年改訂版）．https://www.j-circ.or.jp/cms/wp-content/uploads/2021/03/JCS2021_Ono_Yamaguchi.pdf（2024.8.21閲覧）
2） 日本循環器学会 心臓移植委員会．心臓移植適応．https://www.hearttp.jp/media/20240410-122756-109.pdf（2024.8.21閲覧）
3） Kirklin, JK. et al. Long-term mechanical circulatory support (destination therapy): on track to compete with heart transplantation?. J Thorac Cardiovasc Surg. 144（3）, 2012, 584-603.
4） 日本循環器学会 / 日本心不全学会．2021年JCS/JHFSガイドライン フォーカスアップデート版急性・慢性心不全診療．https://www.j-circ.or.jp/cms/wp-content/uploads/2021/03/JCS2021_Tsutsui.pdf（2024.10.7閲覧）
5） Stevenson, LW. et al. INTERMACS profiles of advanced heart failure: the current picture. J Heart Lung Transplant. 28（6）, 2009, 535-41.
6） Kinugawa, K. et al. J-MACS investigators. The second official report from Japanese registry for mechanical assisted circulatory support (J-MACS): first results of bridge to bridge strategy. Gen Thorac Cardiovasc Surg. 68（2）, 2020, 102-11.
7） 一般社団法人 補助人工心臓治療関連学会協議会．植込型補助人工心臓の使用に係る体制等の基準（BTT版）．https://j-vad.jp/document/%E6%A4%8D%E8%BE%BC%E5%9E%8B%E8%A3%9C%E5%8A%A9%E4%

BA%BA%E5%B7%A5%E5%BF%83%E8%87%93%E3%81%AE%E4%BD%BF%E7%94%A8%E3%81%AB%E4%BF%82%E3%82%8B%E4%BD%93%E5%88%B6%E7%AD%89%E3%81%AE%E5%9F%BA%E6%BA%96%EF%BC%88BTT%E7%89%88%EF%BC%89.pdf（2024.10.7 閲覧）
8）一般社団法人 補助人工心臓治療関連学会協議会.「植込型補助人工心臓」DT 実施基準. https://j-vad.jp/document/%E6%A4%8D%E8%BE%BC%E5%9E%8B%E8%A3%9C%E5%8A%A9%E4%BA%BA%E5%B7%A5%E5%BF%83%E8%87%9FDT%E5%AE%9F%E6%96%BD%E5%9F%BA%E6%BA%96202411%E6%94%B9%E5%AE%9A_QA25%E5%A4%89%E6%9B%B4.pdf?ver=20240411A（2024.10.7 閲覧）

（奥村貴裕 Dr）

MEMO

単体で使用するケース

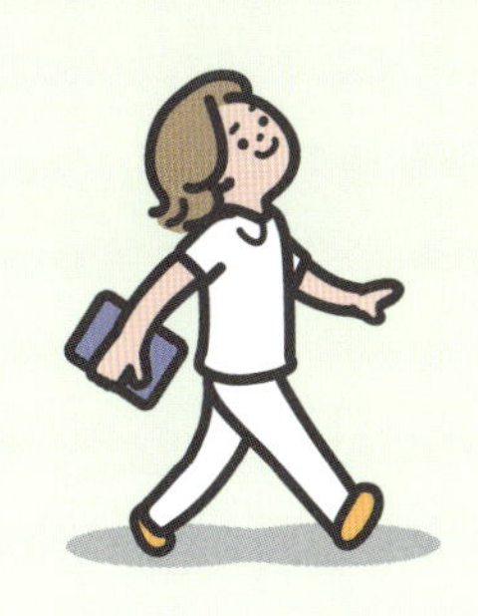

IABP 導入前のQ&A

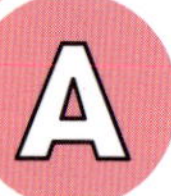

質問1

IABPの導入におけるバルーンのサイズ（容量）は何を基準に決めますか?

回答1

IABPのバルーンサイズは患者さんの身長に合わせて選択します。

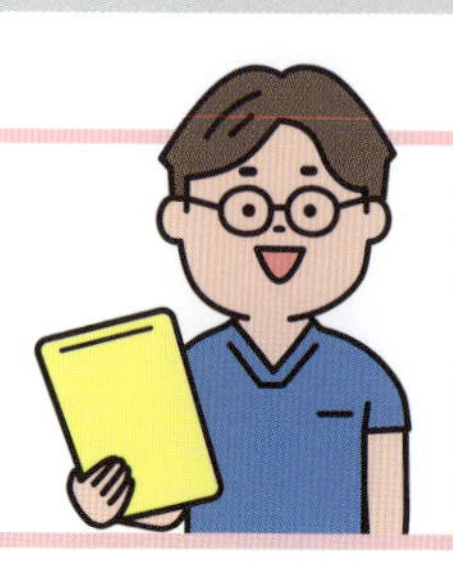

表は東海メディカルプロダクツ社の大動脈内バルーンパンピング（intra-aortic balloon pumping；IABP）のバルーンサイズの早見表です。基本的には患者さんの性別と身長に合わせてバルーンサイズを決定します。早見表をご覧いただくとおわかりいただけるように、**バルーンサイズによってバルーン長が異なる**ことがわかります。

IABPバルーンの先端は、左鎖骨下動脈開口部の1〜2cm手前（下側）に留置します。これによりバルーンが拡張した際に左鎖骨下動脈を遮断（閉塞）することを防ぎ、腕や脳への血流を確保することができます。また、**バルーンの末端は腹腔動脈や腎動脈の開口部よりも上方に留置**させる必要があります。これにより、バルーンが拡張した際に腹腔動脈や腎動脈を遮断（閉塞）することを防ぎ、腎臓などへの血流を確保することができます。つ

表 IABPバルーンサイズ（容量）早見表

性別	女性		男性	
身長	140〜160cm	160cm〜	150〜165cm	165cm〜
バルーン容量	30mL	35mL	35mL	40mL
バルーン長	180mm	205mm	205mm	220mm

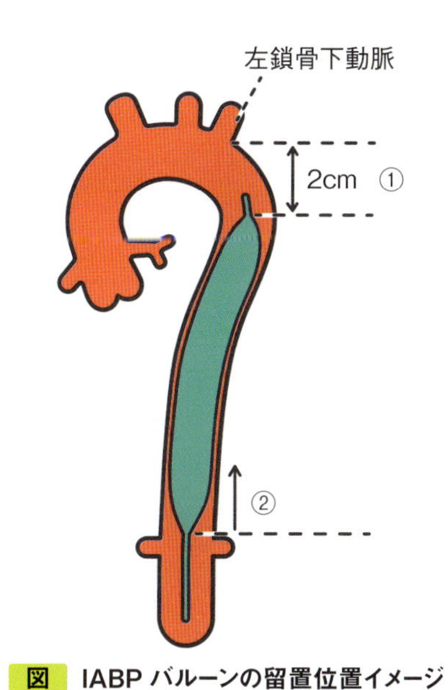

図 IABP バルーンの留置位置イメージ

まり、**IABP バルーンは左鎖骨下動脈 1～2cm 手前（図①）から腹腔動脈や腎動脈の分岐部より上部（図②）に留置**しなければならないということがわかります。

容量が大きいバルーンを選択しても、必ずしも拡張期において高い効果を得られるわけではありません。それだけでなく、**体の大きさに合わないバルーンサイズを選択した場合、大動脈壁に過度な圧力をかけ、大動脈の損傷や解離、腎動脈やほかの主要な動脈を遮断するなどのリスクが増します**。そのため、患者さんの性別と身長に合わせて適切な IABP バルーンサイズを選択していきましょう。

また実臨床では、身長が 159cm の女性や、164cm の男性など、バルーンサイズ（容量）の境界ギリギリの患者さんもいて、バルーンサイズを選択するのに悩んでしまう症例に出会うことがあります。その場合には医師に相談し、容量の大きいバルーンを選択するのか、それとも容量の小さいバルーンを選択するのかディスカッションし、より適切なバルーンサイズを選択するように意識していきましょう。

（清水弘太 CE）

IABP 導入前のQ&A

質問 2

IABP 導入時の看護師の役割とはどんなものですか?

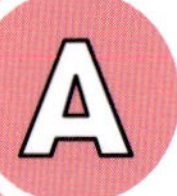

回答 2

自施設の多職種配置の状況を鑑み、看護師間の役割分担についてあらかじめ手順を作成しておくとよいです。医師が術操作に集中できるよう、バイタルサインのモニタリングと共有を通して、状態変化に合わせた薬剤の調整、生命維持装置の操作など、診療の補助を的確に実施することが求められます。

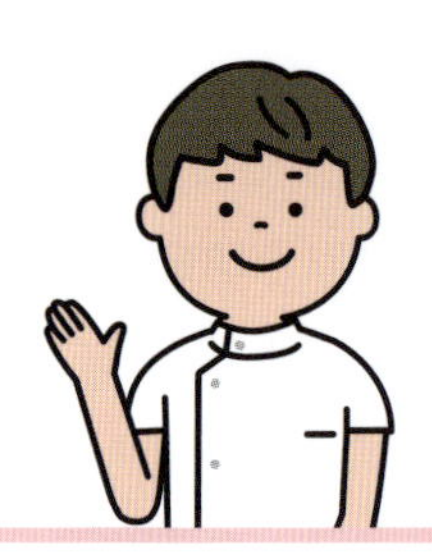

IABP などの補助循環装置の導入は緊急で行われることが多く、その状況を想定した手順を事前に作成し、順守できるとよいです。**リーダーを担う看護師は部署全体を俯瞰し、補助循環装置導入患者を担当する看護師チームと、そのほかの患者さんを担当する看護師チームを作成するとともに、各診療科や多職種などの関係各所との連絡・調整を図ります。**

補助循環装置導入患者を担当する看護師チームはさらに、「患者対応」「必要物品の準備」「家族対応」を複数人で役割分担できると望ましいです。「患者対応」担当者は、全身状態観察と指示薬剤などの精密な管理とともに、導入時の処置を迅速かつ安全に施行できるような体位調整や各種ライン類の整備、術野外からでもアクセス可能な薬剤投与ルートの確保などを行います。「必要物品の準備」担当者は、処置に必要な機器・器材（事前のセット化が望ましい）、輸液・血液製剤・各種薬剤を医師の指示のもと準備します。「家族対応」担当者は、十分な情報提供のもと精神的な支援を行い、家族が落ち着いて過ごせる環境を提供します。

補助循環装置導入時において**看護師は、生体情報モニターなどからバイタルサインを常**

○業務独占とされている職種は、医師、薬剤師、助産師、看護師及び診療放射線技師。
○診療放射線技師とその他の医療関係職種については、看護師の業務独占を一部解除する形で、診療の補助の一部を実施することができる。
○医師の指示の必要性の有無は医療関係職種の行う行為が診療の補助に該当するか否かによって決まることになり、当該行為が行われる場所とは関連がない。

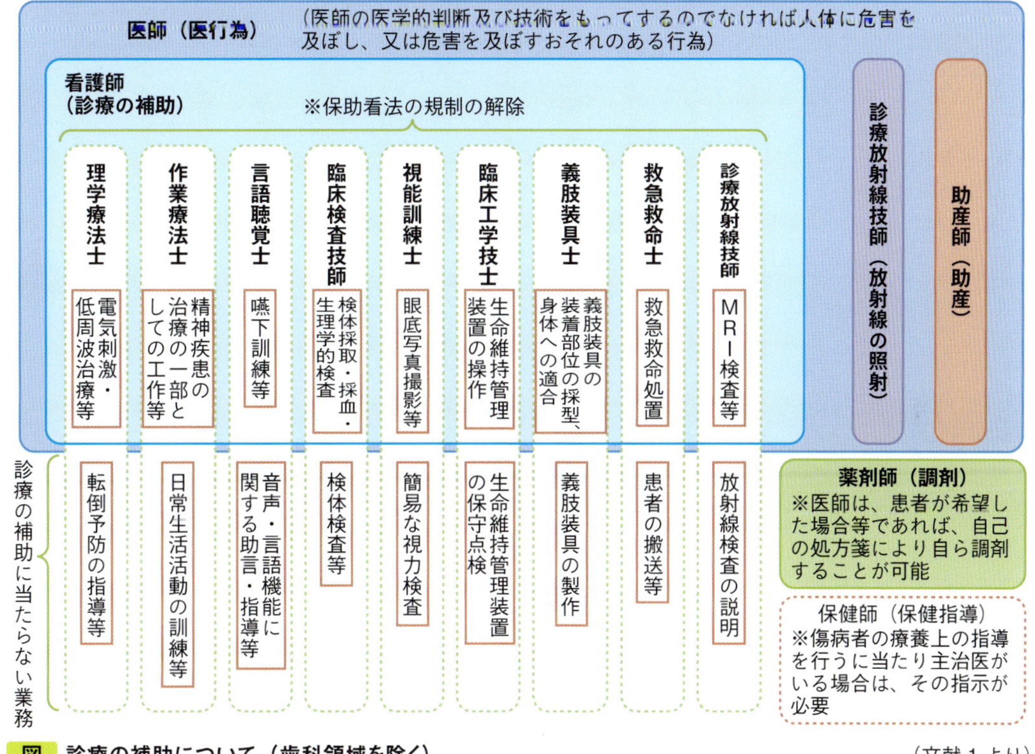

図 診療の補助について（歯科領域を除く）（文献1より）

に把握・記録し、その場のすべてのスタッフとリアルタイムに共有する役割を担います。また、医師は術操作に集中しているため、状態の変化に合わせて、予測される薬剤指示（輸液・血液製剤の追加、循環作動薬の増減、抗凝固薬の静注など）や生命維持装置の設定変更を医師に確認し、迅速に対応する必要があります。

日本において「診療の補助」は看護師の業務独占とされており、ほかの職種については、看護師の業務独占を一部解除する形で「診療の補助」の一部を実施することが可能とされています（**図**）[1)]。そのため、**術野でのサポートや、補助循環装置のセットアップや操作など、多岐にわたる業務が看護師の業務範疇にあり、これらを担当するための知識・技術も看護師に求められます。**特に現行（令和6年度時点）の診療報酬においては臨床工学技士をICUや救急外来などに常時配置する要件がないため、施設によっては医師の指示のもと補助循環装置の管理をおもに看護師が担当する必要があります。そのため、看護師は施設の実情に合わせて、必要な診療の補助を的確に実施できるよう訓練しておくことが望ましいです。また、導入後に状態が安定すれば家族をベッドサイドに案内しますが、シーツなどの血液痕や医療機器の雑然とした環境を整え、声掛けや説明に気を配り、面会時に「患者さんが十分にケアされているという保証」を感じられるように支援することが重要です。

引用・参考文献

1） 厚生労働省．タスク・シフト / シェア推進に関する検討会　議論の整理．別添 1　参考資料．2020．https://www.mhlw.go.jp/content/10800000/000709444.pdf（2024.8.2 閲覧）

（河合佑亮 Ns）

MEMO

IABP 導入中のQ&A

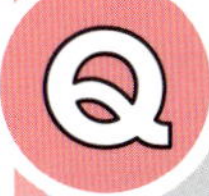

質問 3

なぜ IABP バルーンのガスとしてヘリウムを使用するのですか？

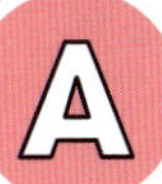

回答 3

ヘリウムは非常に軽いガスであり、空気の約 7 倍の速さで移動します。これにより IABP バルーンは速やかに拡張と収縮を繰り返すことができます。また、使用中にもし万が一、バルーンが破れて体内にヘリウムガスが漏れても、血液中に大量に溶けることはなく、比較的速やかに肺から排出されるため、体内に長く留まることは少ないのが特徴です。

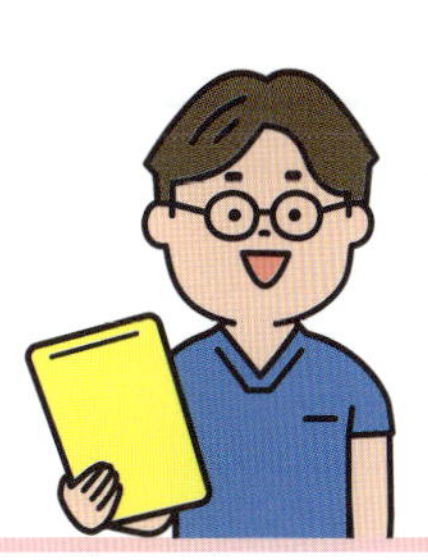

選択される理由と特徴

ヘリウムガスが IABP バルーンのガスとして選択される理由はおもに 4 つあり、注意点が 1 つあります。

軽量で速いガスの移動

ヘリウムは非常に軽いガスであり、空気の約 7 倍の速さで移動することができます。**IABP バルーンは心臓の拡張と収縮に同期して素早く拡張と収縮を繰り返す必要がある**ため、素早く移動することができるヘリウムが選択されています。

低粘性で高い流動性

ヘリウムは低粘性で流動性の高いガスです。この特性によってバルーンカテーテル内でガスがスムーズに移動でき、迅速かつ効率的にバルーンが拡張・収縮できます。特に大動脈内の狭い空間でガスの流動性が高いことは、バルーンの正確な動作において重要です。

安全性

ヘリウムは化学的に不活性なガスであり、爆発性や燃焼性の心配がありません。これは、安全性がきわめて重要な医療環境において特に重要です。万が一、装置にトラブルが発生しても、ヘリウムは火災や爆発のリスクを引き起こすことがないのが特徴です。

ガスの溶解性の低さ

使用中にもし万が一、バルーンが破れて体内にヘリウムガスが漏れても、血液中に大量に溶けることはなく、比較的速やかに肺から排出されるため、体内に長く留まることは少ないのが特徴です。

ただし、血液に溶解しないということは血液中で気泡として存在しやすいことを意味し、バルーンが破れて大量のヘリウムが血液に入ると、空気塞栓が生じるリスクが高まるため注意が必要です。

以上が IABP バルーンのガスとしてヘリウムが選択される理由です。

（清水弘太 CE）

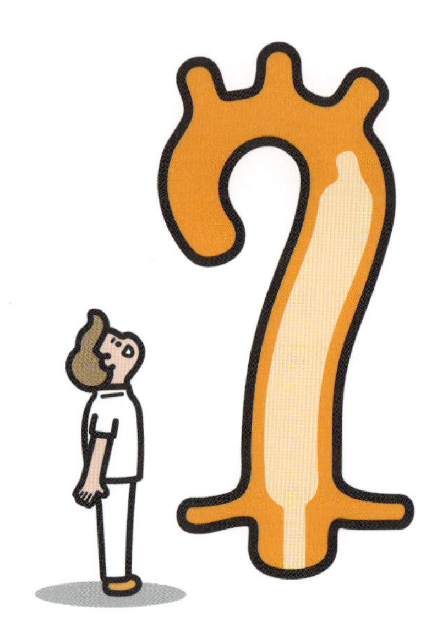

IABP 導入中のQ&A

質問 4

IABP 管理下における循環管理のポイントは?

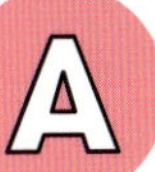

回答 4

平均血圧を 65mmHg 以上で管理することに加え、組織の酸素需要バランスを意識し、尿量、呼吸数、心拍数、血清乳酸値などを継続的に観察し、循環障害を早期に発見・対処していくことが重要です。

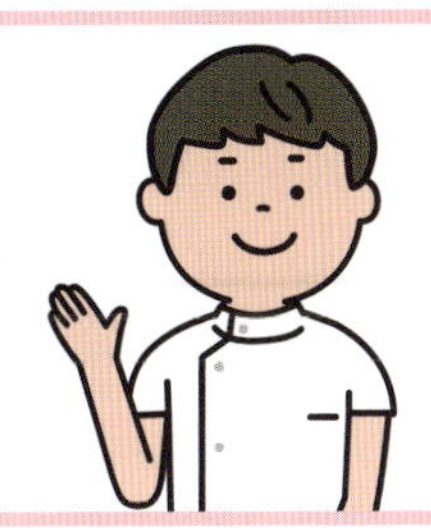

心原性ショック患者に対する平均血圧 65mmHg 未満での管理は、予後悪化と関連することが複数の研究で報告されており[1、2]、一般的には**平均血圧 65mmHg 以上で管理することが推奨されています**。平均血圧は多くの生体情報モニターに収縮期・拡張期とともに表示されます。また、次の式によって求めることもできます。

平均血圧＝脈圧（収縮期血圧－拡張期血圧）÷３＋拡張期血圧

そのほか、循環動態の指標として重要な観察項目には、尿量、呼吸数、心拍数、血清乳酸値などがあります。尿量については **0.5mL/kg/h を目安に観察し、減少を認める場合には循環障害の発生を疑います**。呼吸数はショック時に最も早期に変動するバイタルサインの１つであり、呼吸補助筋を用いた努力呼吸などの呼吸パターンの変化とあわせて、こまやかな観察が求められます。また、血清乳酸値の上昇は心原性ショックの予後悪化と有意に関連することが明らかになっており[3]、**乳酸値の測定値が安定するまでは 1～4 時間ごとのチェックが推奨されています**[4]。

循環障害のおもな徴候について 図 に示します。循環障害は、組織への酸素供給量に比

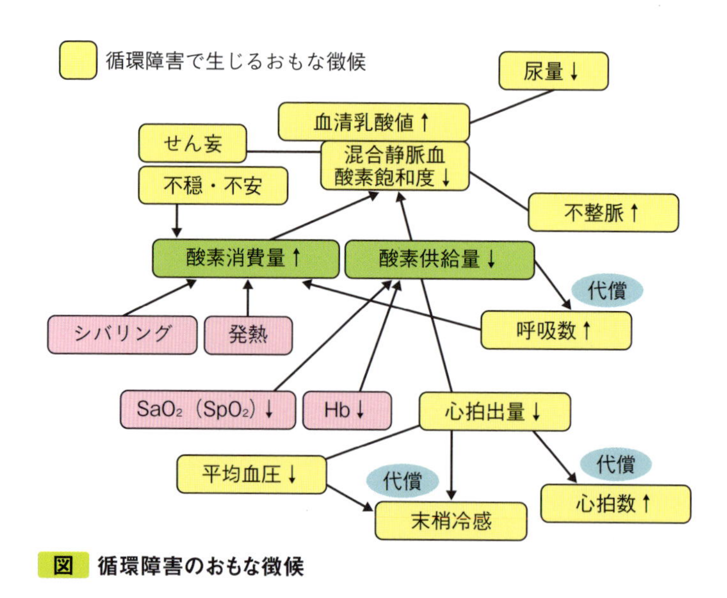

図 **循環障害のおもな徴候**

して酸素消費量が上回った状態（酸素供給量が酸素消費量の2倍以下となった状態）です。**動脈血酸素飽和度やヘモグロビン値の低下、心拍出量の低下は、酸素供給量を低下させます**。これに加えて、**不穏・不安などによる活動量の増加や、シバリングや発熱などによる代謝の増加は酸素消費量を増大させ、酸素需要バランスの失調を拡大させます**。酸素需要バランスの連関（p.137で詳しく解説します）を認識し、循環障害の早期発見と対応に努めていくことが重要です。

引用・参考文献

1）Parlow, S. et al. The association between mean arterial pressure and outcomes in patients with cardiogenic shock: insights from the DOREMI trial. Eur Heart J Acute Cardiovasc Care. 10（7）, 2021, 712-20.
2）Burstein, B. et al. Association between mean arterial pressure during the first 24 hours and hospital mortality in patients with cardiogenic shock. Crit Care. 24（1）, 2020, 513.
3）Marbach, JA. et al. Lactate Clearance Is Associated With Improved Survival in Cardiogenic Shock: A Systematic Review and Meta-Analysis of Prognostic Factor Studies. J Card Fail. 27（10）, 2021, 1082-9.
4）Geller, BJ. et al. Escalating and De-escalating Temporary Mechanical Circulatory Support in Cardiogenic Shock: A Scientific Statement From the American Heart Association. Circulation. 146（6）, 2022, e50-68.

（河合佑亮 Ns）

IABP 導入中のQ&A

質問5

特定行為を活用した補助循環装置の管理の考え方について教えてください。

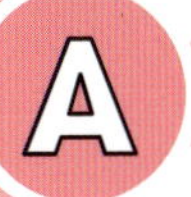

回答5

補助循環装置の管理を行ううえで活用可能なおもな特定行為には「経皮的心肺補助装置の操作及び管理」「大動脈内バルーンパンピングからの離脱を行うときの補助の頻度の調整」「持続点滴中のカテコラミンの投与量の調整」があります。法律上、特定行為は「診療の補助」に含まれるため、医師の指示（手順書を除く）に基づいてすべての看護師が実施可能ですが、手順書に基づいて実施する場合には特定行為研修の修了が必須となります。手順書を含む包括的指示による特定行為の活用によって、より質の高い医療の提供をはじめ、看護師の役割拡大や医師の働き方改革の推進につながることが期待されます。

特定行為の法的位置付け

医師法第17条によると「医師でなければ医業を行うことができない」とされており、医行為の実施は医師の独占業務とされています。一方で保健師助産師看護師法第5条によると「看護師とは傷病者若しくはじよく婦に対する療養上の世話又は診療の補助を行うことを業とする者」とされており、処方や手術の執刀などの一部の医行為（絶対的医行為）を除き、医師の指示に基づいて医行為を実施できるとされています。医師の指示に基づいて実施可能な一定の医行為が「診療の補助」であり、看護師の独占業務の1つです。「特定行為」とは、これまで「診療の補助」であるかどうかが明確にされていなかった特に侵襲の高い医行為を「診療の補助」であると明確化したものです。つまり、法律上では「特

すべての医行為

絶対的医行為（医師でなければ実施できない）

診察、診断、検査の指示および結果の判断、薬剤の処方、診療計画の立案、診療内容の決定、手術の執刀、全身麻酔の導入・麻酔の覚醒など

診療の補助（医師の指示のもとで看護師が実施可能）

血管造影・画像下治療（IVR）の介助、静脈注射・皮下注射・筋肉注射、静脈採血（静脈路からの採血を含む）、動脈路からの採血、静脈路確保、静脈ライン・動脈ラインの抜去および止血、尿道カテーテル留置、末梢留置型中心静脈注射用カテーテルの抜去、皮下埋め込み式 CV ポートの穿刺、胃管・ED チューブの挿入および抜去、手術部位（創部）の消毒、眼処置、創傷処置、ドレッシング抜去、抜糸、軟膏処置、診察前の情報収集……など

特定行為（医師の指示のもとで看護師が実施可能）

手順書により実施するには特定行為研修を受けなければならない

図1 医行為と診療の補助

（文献 1 を参考に作成）

定行為」は「診療の補助」の 1 つであり、医師の指示*に基づいてすべての看護師が実施可能な医行為と解釈されます（**図1**）。

＊正確には、保健師助産師看護師法第 37 条の 2 によると「特定行為を手順書により行う看護師は、指定研修機関において、当該特定行為の特定行為区分に係る特定行為研修を受けなければならない」とされていますので、すべての看護師は手順書を除く医師の指示に基づいて特定行為を実施可能であり、特定行為研修修了者は手順書も含めた医師の指示に基づいて特定行為を実施可能であると解釈されます。

医師の指示について

医師の指示は大きく「具体的指示」と「包括的指示」に類型化されます。さらに「包括的指示」は指示の包括度によって「①患者を特定した上で患者の病態の変化の範囲を定量的に指定する包括的指示」「②患者を特定した上で患者の病態の変化の範囲を定性的に指定する包括的指示」「③患者を特定せず対応可能な患者の範囲を指定する包括的指示」の 3 つに分類されます。①と比較して②の包括的指示では具体的な数値が提示されないことが多く、看護師の裁量範囲は広い反面、看護師には患者さんが指定されている状態であるかを詳細にアセスメント・判断することが求められるため、より高度な知識・技術が必要となります。なお、患者さんを特定しない③の包括的指示は検査にのみ適用することが可能で、処置や薬剤投与などの治療においては適用できないとされています[1)]。

「手順書」とは「包括的指示」の形態の 1 つであり、次の 6 項目が盛り込まれた包括的

指示が「手順書」とされています（平成27年厚生労働省令第33号）。

一 看護師に診療の補助を行わせる患者の病状の範囲
二 診療の補助の内容
三 当該手順書に係る特定行為の対象となる患者
四 特定行為を行うときに確認すべき事項
五 医療の安全を確保するために医師又は歯科医師との連絡が必要となった場合の連絡体制
六 特定行為を行った後の医師又は歯科医師に対する報告の方法

手順書は適用となる患者さんの状態などが定性的に指定されることが多いことから、手順書に基づいて特定行為を実施するには特定行為研修を修了していることが必須となります（法律の規制あり）。一方で、特定行為研修を修了していない看護師が包括的指示（手順書を除く）に基づいて特定行為を実施する場合には、適用となる患者さんの範囲や実施する医行為などに関する具体的な記載を盛り込んだ「①患者を特定した上で患者の病態の変化の範囲を定量的に指定する包括的指示」に基づいて実施することが不可欠と考えます*（法律の規制なし）。

＊ただし、日本看護協会は「患者の安全を守る観点及び特定行為研修制度の創設趣旨を鑑み、特定行為は特定行為研修を修了した者が、手順書に基づき実施すべきものである」としていますので、この内容も含めて、自施設の状況や患者さんの状態などにあわせて総合的に実施体制を判断できるとよいでしょう。

包括的指示に基づいた特定行為の実施について

特定行為は現時点（2024年8月）では38行為あり、補助循環装置の管理を行ううえで活用可能なおもな特定行為には「経皮的心肺補助装置の操作及び管理」（**図2**）、「大動脈内バルーンパンピングからの離脱を行うときの補助の頻度の調整」（**図3**）「持続点滴中のカテコラミンの投与量の調整」（**図4**）などがあります。これらの手順書に基づいて特定行為研修修了者が補助循環装置の管理を行うことによって、患者さんの状態に応じたよりタイムリーで質の高い医療の提供が実現することに加えて、看護師の役割拡大や医師の働き方改革の推進につながることが期待されます。なお、手順書を除く包括的指示には指示のあり方についての法的な規定はありませんが、特定行為研修を修了していない看護師を含めて包括的指示に基づいた特定行為を実施する場合には、包括的指示を活用する看護師に求められる知識・技術・判断の能力を明確にして必要な教育を実施することに加えて、「対応可能な患者や病態の範囲」「指示を受ける看護師が理解し得る指示内容（判断の基準、処置・検査・薬剤の使用の内容等）」「対応可能な範囲を逸脱した場合の対応方法（医師への連絡方法）」が具体的かつ明確に示されたプロトコールなどの包括的指示の作成が必須と考えます。

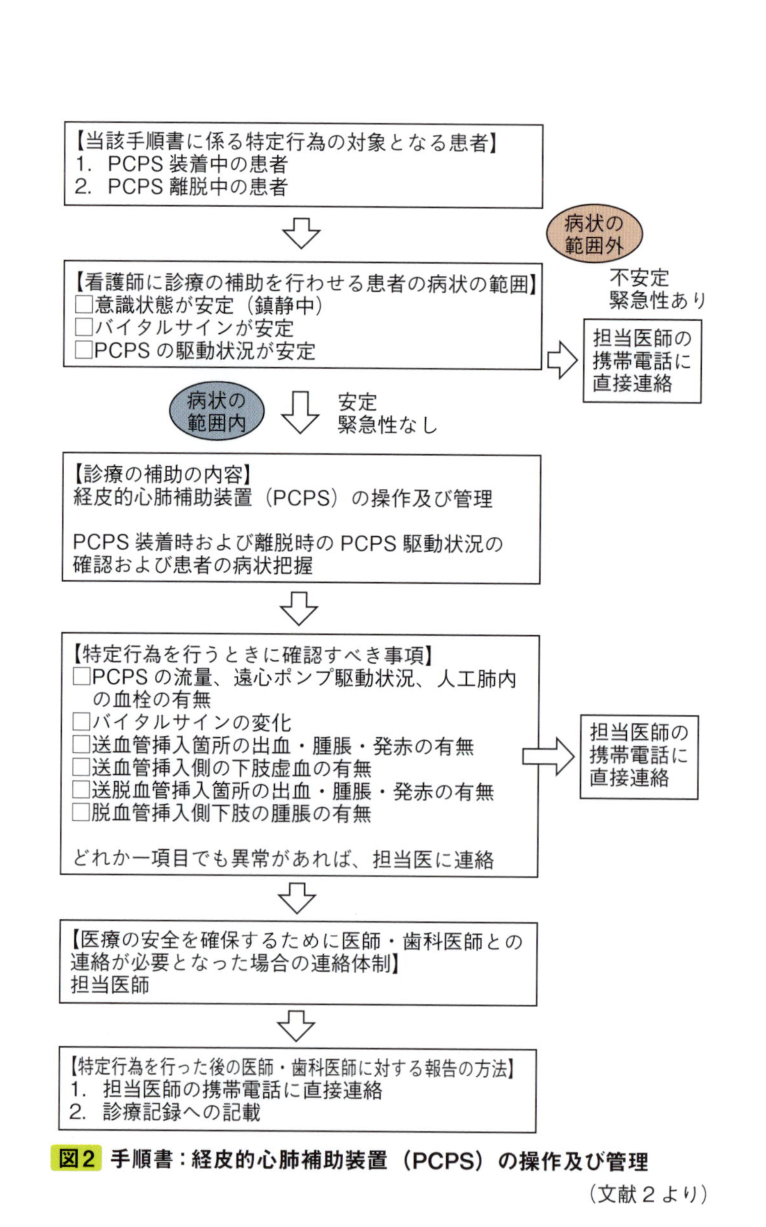

図2 手順書：経皮的心肺補助装置（PCPS）の操作及び管理

（文献2より）

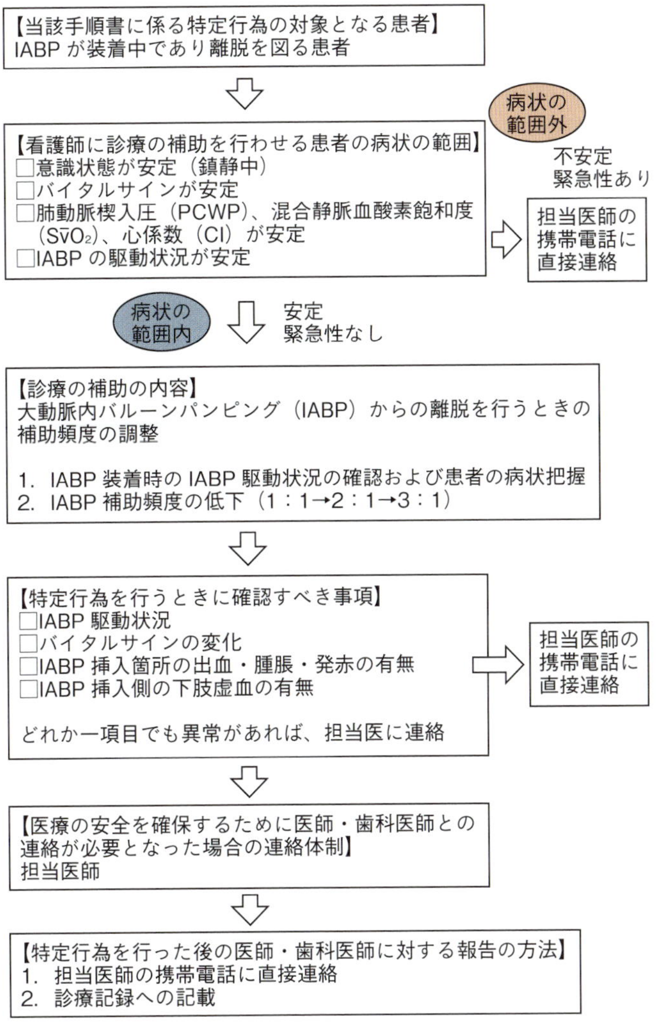

【当該手順書に係る特定行為の対象となる患者】
IABP が装着中であり離脱を図る患者

【看護師に診療の補助を行わせる患者の病状の範囲】
□意識状態が安定（鎮静中）
□バイタルサインが安定
□肺動脈楔入圧（PCWP）、混合静脈血酸素飽和度（$S\bar{v}O_2$）、心係数（CI）が安定
□IABP の駆動状況が安定

病状の範囲外
不安定
緊急性あり
→ 担当医師の携帯電話に直接連絡

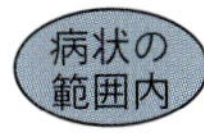
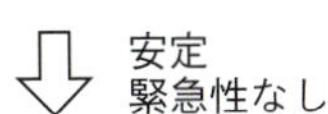

【診療の補助の内容】
大動脈内バルーンパンピング（IABP）からの離脱を行うときの補助頻度の調整

1. IABP 装着時の IABP 駆動状況の確認および患者の病状把握
2. IABP 補助頻度の低下（1：1→2：1→3：1）

【特定行為を行うときに確認すべき事項】
□IABP 駆動状況
□バイタルサインの変化
□IABP 挿入箇所の出血・腫脹・発赤の有無
□IABP 挿入側の下肢虚血の有無

どれか一項目でも異常があれば、担当医に連絡

→ 担当医師の携帯電話に直接連絡

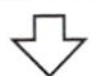

【医療の安全を確保するために医師・歯科医師との連絡が必要となった場合の連絡体制】
担当医師

【特定行為を行った後の医師・歯科医師に対する報告の方法】
1. 担当医師の携帯電話に直接連絡
2. 診療記録への記載

図3 手順書：大動脈内バルーンパンピング（IABP）からの離脱を行うときの補助頻度の調整 （文献２より）

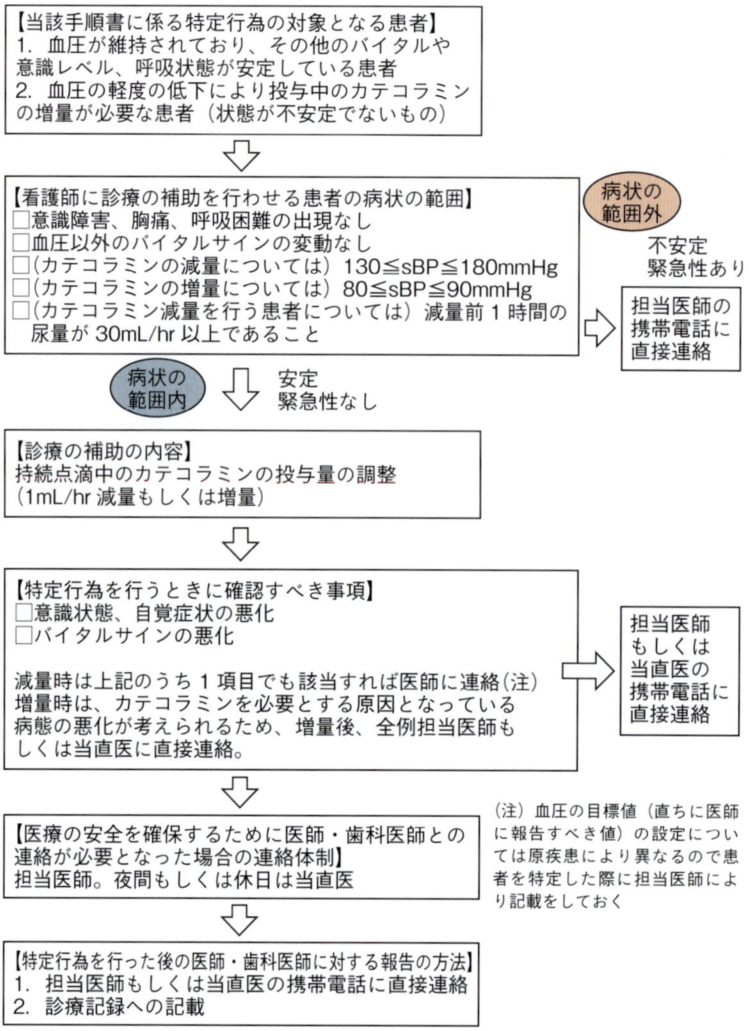

【当該手順書に係る特定行為の対象となる患者】
1. 血圧が維持されており、その他のバイタルや意識レベル、呼吸状態が安定している患者
2. 血圧の軽度の低下により投与中のカテコラミンの増量が必要な患者（状態が不安定でないもの）

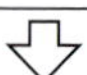

【看護師に診療の補助を行わせる患者の病状の範囲】
□意識障害、胸痛、呼吸困難の出現なし
□血圧以外のバイタルサインの変動なし
□（カテコラミンの減量については）130≦sBP≦180mmHg
□（カテコラミンの増量については）80≦sBP≦90mmHg
□（カテコラミン減量を行う患者については）減量前 1 時間の尿量が 30mL/hr 以上であること

病状の範囲外
不安定
緊急性あり
⇒ 担当医師の携帯電話に直接連絡

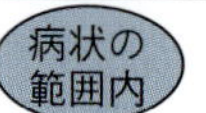

病状の範囲内
安定
緊急性なし

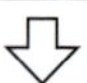

【診療の補助の内容】
持続点滴中のカテコラミンの投与量の調整
（1mL/hr 減量もしくは増量）

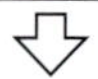

【特定行為を行うときに確認すべき事項】
□意識状態、自覚症状の悪化
□バイタルサインの悪化

減量時は上記のうち 1 項目でも該当すれば医師に連絡（注）
増量時は、カテコラミンを必要とする原因となっている病態の悪化が考えられるため、増量後、全例担当医師もしくは当直医に直接連絡。

⇒ 担当医師もしくは当直医の携帯電話に直接連絡

【医療の安全を確保するために医師・歯科医師との連絡が必要となった場合の連絡体制】
担当医師。夜間もしくは休日は当直医

（注）血圧の目標値（直ちに医師に報告すべき値）の設定については原疾患により異なるので患者を特定した際に担当医師により記載をしておく

【特定行為を行った後の医師・歯科医師に対する報告の方法】
1. 担当医師もしくは当直医の携帯電話に直接連絡
2. 診療記録への記載

図4 手順書：持続点滴中のカテコラミンの投与量の調整

（文献 2 より）

引用・参考文献

1）日本看護協会. 看護の専門性の発揮に資するタスク・シフト／シェアに関するガイドライン及び活用ガイド. 2022. https://www.nurse.or.jp/nursing/assets/shift_n_share/guideline/tns_guideline.pdf（2024.8.22 閲覧）

2）厚生労働省. 特定行為に係る手順書例集. 2016. https://www.mhlw.go.jp/stf/seisakunitsuite/bunya/0000111457.html（2024.8.22 閲覧）

（河合佑亮 Ns）

IABP 離脱後のQ&A

質問 6

補助循環離脱後の、人工呼吸器を装着した患者さんの鎮静の方法は?

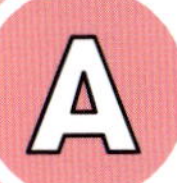

回答 6

合併症や機能障害の予防のために過剰な鎮静薬の使用を避けることが重要です。状態の変化に注意しながら、毎日の鎮静薬中止「Spontaneous Awakening Trial（SAT)」や「浅い鎮静深度を目標とするプロトコルを用いた鎮静薬の調整」によって覚醒に向けた管理を行います。

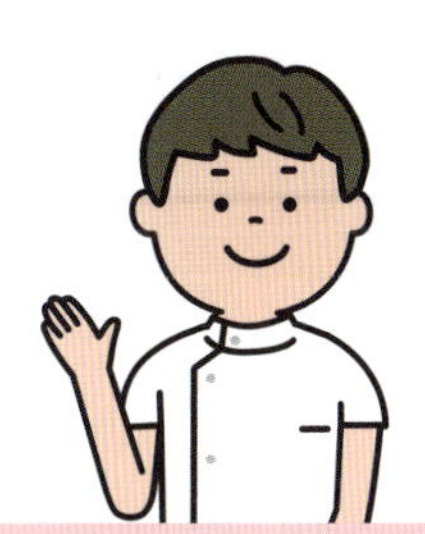

IABP や V-A ECMO などの補助循環使用中の人工呼吸器装着患者は深い鎮静深度で管理されることが多いですが、補助循環離脱後は覚醒に向けた鎮静管理を行っていきます。

鎮静薬は、重症患者における不安の軽減、人工呼吸管理中のストレスの緩和、不穏に伴う有害事象の予防などを目的として一般的に使用されます。しかし、過剰に使用すると人工呼吸器装着期間や在院期間の長期化、長期の不動化による身体機能障害に関連することが示唆されています。鎮静薬を適切に使用し、過剰な鎮静薬の使用を避けることができるように、表1に示す **Richmond Agitation-Sedation Scale（RASS）や Sedation-Agitation Scale（SAS）などの鎮静の評価ツール**を用いて継続的（少なくとも4時間ごと）に観察することが重要です[1)]。

過剰な鎮静薬の使用を避けるためには、毎日の「鎮静薬中止（SAT)」や「浅い鎮静深度を目標とするプロトコルを用いた鎮静薬の調整」を行うことが推奨されています[2)]。**鎮静にはベンゾジアゼピン系鎮静薬（ミダゾラムなど）よりもプロポフォールまたはデクスメデトミジンの使用を検討します**[2)]。鎮静薬の使用にあたっては、呼吸抑制や血圧低下などの副作用に注意し、特にデクスメデトミジンでは徐脈の出現に注意する必要があります。

表1 Richmond Agitation-Sedation Scale（RASS）

スコア	用語	説明	
＋4	好戦的な	明らかに好戦的な、暴力的な、スタッフに対する差し迫った危険	
＋3	非常に興奮した	チューブ類またはカテーテル類を自己抜去；攻撃的な	
＋2	興奮した	頻繁な非意図的な運動、人工呼吸器ファイティング	
＋1	落ち着きのない	不安で絶えずそわそわしている、しかし動きは攻撃的でも活発でもない	
0	意識清明な 落ち着いている		
－1	傾眠状態	完全に清明ではないが、呼びかけに10秒以上の開眼およびアイ・コンタクトで応答する	呼びかけ刺激
－2	軽い鎮静状態	呼びかけに10秒未満のアイ・コンタクトで応答	呼びかけ刺激
－3	中等度鎮静状態	呼びかけに動きまたは開眼で応答するがアイ・コンタクトなし	呼びかけ刺激
－4	深い鎮静状態	呼びかけに無反応、しかし、身体刺激で動きまたは開眼	身体刺激
－5	昏睡	呼びかけにも身体刺激にも無反応	身体刺激

（文献1より）

表2 SAT開始安全基準

以下の状態でないことを確認する。基準に該当する場合は、SATを見合わせる。
- 興奮状態が持続し、鎮静薬の投与量が増加している
- 筋弛緩薬を使用している
- 24時間以内の新たな不整脈や心筋虚血の徴候
- 痙攣、アルコール離脱症状のため鎮静薬を持続投与中
- 頭蓋内圧の上昇
- 医師の判断

（文献3より）

鎮静薬を減量または中止する際には、**SAT開始安全基準**（**表2**）や**SAT成功基準**（**表3**）を参考に、それぞれの施設の実情に合わせたプロトコルなどを活用して実施します[3]。鎮静薬の減量に伴い、鎮静薬によって抑制されていた交感神経系の緊張が顕在化し、呼吸・循環動態に大きな変動をきたすことがあるため、不整脈の出現などに注意して観察することが重要です。また、覚醒に伴い、痛みや不安、せん妄症状などが顕在化することに

表3 SAT成功基準

①②ともにクリアできた場合を「成功」、できない場合は「不適合」として翌日再評価とする。 ① RASS：－1～0 口頭指示で開眼や動作が容易に可能である。 ②鎮静薬を中止して30分以上過ぎても、以下の状態とならない ● 興奮状態 ● 持続的な不安状態 ● 鎮痛薬を投与しても痛みをコントロールできない ● 頻呼吸（呼吸数≧35回／分　5分間以上） ● SpO_2＜90％が持続し対応が必要 ● 新たな不整脈

（文献3より）

より、不穏状態となる可能性が懸念されます。特に、痛みがある場合には、穏やかな覚醒は困難となりますので、医療者がベッドサイドで注意深く観察し、患者さんといつでもコミュニケーションが取れる環境を整備することが大切です。

引用・参考文献

1） 日本集中治療医学会J-PADガイドライン作成委員会編．日本版・集中治療室における成人重症患者に対する痛み・不穏・せん妄管理のための臨床ガイドライン．日本集中治療医学会雑誌．21（5），2014，539-79.
2） Devlin, JW. et al. Clinical Practice Guidelines for the Prevention and Management of Pain, Agitation/Sedation, Delirium, Immobility, and Sleep Disruption in Adult Patients in the ICU. Crit Care Med. 46（9），2018, e825-73.
3） 3学会合同人工呼吸器離脱ワーキング．人工呼吸器離脱に関する3学会合同プロトコル．2015．http://www.jsicm.org/pdf/kokyuki_ridatsu1503b.pdf（2024.8.2閲覧）.

（河合佑亮 Ns）

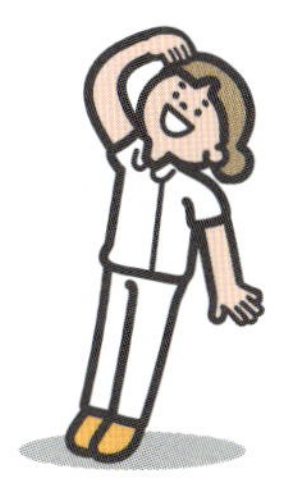

IABP 合併症のQ&A

質問 7

IABP の合併症について教えてください。

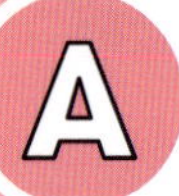

回答 7

IABP の合併症には出血、四肢虚血、血栓・塞栓症、感染症などがあります。しかし、抗凝固薬などの管理をはじめ、標準的な管理を実施すれば、IABP に起因した合併症が生じることは少ないと考えられます。そのため、IABP による合併症に注意しつつも、IABP を導入する契機となった原疾患による合併症予防と観察に注力することが重要です。

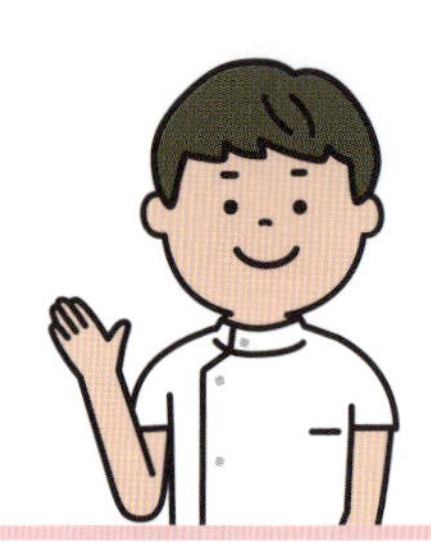

IABP の合併症は多岐にわたります。合併症と発生機序、観察のポイントなどを 表 に示します。6 つのランダム化比較試験（randomized controlled trial；RCT）を対象にしたシステマティックレビューによると、中等度から重度の出血は 15.6%、四肢虚血は 3.8%、血栓・塞栓症は 2.6%、感染症は 22.7%の患者さんに発生したと報告されており、血管損傷の合併症の発生はなかったとされています[1)]。しかし、いずれの合併症においても、**IABP 装着患者と非装着患者での発生率に明らかな差はなかった（IABP 非装着患者にも同様の合併症が同割合で発生していた）**ことから[1)]、これらは IABP の使用と因果関係にある合併症というよりは、心原性ショックなどの重症な病態に由来する合併症である可能性が考えられます。そのため、ほかの患者さんと同様に重症病態に対する基本的な合併症予防と早期発見・対応に注力することが最も大切であり、これに加えて、これまでに解説した IABP 固有のデバイス管理を行っていくことが肝要と考えます。

表 IABP の合併症

	発生機序	観察ポイントと予防
出血	全身への抗凝固薬の投与、異物と血液の接触による血小板の活性化・凝集による血小板減少や凝固異常。	カテーテル刺入部や粘膜（気管や鼻腔口腔内、消化管）からの出血が多い。頭蓋内出血にも注意し、意識レベルや瞳孔所見の変化を観察する。不必要な侵襲的処置（気管吸引も含む）を控える。
血栓・塞栓症	異物との接触による血栓形成と、血栓飛来による主要血管閉塞（上腸間膜動脈、腎動脈など）。	急激な乳酸値上昇とアシドーシス進行を観察する。ACT や APTT を指標に抗凝固薬を調整する。
下肢虚血	カテーテル留置による下肢の血流障害。動脈硬化がある場合は、特に注意を要する。	下肢の冷感や皮膚色、足背動脈や後脛骨動脈の触知またはドプラでの確認（触知部位にマーキングする）、左右差の有無を観察する。CPK やミオグロビンなどの血液データを観察する。
腓骨神経麻痺	腓骨神経の長時間圧迫。	下肢の外旋を避け、腓骨小頭を浮かせて除圧する。
感染	異物の留置と、高度侵襲による免疫力の低下。	標準予防策の徹底。適切な抗菌薬の管理。
血管損傷	カニュレーションに伴う損傷、後腹膜血腫は致命的となる。	急激な血圧低下など。明らかな出血がないのに貧血が進行する場合は注意を要する。
IAB 破裂	石灰化した大動脈内壁と接触。	IAB 内に血液の逆流がないか観察する。
溶血	血球の機械的な損傷。	尿や血液浄化の濾過液の色を観察する。ハプトグロビンやビリルビン値を観察する。
皮膚トラブル	不動状態、回路類による圧迫、浮腫により皮膚が脆弱となる。	褥瘡予防のポジショニング。圧や摩擦が予想される部位や回路やチューブが触れる部位は、あらかじめ被覆材で保護する。

引用・参考文献

1） Unverzagt, S. et al. Intra-aortic balloon pump counterpulsation（IABP）for myocardial infarction complicated by cardiogenic shock. Cochrane Database Syst Rev. 2015（3）, 2015, CD007398.

（河合佑亮 Ns）

IABP 機器トラブルのQ&A

Q 質問8

IABP装置でのバルーンの動作不良や拡張不全の原因は何ですか?

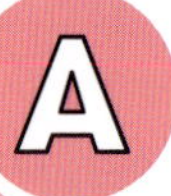

A 回答8

バルーンの動作不良や拡張不全の原因には、①バルーンの不適切な留置位置、②不適切なバルーンサイズの選択、③不適切なIABPの操作、④バルーンの損傷、⑤バルーンの血栓形成などが挙げられます。

①バルーンの不適切な留置位置

バルーンの正しい留置位置は、**バルーン先端が左鎖骨下動脈から1～2cm手前、バルーン末端が腎動脈の開口部よりも上方**です。これによりバルーンは下行大動脈内に位置し、心臓の収縮と拡張のタイミングに合わせて拡張・収縮します。バルーンが適切な位置に留置されていない場合、IABPの効果が低下し、拡張不全が生じる可能性があります。

②バルーンサイズの選択

バルーンサイズは患者さんの性別と身長に合わせて選択します。**バルーンサイズが小さすぎると拡張期における効果（ダイアストリック・オーグメンテーション）が低下し、左室後負荷の軽減が不十分**になる可能性があります。逆に**バルーンサイズが大きすぎると大動脈を圧迫し、血管損傷や大動脈解離のリスク**が高まります。また、バルーンサイズによってバルーン長が異なり、バルーン拡張によって血流の妨げにつながる可能性があります。

③不適切な操作

IABPの適切な操作は、バルーンの拡張・収縮のタイミングを心臓の拡張・収縮と同期させることです。**IABPの拡張と収縮のタイミングが適切でない場合、IABPバルーンの効果が低下し、拡張不全が生じる可能性があります**。IABP装置によってはバルーンの拡張と収縮のタイミングを自動的に判断するものもありますが、より詳細にタイミングを調整したい場合にはマニュアルで操作します。これにより、適切なタイミングでIABPバルーンを拡張・収縮させることができ、IABPバルーンの効果を高めることができます。

④バルーンの損傷

IABP駆動中において、バルーンに穴や破れが生じることがあります。この場合、正常な拡張と収縮が妨げられ、バルーンが適切に機能しなくなります。その際、ヘリウムガスが大動脈内に流入する可能性が高いため、速やかにIABPの駆動を止め、バルーンを抜去する必要があります。バルーンの損傷を評価するためには、一度IABPの駆動を止め、バルーンチューブを装置から取りはずし、バルーンチューブにシリンジを接続して吸引します。その際に、**血液の逆血の有無によってバルーンの損傷を評価することができます**。血液をバルーンチューブ内から吸引できた場合には、バルーンが損傷しているため、速やかにバルーンを抜去します。

⑤血栓の形成

IABPバルーンは大動脈内に長期間留置されるため、バルーン表面に血栓が形成される可能性があります。このため、通常は抗凝固管理を行いますが、それでもバルーンの表面に血栓が形成される場合があります。血栓によってバルーンの拡張と収縮が妨げられ、動作不良が生じることがあります。

以上がIABPバルーンの管理における主要な注意点です。

（清水弘太 CE）

IABP 機器トラブルのQ&A

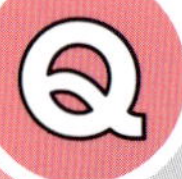

質問 9

IABP 装置で、ガス供給の問題が発生した場合、どのような対処が必要ですか?

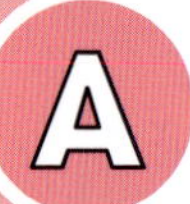

回答 9

ガス供給の問題が生じる原因には、ボンベが空であるか、バルーンからガスが漏れている可能性が高いため、IABP に表示されるアラームの内容を確認する必要があります。

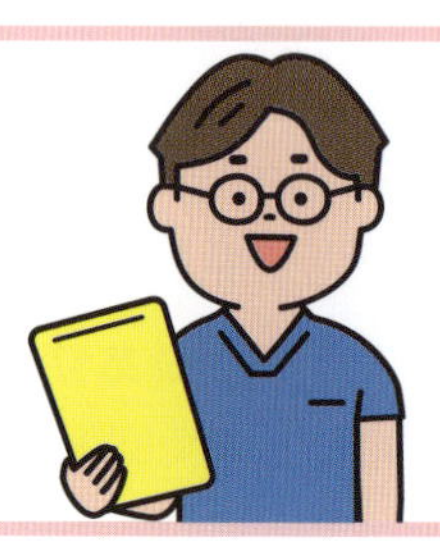

①接続の確認

IABP 装置とバルーンチューブが**しっかりと接続されているか**を確認します。接続が緩んでいる場合は、しっかりと締め直します。

②ガスボンベの確認

ガスボンベの残量が十分であるかを確認します。ガスボンベが空の場合には、ただちに新しいボンベと交換します。ボンベが空になるのを防ぐために、IABP 離脱後に臨床工学技士が使用後点検を実施します。ボンベ残量が少ない場合には、新しいボンベに交換することで、ボンベが空になることを防いでいます。IABP 使用時には、ガスボンベの残量を定期的に確認し、残量が少なくなってきている場合には、臨床工学技士にボンベの交換を依頼します。

③リークチェック

ガス供給ラインやバルーンにリークがないかを確認します。バルーンが損傷し、バルーンからリークがある場合、**ヘリウムガスが大動脈内に流入する可能性が高いため、速やかにIABPの駆動を止め、バルーンを抜去する必要があります**。バルーンの損傷を評価するためには、一度IABPの駆動を止め、バルーンチューブを装置から取りはずします。バルーンチューブにシリンジを接続し、吸引します。その際に血液の逆血の有無によってバルーンの損傷を評価することができます。

逆血が確認できた場合はただちに医師へ報告し、バルーンを抜去します。逆血がない場合は、バルーン以外からのリークだと考えられるため、リーク箇所を特定します。リークの原因がわからない場合はIABP装置の異常も考えられるため、装置の交換を検討する必要があります。

（清水弘太 CE）

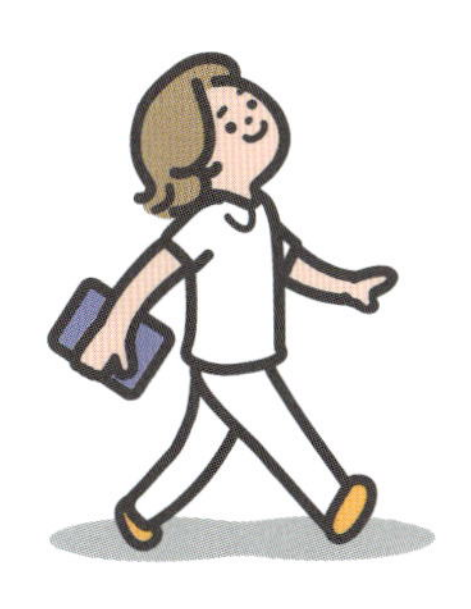

IABP 機器トラブルのQ&A

質問10

心電図にノイズが入ってしまい、正しく心電図同期していない時はどうすればいいでしょうか?

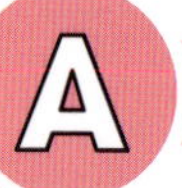

回答10

まず心電図ケーブルや電極などを確認し、心電図のノイズが改善されない場合には心電図同期ではなく、動脈圧同期に変更します。

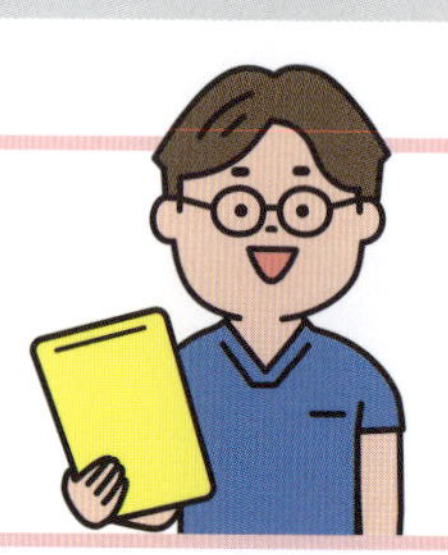

まず、電極を確認します。**心電図電極が正しい位置に配置され、皮膚としっかり接触しているか**を確認します。電極がずれていたり、接触が不十分だったりするとノイズが発生しやすくなります。また、古い電極やジェルが乾燥している場合には、新しい電極に交換することで心電図のノイズが軽減される場合があります。

次に、リード線を確認します。**リード線に損傷がないか、断線していないか**を確認します。損傷が見つかった場合は、新しいリード線に交換することでノイズが軽減される場合があります。

心電図電極やリードを交換してもノイズが除去・改善されない場合には、IABP装置の設定を調整します。IABP装置には、心電図同期や動脈圧同期など、複数の同期モードがあります。心電図のノイズが解消されない場合、適切なタイミングでバルーンの拡張と収縮が行われません。そのため、ノイズが入った状態で心電図同期にてIABPを駆動させると、IABPによる効果は低下し、逆に心臓に負荷がかかってしまう可能性があります。

そこで、心電図のノイズが除去されるまで、**一時的に動脈圧同期モードに切り替えることを検討します**。これによってバルーンの動作が患者さんの動脈圧波形と同期するようになります。IABP装置にはフルオートというモードがあります。フルオートモードでは、IABP装置が心電図や動脈圧から同期のタイミングを自動的に判断します。例えば、心電

図にノイズが発生し、正しいタイミングで同期できないと判断した場合には、自動的に動脈圧同期に切り替え、心電図のノイズが除去された後には、自動的に心電図同期に戻ります。

もちろん、手動で同期モードを切り替えることも可能です。フルオートの欠点は、バルーンの拡張と収縮のタイミングを IABP 装置が判断するため、手動による微調整を行うことができない点です。それらを加味しながらモードや同期モードを選択することが重要です。

（清水弘太 CE）

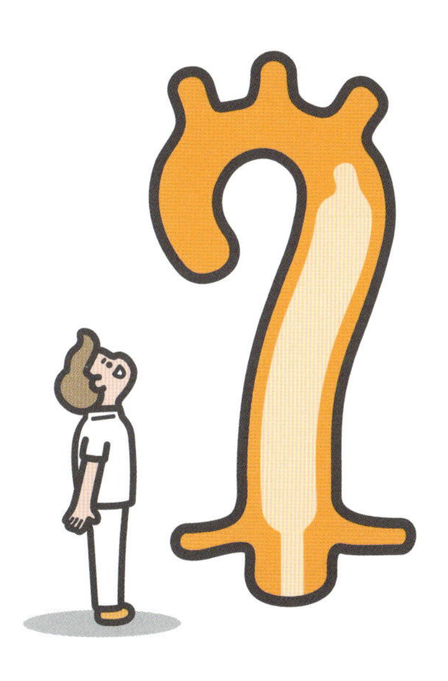

IABP 患者トラブルのQ&A

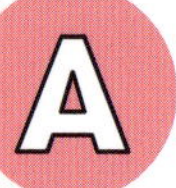

質問11

補助循環装着患者が不穏になってしまいました。不穏の原因はなんでしょうか？ どう対応したらよいですか？

回答11

不穏のおもな原因には「痛み」と「せん妄」があります。適切な評価ツールを用いて痛みとせん妄を継続的に観察します。包括的指示を活用したタイムリーな疼痛緩和とともに、標準的かつ個別性あるせん妄ケアを実施していくことが重要です。

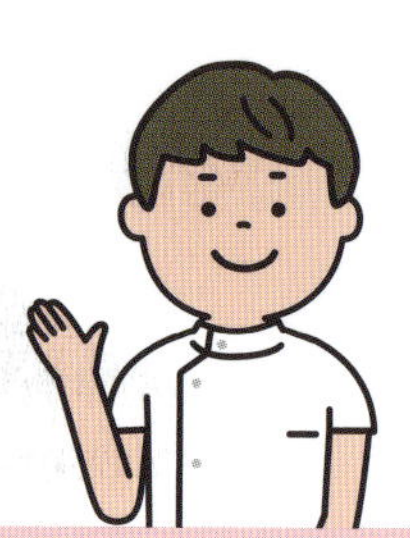

表1に示すとおり、不穏のおもな原因には「痛み」と「せん妄」があります[1]。

「痛み」について、補助循環を使用するような重症患者は、病態や処置に伴う侵襲はもとより、留置されたさまざまな医療デバイスの刺激、体位制限や不動化、気管吸引などの日常ケアにより、**安静時においても中等度～重度の痛みを感じている**ことが明らかになっています[2]。そのため、患者さんの状態や実施される処置などにかかわらず、痛みの評価を

表1 不穏の原因

1. 痛み
2. せん妄（ICUにおける不穏の原因として最も多い）
3. 強度の不安
4. 鎮静薬に対する耐性、離脱（禁断）症状
5. 低酸素血症、高炭酸ガス血症、アシドーシス
6. 頭蓋内損傷
7. 電解質異常、低血糖、尿毒症、感染
8. 気胸、気管チューブの位置異常
9. 精神疾患、薬物中毒、アルコールなどの離脱症状
10. 循環不全

（文献1より）

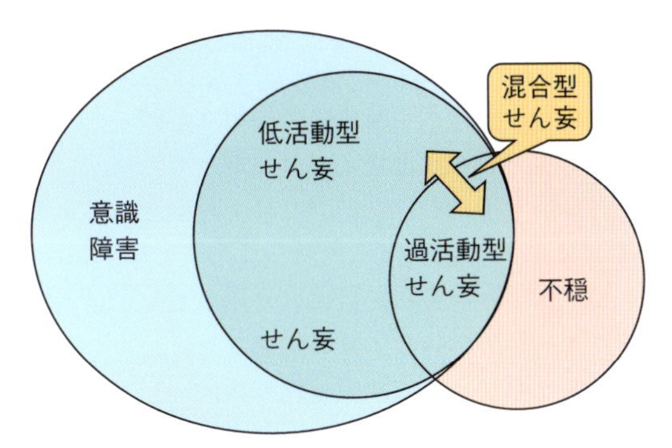

図 せん妄と不穏の位置付け

継続的（少なくとも4時間ごと）に行うことが重要です。重症患者に用いるのに信頼性が高く有効な痛みの評価ツールとしては **Numeric Rating Scale（NRS）** や **Behavioral Pain Scale（BPS）**、**Critical-Care Pain Observation Tool（CPOT）** などがあり、これらを用いて継続的に観察することが重要です[1)]。看護師は、医師からの個別具体指示だけではなく、包括的指示に基づいて診療の補助が実施可能です。そこで、例えば「NRSが4以上であればフェンタニル25μg早送り」といった包括的指示（プロトコルなど）を事前に整備し、看護師がタイムリーに痛みに対処できる体制を整えることが大切です。

「せん妄」は不穏の最大の要因であり、**一般病棟の場合にはconfusion assessment method（CAM）、ICUの場合にはCAM-ICUなどの適切なツールを用いて継続的に評価する**ことが重要です。特に「症状が短時間で変動すること」「注意力の障害を認めること」は、せん妄の必発症状ですので重点的な観察が必要です。また、**図**に示すように、せん妄は意識障害であり、クリティカルケア領域においては多臓器障害の1つと認識されています。そのため、せん妄が新たに発症した場合には、早期離床などのせん妄ケアを漫然と実施するのではなく、先述のQ&A（p.103）で解説した循環障害の徴候がないかを改めて注意深く確認します。

せん妄ケアは、生活の再構築に向けた包括的な療養支援であり、**表2**に示す標準的なケアに加えて、患者さんの生活を尊重したケアが重要です。患者さんの価値観や考えを尊重し、病前の生活の理解に努めることを前提に、重症な病態や補助循環管理下であっても患者さんが望む生活に少しでも近づくことができるような支援が質の高いせん妄ケアであると考えます。なお、**補助循環装着患者（V-A ECMO装着患者）のせん妄有病率は63.6%（95%信頼区間55.8〜71.0%）と非常に高い**ことが報告されており[3)]、せん妄ケアの重要性が理解できます。

表2 せん妄の標準的ケア

● 認知機能低下に対する介入（見当識の維持など） ● 脱水の治療・予防（適切な補液と水分摂取） ● リスクとなる薬剤（特にベンゾジアゼピン系薬剤）の漸減・中止 ● 早期離床の取組み ● 疼痛管理の強化（痛みの客観的評価の併用など） ● 適切な睡眠管理（非薬物的な入眠の促進など） ● 本人および家族へのせん妄に関する情報提供

引用・参考文献

1）日本集中治療医学会 J-PAD ガイドライン作成委員会編．日本版・集中治療室における成人重症患者に対する痛み・不穏・せん妄管理のための臨床ガイドライン．日本集中治療医学会雑誌．21（5），2014，539-79.

2）Chanques, G. A prospective study of pain at rest: incidence and characteristics of an unrecognized symptom in surgical and trauma versus medical intensive care unit patients. Anesthesiology. 107（5）, 2007, 858-60.

3）Ho, MH. et al. Prevalence of delirium among critically ill patients who received extracorporeal membrane oxygenation therapy: A systematic review and proportional meta-analysis. Intensive Crit Care Nurs. 79, 2023, 103498.

（河合佑亮 Ns）

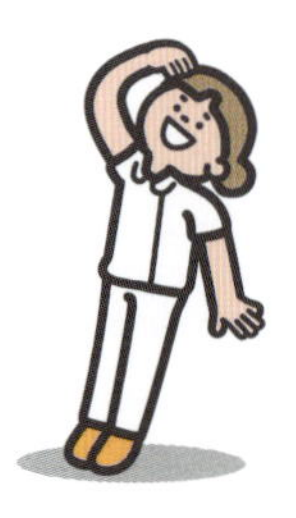

IABP 患者トラブルのQ&A

質問 12

補助循環装置は離脱できましたが、身体機能が大きく低下してしまいました。集中治療後症候群（post intensive care syndrome；PICS）とは何ですか？

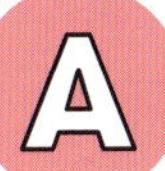

回答 12

PICS とは、集中治療を受けた患者さんに生じる、長期にわたる運動機能・認知機能・精神の障害であり、重症患者の半数以上が発症すると報告されています。PICS の予防や対策として複数のケアを包括的に実施する ABCDEFGH バンドルが推奨されており、看護師がケア提供の中心的な役割を担います。

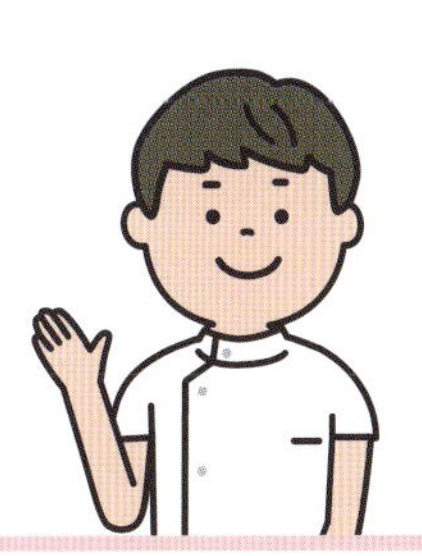

PICS とは、**集中治療を受けた患者さんに生じる、長期にわたる運動機能・認知機能・精神の障害**です（図）[1]。重症な患者さんほど発症しやすく、補助循環装置を使用する患者さんは非常に高いリスクを有していると考えられます。2021 年に発表された日本の多

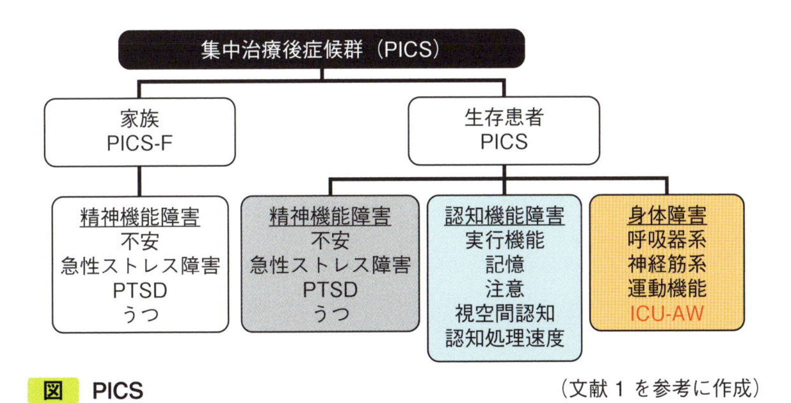

図 PICS

（文献 1 を参考に作成）

施設観察研究[2]によると、48時間以上の人工呼吸器管理が予測されるICU患者192名（年齢中央値74歳）のうち25.0%が6カ月以内に死亡し、6カ月後に質問紙を回答・返送できた96名のうちPICSの有病率は実に63.5%であり、その内訳は身体機能障害32.3%、精神障害14.6%、認知機能障害37.5%（複数の機能障害を有する患者17.8%を含む）でした。目下の**高齢化の進展とともにPICSの有病率は増加していくことが予測されます**。補助循環装置によって命が救われても多くの救命患者が要介護となるような構図は、社会的に健全な状態とはいえず、補助循環装置による治療自体の意義が揺るぎかねないパラドキシカルな問題をはらんでいます。そのため、補助循環装置による質の高い治療のためには、導入中の管理の向上だけではなく、**患者さんの退院後の生活を見据えたPICSケアの提供がきわめて重要**となります。

PICSの予防や対策としては、複数のケアを包括的に実施していくことが必要であり、**ABCDEFGHバンドル**（表1）[3]が推奨されています。特に「早期離床・リハビリテーション」は、PICSケアとして複数の診療ガイドラインにおいて推奨されています。大腿動脈から補助循環装置が挿入されている場合におけるベッド外での積極的な早期離床・リハビリテーションは、専門性の高い医師・看護師・臨床工学技士・理学療法士などがいない施設では有害事象のリスクが高いとされていますが、ベッド上での早期離床・リハビリテーションはリスクが低いとされています[4]。また、CCU看護師を対象にした調査によると、看護師は、他の職種がいない夜勤帯においても24時間継続して患者さんの早期離床・リハビリテーションを支援していることが報告されています（表2）[5]。このように**ベッド上も含めた運動を高頻度に支援することは、患者さんの身体機能の回復を促進させる**ことが示唆されており[5]、PICS予防・対策に向けた看護師の専門性の発揮が求められています。

引用・参考文献

1） Needham, DM, et al. Improving long-term outcomes after discharge from intensive care unit: report from a stakeholders' conference. Crit Care Med. 40(2), 2012, 502-9.

2） Kawakami, D. et al. Prevalence of post-intensive care syndrome among Japanese intensive care unit patients: a prospective, multicenter, observational J-PICS study. Crit Care.25(1), 2021, 69.

3） Davidson, JE. et al. Post-intensive care syndrome: What it is and how to help prevent it. Am Nurse Today, 8(5), 2013, 32-8.

4） Hodgson, CL. et al. Expert consensus and recommendations on safety criteria for active mobilization of mechanically ventilated critically ill adults. Crit Care. 18(6), 2014, 658.

5） Cortés, OL. et al. Mobilization patterns of patients after an acute myocardial infarction: a pilot study. Clin Nurs Res.24(2), 2015, 139-55.

6） Watanabe, S. et al. Effect of Early Rehabilitation Activity Time on Critically Ill Patients with Intensive Care Unit-acquired Weakness: A Japanese Retrospective Multicenter Study. Prog Rehabil Med. 3:20180003, 2018, doi：10.2490.

表1 ABCDEFGH バンドル

A	Airway management
	気道の管理
B	Breathing trials（spontaneous）
	自発呼吸トライアル
C	Coordination of care and communication
	（鎮痛や鎮静などの）ケアの調整とコミュニケーション
D	Delirium assessment and prevention
	せん妄のアセスメントと予防・対策
E	Early mobility
	早期離床・リハビリテーション
F	Follow-up referrals, functional reconciliation, and family involvement
	医療機能連携先への紹介、機能的回復、家族の参加
G	Good handoff communication
	良好な申し送りとコミュニケーション
H	Hand the patient and family written information about possible components of PICS and PICS-F.
	患者さんや家族に向けた PICS や PICS-F に関する書面での情報提供

（文献 3 を参考に作成）

表2 看護師が実施する早期離床・リハビリテーションの時間帯

時間帯	7～13 時	13～19 時	19～1 時	1～7 時	
ケア時の体位など	n（%）	n（%）	n（%）	n（%）	観察数
ベッド上	141（39.6）	159（43.8）	192（57.5）	230（69.4）	722
セミファーラー位	78（21.9）	75（20.7）	55（16.5）	35（10.5）	243
いすへの移乗	98（27.5）	89（24.5）	67（20.1）	66（19.9）	320
立位または歩行	39（10.9）	40（11.0）	20（6.0）	1（0.3）	100
合計	356（25.7）	363（26.2）	334（24.1）	332（24）	1,385

（文献 4 を参考に作成）

（河合佑亮 Ns）

V-A ECMO 導入前のQ&A

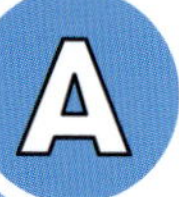

質問 1

V-A ECMO（PCPS）の導入における脱血管（カニューレ）と送血管（カニューレ）の太さは何を基準に決めますか?

回答 1

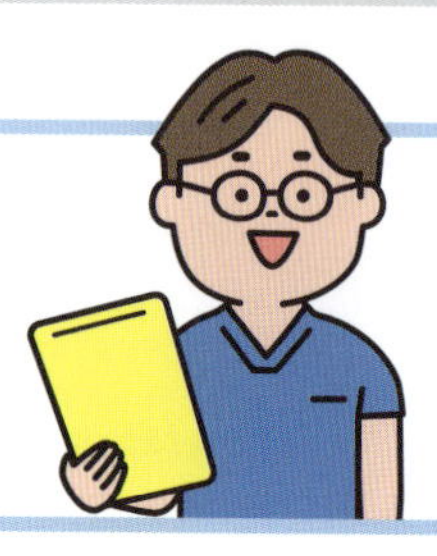

PCPS で使用するカニューレは、患者さんの体格（身長と体重）に合わせて選択します。

表 は、当院（藤田医科大学病院）の経皮的心肺補助装置（percutaneous cardiopulmonary support；PCPS）で使用するカニューレ選択の早見表です。**患者さんの体格に合わせて適切な太さのカニューレを選択することが重要**です。特に、PCPS は患者さんの血圧が極度に低下し、循環不全の状態にて導入する機会が多いです。カニューレーションには時間がかかるため、PCPS 導入が決まったら迅速にカニューレを術野に出す必要があります。そのため、**各施設でどのような体格の患者さんにはどの太さのカニューレを選択するのかをあらかじめ決めておき、スタッフ間で情報共有しておく**ことで、円滑な PCPS の導入につながります。

カニューレの特性として、流量はハーゲン・ポアズイユの法則より、**太く・短いほどよ**

表 カニューレの選択（早見表：藤田医科大学病院版）

体格	BSA < 1.6		BSA > 1.6	
種類	脱血管	送血管	脱血管	送血管
太さ	21Fr	15Fr	23Fr	17Fr
長さ	55cm	15cm	55cm	15cm

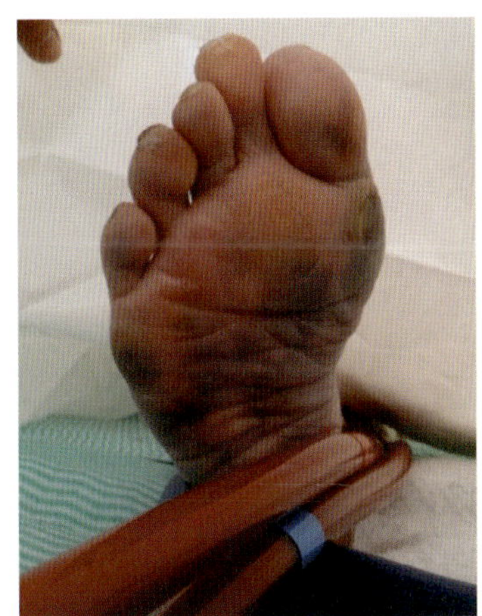
下肢虚血状態

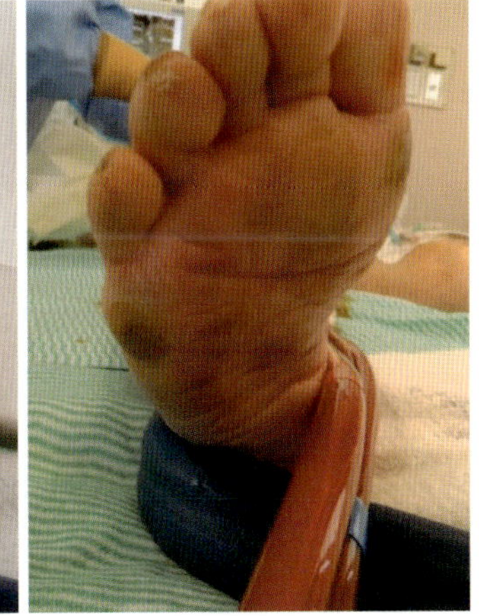
下肢虚血改善

図 **下肢虚血状態の有無**

り多くの流量を出すことが可能です。そのため、PCPS管理中により多くの流量を出すためには、太い脱血管および送血管を挿入することが理想的です。しかしながら、患者さんの血管径に対してカニューレが太すぎる場合、カニューレ挿入時の血管損傷や血管の誤挿入のリスクが増加します。また、太いカニューレが血管内に占めるスペースが大きくなるため、カニューレよりも末梢側への血流が妨げられ、末梢組織への血流供給が減少し、虚血状態になることがあります。

図で示すように、左の写真は下肢虚血により末梢の色調が悪くなっていることがわかります。一方、右側の写真は下肢虚血が改善されたため、色調が明るくなっていることがわかります。太いカニューレを選択した場合、下肢虚血につながるリスクがあるため、**PCPS導入後は皮膚の色調の変化や下肢の冷感などの皮膚温を確認し、カニューレが挿入されていない足と比較して左右差がないか日々チェックすることが重要です。**

（清水弘太 CE）

V-A ECMO 導入前のQ&A

質問2

意思決定支援について教えてください。

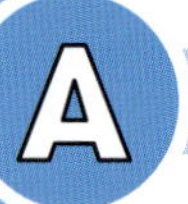

回答2

V-A ECMOを導入する患者さんは生命の危機状態にあり、家族などが代理意思決定を担うことが多いと想定されます。適切な情報提供のうえで、人生会議（advance care planning；ACP）を活用して患者さんの価値観や意向を理解・共有し、患者さんにとっての最善をともに考えるプロセス（共同意思決定：shared decision making；SDM）が重要となります。

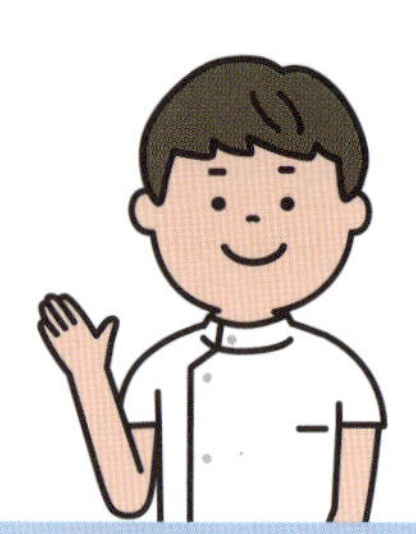

令和6年度診療報酬改定において、病院における最も重要な施設基準とされる入院料の通則の5基準「①入院診療計画の基準」「②院内感染防止対策の基準」「③医療安全管理体制の基準」「④褥瘡対策の基準」「⑤栄養管理体制の基準」に、「**❻意思決定支援の基準**」と「**⑦身体的拘束最小化の基準**」が加えられ、7基準となりました。これによって、すべての病院において適切な意思決定支援に関する指針を定めていることが必須となり、看護師の役割発揮がいっそうに求められています。

しかし、V-A ECMOを導入する患者さんは生命の危機状態にあり、自身の意思を表出できない状況下にあることが多いため、家族などが代理意思決定を担うことが想定されます。家族が代理意思決定を担うことによる影響について検証したシステマティックレビューによると、多くの家族がネガティブな感情負担を抱え、これらの負の影響は数カ月から数年にわたることが報告されています[1)]。代理意思決定を行う家族などの精神的負担は計り知れません。**表**に示すポイントをおさえた**意思決定支援は、家族のPTSD・うつ・不安を低減する**と報告されています[2)]。また、患者さんの治療に関する意思決定に対して受動的

表　意思決定支援のポイント

①家族の価値観を尊重する
②家族の感情を認める（受け入れる）
③傾聴する
④個人としての患者について理解を促す質問をする
⑤家族からの質問を引き出す

（文献2を参考に作成）

な役割を選択した家族は、能動的な役割を選択した家族や、医師と責任を共有することを選択した家族と比較して、不安やうつを有する割合が高かったことが示唆されています（それぞれ、不安：88%、42%、25%；$p = 0.007$、うつ：50%、8%、11%；$p = 0.026$）[3]。適切な情報提供のうえで、患者さんの価値観や意向を理解・共有し、患者さんにとっての最善をともに考えるプロセス（SDM）が重要となります。

SDMのプロセスにおいて重要となるのがACPです。**ACPとは、患者さんの価値観や意向、患者さんが望む医療ケアなどの情報の提示に向けて、もしもの時を見据えて患者さんと家族などがあらかじめ話し合っておくプロセスのことです。**意思決定支援の際には、患者さんと家族がACPを行っていたかを確認し、ACPをもとに患者さんにとっての最善の治療方針を決定することが大切です。ACPを行ったことがなく患者さんの意思を推定できない場合には、これまでの患者さんの生活や会話のなかから患者さんの意思を推測するための緊急ACPを行い、それをもとにした意思決定を支援していきます。

引用・参考文献

1） Wendler, D. et al. Systematic review: the effect on surrogates of making treatment decisions for others. Ann Intern Med. 154（5）, 2011, 336-46.

2） Lautrette, A. et al. A communication strategy and brochure for relatives of patients dying in the ICU. N Engl J Med. 356（5）, 2007, 469-78.

3） Anderson, WG. et al. Passive decision-making preference is associated with anxiety and depression in relatives of patients in the intensive care unit. J Crit Care. 24（2）, 2009, 249-54.

（河合佑亮 Ns）

V-A ECMO 導入中のQ&A

質問 3

V-A ECMO（PCPS）管理中に流量や圧力が変化しますが、圧力の変化はなぜ生じるのですか？

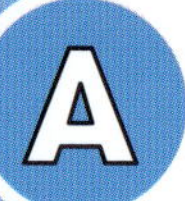

回答 3

PCPS は遠心ポンプにて血液を循環させるため、同じ回転数で管理していても患者さんの血圧によって流量が変化します。また流量の変化に伴って圧力も変化します。

PCPS は、遠心ポンプと人工肺、血液回路、送脱血管から構成されます。遠心ポンプは一定の回転数で回り続け、その遠心力によって血液を脱血し、患者さんへ血液を送ります。遠心ポンプは血液を送る際、出口側の圧力に応じて流量が変化します。出口側の圧力が低くなると流量が増加し、逆に高くなると流量が低下します。この圧力は患者さんの血圧に影響されます。したがって、**昇圧薬によって血圧が上昇した場合、遠心ポンプの回転数が一定でも PCPS の流量は低下します**。PCPS の流量の変化に気づくには、患者さんの血圧を注意深くモニタリングする必要があります。

PCPS の圧力は脱血圧、肺入口圧、送血圧の３つに分類されます（図）。脱血圧は患者さんから遠心ポンプ入口までの圧力であり、脱血性能を示します。遠心ポンプの遠心力によって血液が脱血されるため、脱血圧は陰圧となります。したがって、**陰圧が強くなると脱血が不十分である可能性があります**。脱血不良は、患者さんの体位変換や血管内ボリュームに依存します。特に、血管内脱水によるものが多いため、中心静脈圧や肺動脈圧をモニタリングして血管内ボリュームを評価することが重要です。

送血圧は、人工肺出口から患者さんまでの圧力であり、流量が増加すると送血圧も上昇します。また、患者さんの血圧が変動すると送血圧も変化します。

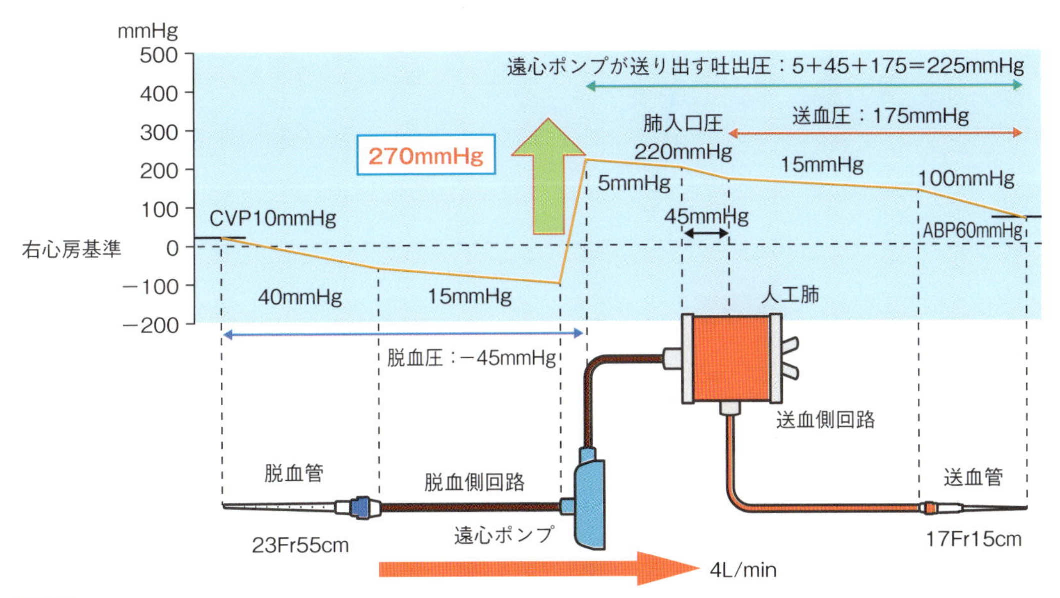

図　回路内圧の変化

肺入口圧は、遠心ポンプ出口から人工肺入口までの圧力であり、送血圧との差が人工肺の圧力損失として評価されます。**この差が大きくなると、人工肺の血栓などの劣化を示唆します。**

PCPS 管理中は、流量や圧力が頻繁に変化するため、医師や臨床工学技士との情報共有が安全な ECMO 管理につながります。

（清水弘太 CE）

V-A ECMO 導入中のQ&A

質問 4

V-A ECMO 管理下における、酸素供給量と酸素消費量について教えてください。

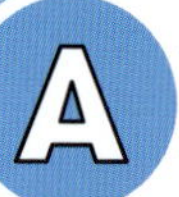

回答 4

以下の式で考えます。

酸素供給量（mL/min）＝（自己心 CO × 1.34 × Hb ×自己肺動脈 SO_2/100 × 10）

＋（ECMO 血流量× 1.34 × Hb ×人工肺後 ECMO 送血 SO_2/100 × 10）

自己心拍出量がゼロに等しい低心機能患者の場合には、

酸素供給量（mL/min）＝ ECMO 血流量× 1.34 × Hb × 10

酸素消費量（mL/min）＝ 3〜5mL/kg/min

＊一般的な成人では 200mL/min 程度

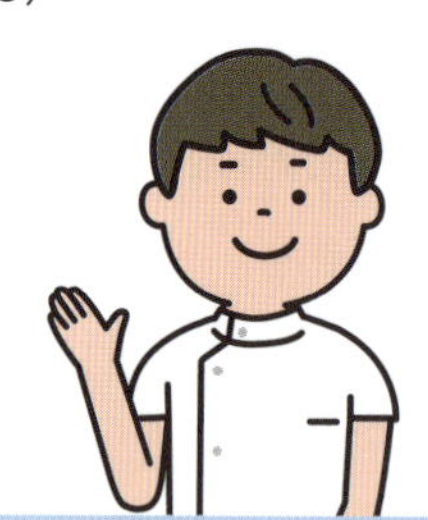

V-A ECMO の管理目標

先述したとおり、**静脈脱血－動脈送血体外式膜型人工肺（veno-arterial extracorporeal membrane oxygenation；V-A ECMO）の管理目標は、全身酸素供給量（oxygen delivery：DO_2）を酸素消費量（oxygen consumption；VO_2）の 3 倍以上に維持すること**です[1]。ここでは、酸素運搬量と酸素消費量の考え方について解説します。

酸素運搬量（DO_2）について

血液中に含まれる酸素は次の 2 つの形で存在しています。

①血液に直接溶解している酸素

酸素分圧（partial pressure of oxygen；PO_2）に比例して溶解し、血液 100mL に対して

PO_2：1mmHg 上昇ごとに 0.003mL ずつ溶解します。

② Hb に結合している酸素

Hb：1g に最大 1.34mL の酸素が結合できます（動脈血酸素飽和度〔arterial oxygen saturation〕SaO_2：100％の場合は、Hb に 1.34mL/g の酸素が結合しています）。

以上から、③血液の酸素含有量（CO_2）は次の式（①＋②）で示されます。

CO_2（mL/dL）＝ 0.003 × PO_2 ＋ 1.34 × Hb × SO_2/100

①溶存酸素（0.003 × PO_2）は、② Hb 結合酸素に比して、きわめて少ないため（図）[2]、CO_2 は次の式で考えることができます。

③ CO_2（mL/dL）＝ 1.34 × Hb × SO_2/100

このように、血液に含まれる酸素量は「Hb 値」と「酸素飽和度」によって規定されます。「Hb 値」と「酸素飽和度」によって規定された血中の酸素量が、どれだけの心拍出量によって組織に供給されたかを示す指標が、④酸素供給量（oxygen delivery；DO_2）であり、DO_2 は次の式で示されます。

DO_2（mL/min）＝心拍出量 CO（L/min）× CO_2（mL/dL）× 10

mL/dL に 10 をかけて mL/L と単位を揃えます。

④ DO_2（mL/min）＝ CO × 1.34 × Hb × SO_2/100 × 10

そのため、一般的な成人男性（CO：5L/min、Hb：15g/dL、SaO_2：約 100％）の DO_2 は 1,000mL/min 程度となります。以上により、細胞に運ばれる酸素量は、「Hb 値」と「酸素飽和度」と「心拍出量」によって規定されます*。

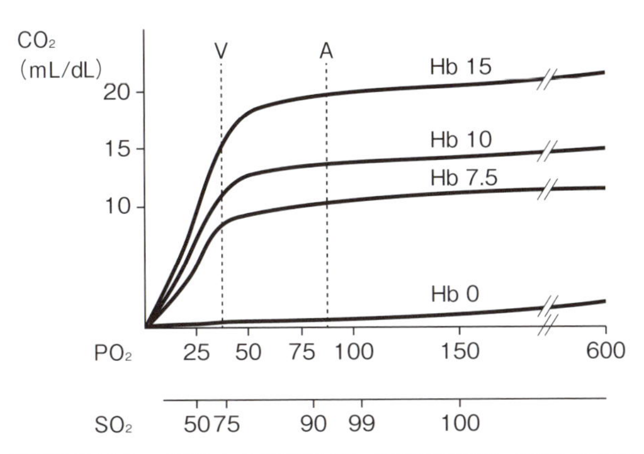

図 静脈血・動脈血の酸素分圧・酸素飽和度・酸素含有量の関係

（文献 2 を参考に作成）

＊ V-A ECMO 管理下では、DO_2 は次の式で示されます。

4-1　DO_2（mL/min）＝（自己心 CO × 1.34 × Hb ×自己心拍出血液 SO_2/100 × 10）
＋（ECMO 血流量× 1.34 × Hb ×人工肺後 ECMO 送血 SO_2/100 × 10）

ここで、人工肺後 ECMO 送血 SO_2 は 100％であるため、次の式で考えます。

4-2　DO_2（mL/min）＝（自己心 CO × 1.34 × Hb ×自己心拍出血液 SO_2/100 × 10）
＋（ECMO 血流量× 1.34 × Hb × 10）

なお、自己心拍血液 SO_2 を測定することは通常困難です。仮に、自己肺の機能が著しく悪い、または人工呼吸器を非常に低い設定としていることなどにより、自己肺の酸素化がないものとして考えた場合には、次の式で考えることができます。

4-3　DO_2（mL/min）＝（自己心 CO × 1.34 × Hb ×混合静脈血酸素飽和度 $S\bar{v}O_2$/100 × 10）
＋（ECMO 血流量× 1.34 × Hb × 10）

仮に、心機能が非常に悪い症例で、自己心 CO がゼロであったとした場合、DO_2 は次の式で示されます。

4-4　DO_2（mL/min）＝ ECMO 血流量× 1.34 × Hb × 10

以上からわかるように、特に自己肺での酸素化や自己心での血液拍出が期待できない症例では、V-A ECMO 管理下において酸素供給量を確保するために**「ECMO 血流量」と「Hb 値」を適切な値で管理することがきわめて重要**となります。次の Q&A（p.137）で解説するとおり、**DO_2 ＝ 600mL/min を維持**できるように「ECMO 血流量」と「Hb 値」を管理することが大切です。

酸素消費量（VO_2）について

通常安静時の VO_2 は、成人では 3～5mL/kg/min です[2)]。そのため、一般的な成人の VO_2 は 200mL/min 程度となります。

＊　＊　＊

以上により、正常な状態であれば **DO_2：VO_2 ＝ 1,000mL/min：200mL/min、つまり「DO_2：VO_2 ＝ 5：1」**であるということがわかります。ここで注目すべきなのは、VO_2 に比して DO_2 は多くの余量があるということです。通常では、必要量以上に十分な酸素量が供給されるため、代謝を正常に維持することができています。

引用・参考文献

1） Lorusso, R. et al. ELSO Interim Guidelines for Venoarterial Extracorporeal Membrane Oxygenation in Adult Cardiac Patients. ASAIO J. 67（8）, 2021, 827-44.
2） Annich, GM. ほか編. ECLS の生理学. 市場晋吾ほか監修. Extracorporeal Cardiopulmonary Support in Critical Care 4th Edition（日本語版）. ECMO プロジェクト. 2015, 9-26.

（河合佑亮 Ns）

V-A ECMO 導入中のQ&A

質問 5

V-A ECMO 管理下における酸素需給バランスについて教えてください。

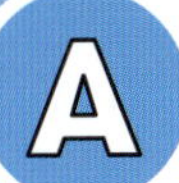

回答 5

DO_2 が VO_2 の３倍以上（600mL/min）となるように管理することが推奨されています。「Hb 値」が DO_2 を維持するためにきわめて重要になりますので、ECMO 管理においては Hb 値を継続的にモニタリングし、適切な値を確保することが大切です。

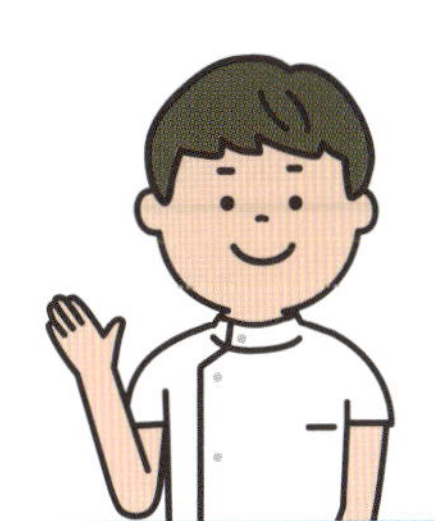

酸素需給バランス

先の Q&A（p.134）で解説したとおり、正常時の DO_2 は VO_2 の５倍です。ここでは、代謝を正常に維持するために必要な最低限の DO_2 について考えます。

図[1] によると、VO_2 が安定している場合、正常時に DO_2 は VO_2 の５倍量です（A）。DO_2 が増加しても（B）、VO_2 は一定です。また、DO_2 がある程度減少しても（A→C）、VO_2 は変わりません。しかし、それ以上に DO_2 が減少すると（D）、VO_2 は DO_2 に依存するように減少しはじめます。代謝の低下は DO_2 が VO_2 の約２倍以下となった場合に生じます。そのため、**ELSO ガイドラインでは「DO_2 が VO_2 の３倍以上」となるように管理することが推奨されています**[2]。

「DO_2 が VO_2 の３倍以上」を実現するためには、VO_2 を減少させるか、DO_2 を増加させる、またはその両方が考えられます。VO_2 を減少させるには、適切な鎮痛鎮静（場合によっては深い鎮静）などが有用です。そして、DO_2 を増加させるために有用な方法として、適切な脱血圧および送血圧のもと遠心ポンプの回転数を上げて「ECMO 血流量」を増や

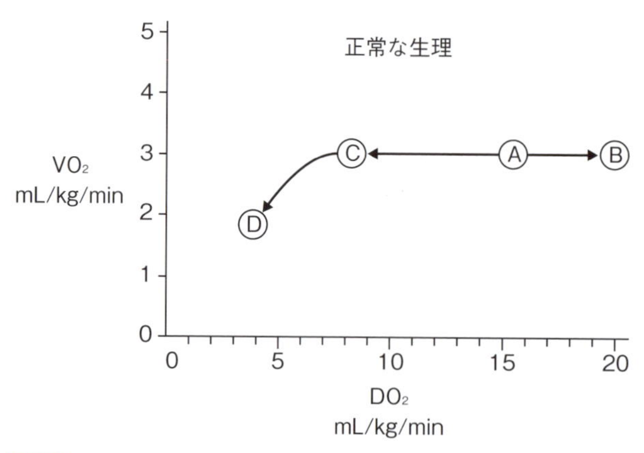

図　正常な生理における酸素運搬量と酸素消費量の関係
（文献1を参考に作成）

し、輸血を行い「Hb値」を上げる方法が考えられます。または、自己心拍出量がある場合には人工呼吸器の設定を変更（吸入中酸素濃度〔fraction of inspiratory oxygen；F_IO_2〕や呼気終末陽圧〔positive end-expiratory pressure；PEEP〕を増加）し、自己肺による酸素化を上げる（自己心拍出血液の酸素飽和度を上げる）方法が考えられます。これらの方法を駆使し、安静時のVO_2の3倍量（600mL/min）のDO_2を確保することが重要となります。

ミキシングゾーンよりも自己心側における酸素需給バランスの考え方

ミキシングゾーンよりも自己心側の血液が灌流される臓器（心臓や脳）の酸素需給バランスについて、どのように考えたらよいのでしょうか。

わかりやすく「自己心拍出量2.5L/min（酸素飽和度60％）」「ECMO血流量2.5L/min（酸素飽和度100％）」と仮定した場合、**ミキシングゾーンの血液SO_2はおおむね80％**となります。この場合、どれだけECMOのsweep gas設定（F_IO_2や酸素流量）を増加させても、ECMO送血のSO_2は100％以上にはなり得ません（PO_2は上がりますがSO_2は100％で頭打ちです）ので、ミキシングゾーンの血液SO_2は約80％のままです。混ざり合う血液において、SO_2の数字は足し算・割り算による単純計算が可能ですが、PO_2は単純に計算できないためです。なお、**心臓や脳を灌流する血液の酸素飽和度が80％であっても、十分なHb値と血流量（自己心拍出量＋ECMO血流量）があれば問題ありません。**例えばHb値が12g/dLあれば、$DO_2 = 5 \times 1.34 \times 12 \times 80/100 \times 10 \fallingdotseq 640$mL/min

であり、安静時の VO_2 の３倍量を確保でき、理論上は組織の代謝を正常に維持することができます。また、血流量（自己心拍出量＋ ECMO 血流量）を十分に確保できない場合であっても、人工呼吸器の設定を変更（F_IO_2 や PEEP を増加）し、自己肺による酸素化を上げる（自己心拍出血液の SO_2 を上げる）ことによってミキシングゾーンの血液 SO_2 を確保することが可能です。

しかし、自己肺の機能が著しく低下しており、どれだけ人工呼吸器の設定を変更しても自己肺による酸素化が期待できない場合にはどうすればよいのでしょうか。この場合、輸血を行って Hb 値を上げれば DO_2 が増加するので、酸素を結合したまま心臓に帰ってくる血液の割合が増えます。つまり、**Hb 値を上げれば、自己心拍出血液の SO_2 が上がりますので、ミキシングゾーンよりも自己心側の血液の SO_2 を上げることができます**（例えば、自己心拍出血液の SO_2 が 70%になれば、ミキシングゾーンの血液の SO_2 は約 85%になります）。

いずれのケースにおいても「Hb 値」が DO_2 を維持するためにきわめて重要になりますので、V-A ECMO 管理においては Hb 値を継続的にモニタリングし、適切な値を確保することが大切です。

引用・参考文献

1） Annich, GM. ほか編. ECLS の生理学. 市場晋吾ほか監修. Extracorporeal Cardiopulmonary Support in Critical Care 4th Edition（日本語版）. 東京, ECMO プロジェクト. 2015, 9-26.

2） Lorusso, R. et al. ELSO Interim Guidelines for Venoarterial Extracorporeal Membrane Oxygenation in Adult Cardiac Patients. ASAIO J. 67（8）, 2021, 827-44.

（河合佑亮 Ns）

V-A ECMO 離脱後のQ&A

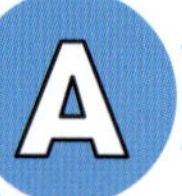

質問6

V-A ECMO（PCPS）離脱後に循環が維持できなくなりました。この時、PCPSを再利用することは可能でしょうか？

A 回答6

PCPSを離脱した後の対応によって異なります。ポンプオフ（PCPSの流量が0の状態）した後、数分以内であれば再利用することができます。時間が経過した場合は新しい回路を準備します。

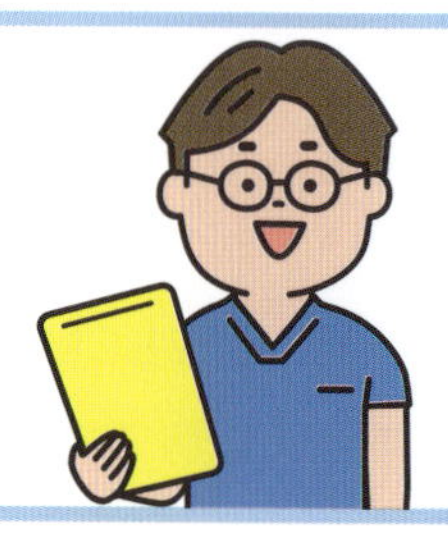

PCPSを離脱する際には、**医師の指示に基づき、臨床工学技士がPCPSの循環を停止**します。これを**ポンプオフ**とよびます。PCPSを離脱する際には、PCPSがなくても循環が維持できるよう、事前に昇圧薬などを準備しておきます。ただし、PCPS離脱後に昇圧薬を投与しても循環が維持できない場合には、再度PCPSを回す（ポンプオン）必要があります。

通常、**PCPS管理中は活性凝固時間（activated coagulation time；ACT）を150〜200秒程度に延長するため、ポンプオフ後すぐにPCPSの回路が凝固するということはありません**。そのため、ポンプオフ後に循環が維持できない場合には、再度ポンプオンして患者さんの循環をサポートします。

また、ポンプオフ後に送脱血カニューレを抜去し、時間が経過した後に循環が維持できなくなった場合には、再度PCPSを導入する必要があります。この際には、新しいPCPS回路とカニューレを準備します。ただし、近くに回路やカニューレがない場合、準備に時間がかかってしまいます。そのため、PCPS離脱時には臨床工学技士だけでなく、看護師もPCPS離脱のリスク情報を医師と共有し、把握しておくことが重要です。必要に応じて、事前に回路とカニューレを準備しておくことで、スムーズなPCPSの再導入が可能になります。

（清水弘太 CE）

V-A ECMO 合併症のQ&A

質問7

V-A ECMO の合併症について教えてください。

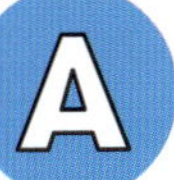

回答7

V-A ECMO の合併症には出血、下肢虚血、血栓、溶血、感染などがあります。IABP と異なり、V-A ECMO の使用によって特に出血の合併症が明らかに増加することが示唆されており、抗凝固療法の適切な管理をはじめ、出血の観察と予防がきわめて重要となります。

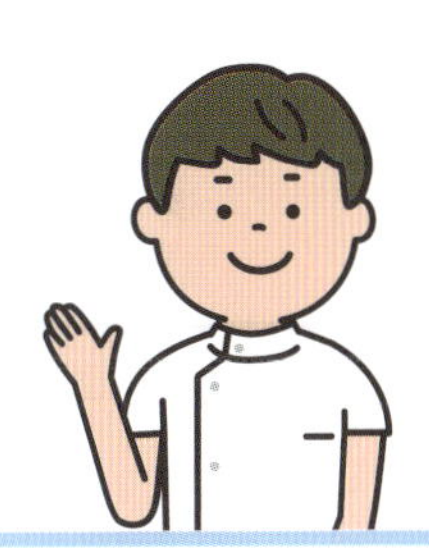

出血

1,866 人の患者を対象とした20 編の研究のメタ分析によると、V-A ECMO の合併症の発生率は図1のとおりであり、特に出血が多いことがわかります[1)]。別のシステマティックレビューの報告においても、IABP と比較して V-A ECMO などの補助循環装着の方が、出血が多いことが明らかであり（14.9% vs 50.9%）[2)]、出血の予防と早期発見・対応が、安全かつ効果的な V-A ECMO 管理の鍵になります。出血予防としては、**抗凝固療法の適切な管理と、出血の観察**（図2）を頻繁に実施します。また、外科的処置、チューブやカテーテルの挿入、気管吸引などの処置は、常に出血のリスクと隣り合わせであることを意識し、必要最小限かつ慎重に行います。

一方で、回路内の血栓は頻発するため、**血栓の観察（特に人工肺内や回路の接続部分を念入りに、血栓を確認したらマーキングする）とともに、回路圧の変動に注意して観察**します。遠心ポンプの回転数が一定にもかかわらず、ECMO 血流量や回路圧が変動する場合は異常であり、早急に原因箇所を特定し対処することが大切です（表）。**溶血に関しては、尿の色や CRRT の濾過液の色、ハプトグロビン値を観察**することで早期発見に努めます。

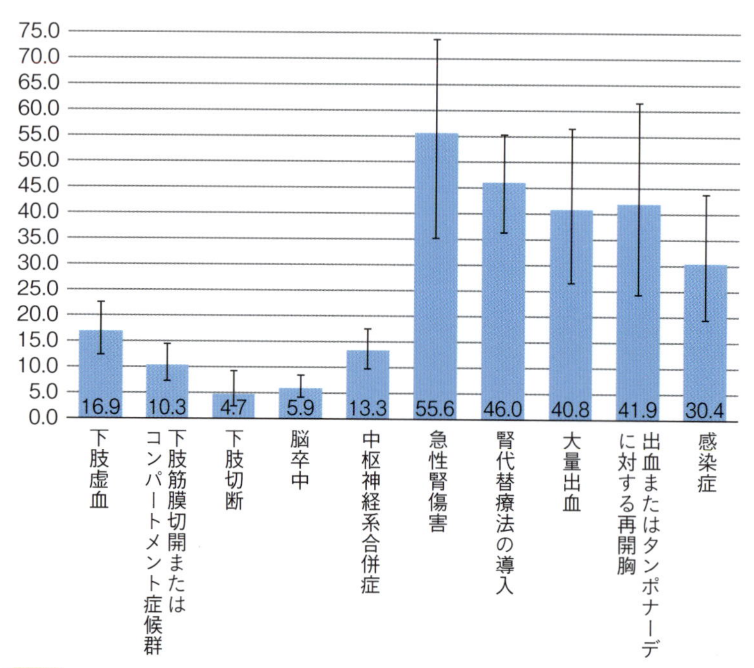

図1　V-A ECMO の合併症発生率の統合推定値と 95%信頼区間

（文献 1 を参考に作成）

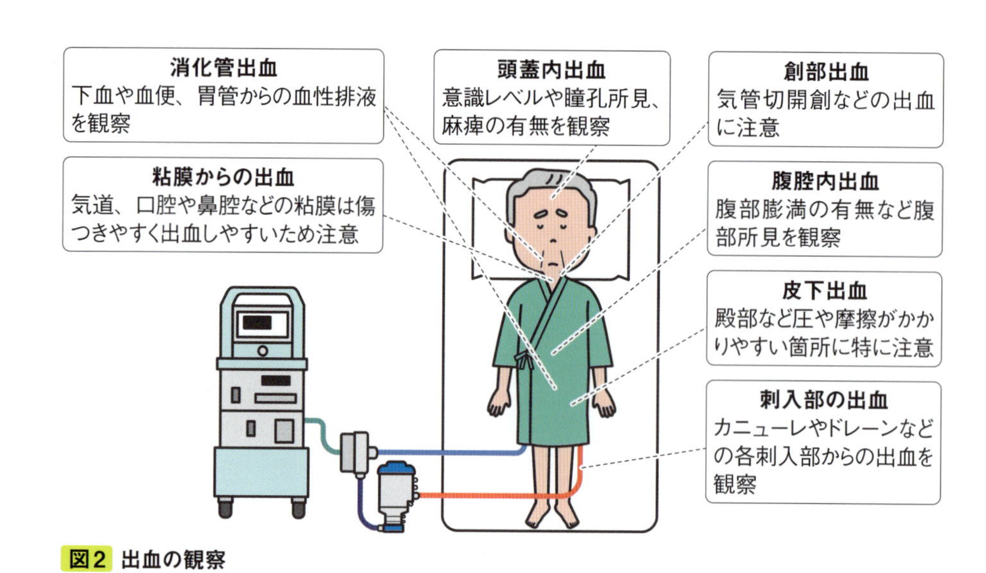

図2　出血の観察

表 ECMO血流量と回路圧の変化と原因

血流量	肺後圧	肺前圧	脱血圧	原因
↓↓	↓↓	↑↑	↑	人工肺不全
↓↓	↓↓	↓↓	↑	ポンプ不全
↓↓	↓	↓	↓↓↓	脱血不良
↓	↑↑↑	↑↑↑	↑	送血不良

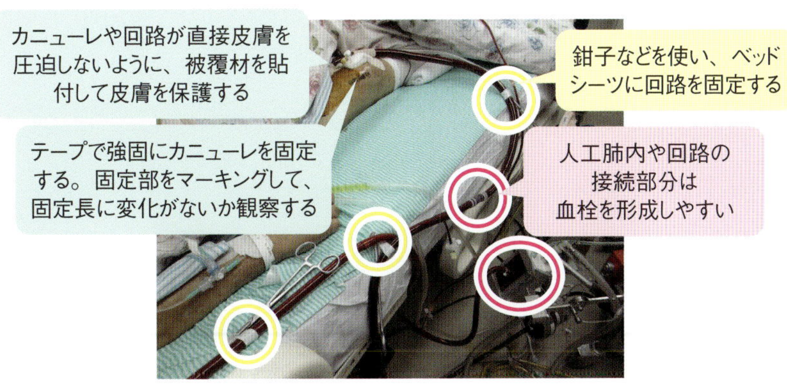

図3 カニューレと回路の固定

感染

出血の次に多い合併症は感染です。標準予防策を徹底するとともに、感染徴候を厳重に観察します。特にECMO装着下においては体外循環により体温の変動がマスクされる可能性があるため、シバリングの有無などを観察し、患者さんが覚醒下にある場合には悪寒の有無について直接確認できるとよいです。

カニューレと回路

カニューレ関連の合併症は致命的となります。勤務ごとにカニューレと回路の固定を確認します（**図3**）。また、カニューレの位置は、足の位置や浮腫、肺容量の変化によっても容易に変動するため、定期的に胸部X線画像や心エコーで観察することが大切です。

引用・参考文献

1） Cheng, R. et al. Complications of extracorporeal membrane oxygenation for treatment of cardiogenic shock and cardiac arrest: a meta-analysis of 1,866 adult patients. Ann Thorac Surg. 97（2）, 2014, 610-6.
2） Unverzagt, S. et al. Intra-aortic balloon pump counterpulsation（IABP）for myocardial infarction complicated by cardiogenic shock. Cochrane Database Syst Rev. 2015（3）, 2015, CD007398.

（河合佑亮 Ns）

V-A ECMO 機器トラブルのQ&A

質問8

人工肺から黄色の泡状の液体が出てきました。
これはなんですか?

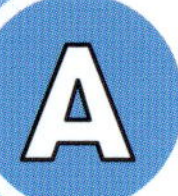

回答8

人工肺から出る黄色の泡状の液体の正体は血漿です。この現象を血漿リーク（プラズマリーク）とよび、人工肺の劣化が原因のため、V-A ECMO（PCPS）の回路交換が必要です。

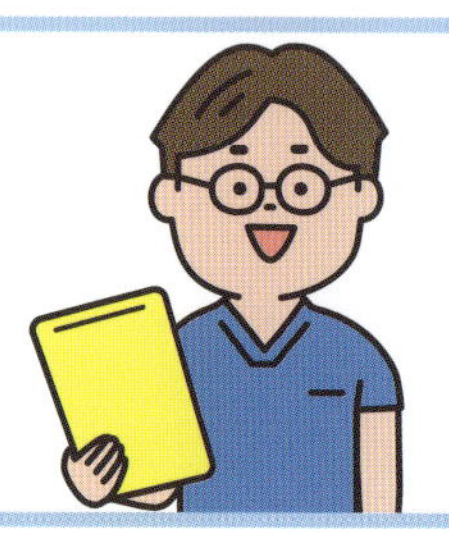

血漿リーク（プラズマリーク）が発生すると、人工肺のガス出口から黄色い泡状のものが浸出してきます。この黄色の成分が血漿です。血漿リークが起こる原因は、**人工肺の長期間の使用による膜の劣化**です。

図 で示すように、人工肺は内部で血液の通り道と酸素などのガスの通り道が膜によって隔てられています。この膜はガス交換をするための孔が開いているのですが、膜の素材は水をはじく疎水性です。血漿も液体としての表面張力が働いているため、通常、血漿が漏れ出てくることはありません。しかし、人工肺の疎水性は長期間の使用により徐々に劣化してきます。血漿の表面張力で留めきれなくなった時、膜の外に血漿がリークしてしまいます。**血漿リークが発生するとガス交換能が著しく低下します**。ECMO管理中では、呼吸管理は人工肺に頼っている部分が大きいため、患者さんの自己肺評価で経皮的動脈血酸素飽和度（saturation of percutaneous oxygen；SpO_2）の低下や血中酸素分圧（partial pressure of oxygen in arterial blood；PaO_2）の低下、血中二酸化炭素分圧（arterial partial pressure of carbon dioxide；$PaCO_2$）の上昇などの変化が生じます。

血漿リークは一概に何日以上継続して使用したら生じる、というものではなく、患者さん由来であることが多いです。そのため1カ月程度使用しても血漿リークが生じない場合

血液
ガス
中空糸内はガスが流れ、
血液は中空糸の外側を流れる
外部灌流式が人工肺の特徴である

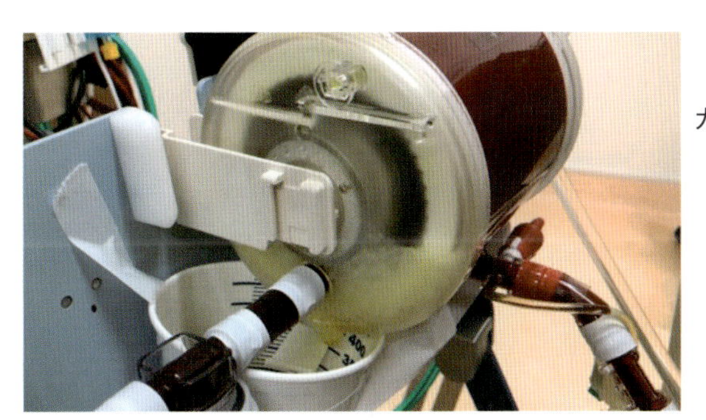

図 **血漿リーク（プラズマリーク）**

や、PCPS 導入後数日で血漿リークが発生する場合もあるため、**人工肺ガス出口部を日々モニタリングすることが重要**です。血漿リークが生じた場合、人工肺のガス交換能が著しく低下するため、医師および臨床工学技士に報告し、PCPS の回路交換を検討する必要があります。

（清水弘太 CE）

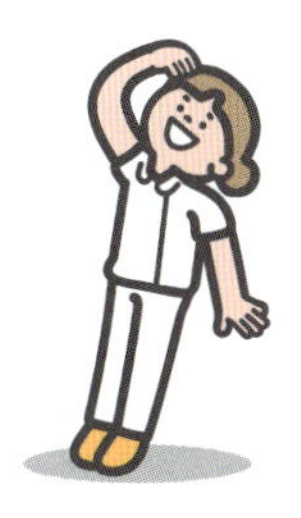

V-A ECMO 機器トラブルのQ&A

質問 9

人工肺の色が静脈血のような（赤黒い）色になっています。どういう状況でしょうか？

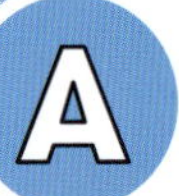

回答 9

通常、人工肺では酸素を供給し続けるため、人工肺は動脈血の鮮血です。そのため、人工肺が赤黒い場合は、酸素供給ラインの異常が考えられます。

図1 で示すように、人工肺のガス交換部にガス（oxygen；O_2）を流すことで、静脈血を動脈血にします。そのため、**人工肺は動脈血である鮮血**を確認することができます。人工肺が赤黒いということは血液が酸素化されていない状態であると考えることができます。その場合には**人工肺への酸素供給ラインがはずれていないか、酸素および空気のガス配管がはずれていないか**を確認します。はずれている場合にはただちに接続し直し、人工肺の色が鮮血へ変化するか注意深く観察します。また、V-A ECMO（PCPS）管理中では全身状態を評価するため、CT 撮影などを定期的に行います。PCPS 搬送時には O_2 ボンベから酸素供給を行います。一般的な O_2 ボンベの酸素容量は約 500L です。PCPS の Sweep gas によって計算して使用可能時間を算出することで、PCPS 搬送時の O_2 使用可能時間の目安にすることができます。搬送後には、O_2 ボンベ経由の酸素供給から、ガス壁配管経由の供給に切り替えます。この時、壁配管に酸素と空気配管を接続したのみで、O_2 ボンベからの切り替えを忘れてしまった場合、時間が経過するとボンベは空になり、酸素が供給されないという事故につながってしまいます。図2 で示すように**ボンベ残量アラート装置**が販売されています。これはボンベ内の残量が少なくなると警報を鳴らします。これらの器具を使用することで、人工肺への酸素供給遮断を防ぐようにしましょう。

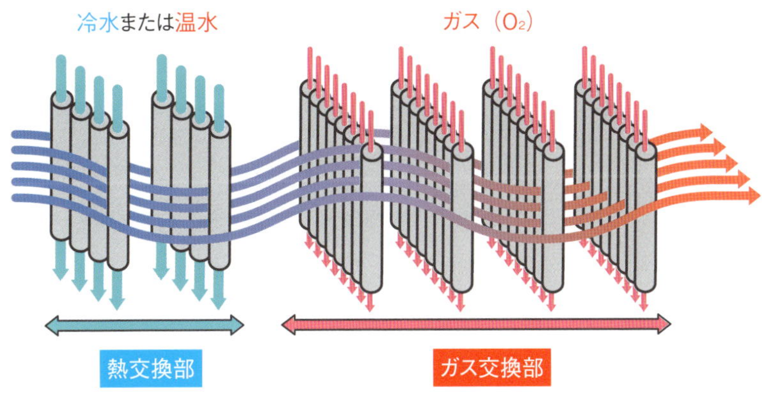

図1 人工肺のイメージ

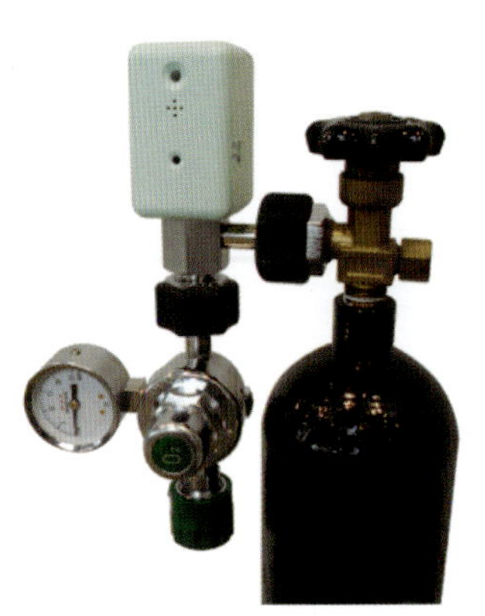

図2 ボンベ残量アラート装置

（清水弘太 CE）

V-A ECMO 機器トラブルのQ&A

質問10

突然機械が止まってしまった場合、循環維持はどうすればいいですか?

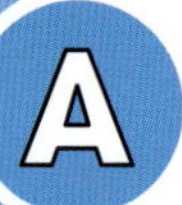

回答10

V-A ECMO（PCPS）装置の電源が切れてしまった場合は、早急に電源を再起動させるのと同時に電源コンセントが抜けていないかなどを確認し、状況が変わらない場合には手回し（ハンドクランク）にて遠心ポンプを回して循環を維持します。

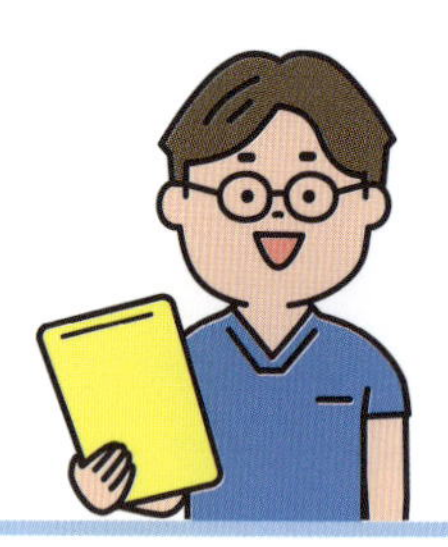

遠心ポンプが突然止まる3つの原因

突然、PCPS装置の電源が切れてしまうと、遠心ポンプも同時に止まってしまいます。その結果、PCPSによる循環は遮断され、患者さんの血行動態に大きな影響がおよびます。このような状況では、迅速な改善が求められます。PCPS装置にはバッテリーが搭載されているため、電源コンセントが抜けてしまっても、通常は**30～60分程度はバッテリーで駆動します**。ただし、遠心ポンプが突然止まる原因は次の3つが考えられます。

①遠心ポンプのケーブルがはずれる

通常、遠心ポンプとPCPS装置はケーブルでつながっており、これによりPCPS装置から遠心ポンプの操作および制御が可能になります。ケーブルが抜けてしまうと、遠心ポンプが停止します。この場合はケーブルを再接続することで解消します。

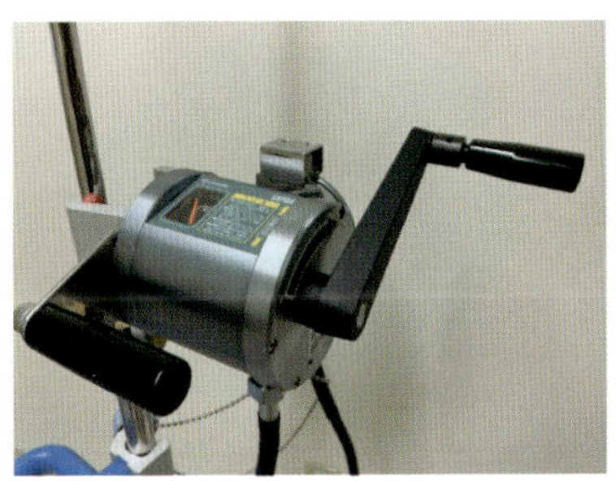
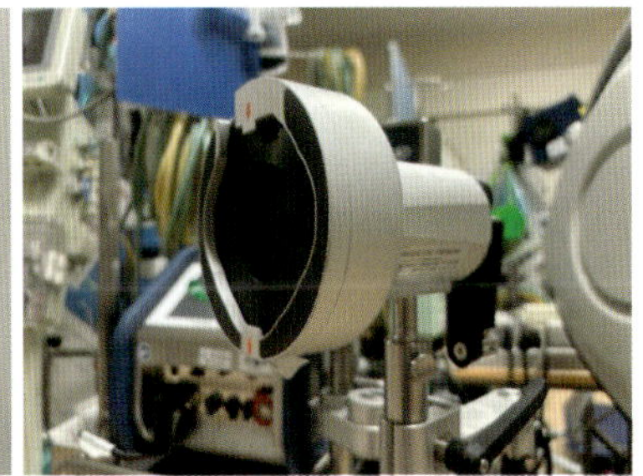

図 SP-200（TERUMO社）とCardiohelp（ゲティンゲグループ・ジャパン株式会社）のハンドクランク

② PCPS装置のトラブル

PCPS装置にはバッテリーが搭載されており、通常、30～60分程度はバッテリーで駆動できます。しかし、装置トラブルにより突然電源が切れる場合も考えられます。この場合はまず、**装置の再起動**を試みます。同時に、臨床工学技士に連絡し、**別の機械の用意を依頼**します。再起動しても問題が解消されない場合は、**図**に示す**ハンドクランク（手回し装置）を使用**します。ハンドクランクに遠心ポンプを取り付け、矢印の方向へ回すことで手動で血液を送ることができます。メモリには回転数と流量が表示されるため、それを目安に流量を維持します。ただし、強い力が必要な場合がありますので、複数のスタッフで交代しながら作業します。新しい装置が準備できたら、ハンドクランクから遠心ポンプを取りはずし、新しいPCPS装置で循環を再開します。

③気泡の混入

脱血側回路から気泡が混入した場合、遠心ポンプに空気がたまります。遠心ポンプが空気を吸引すると、ポンプが空回りし、必要な圧力や流量を維持できなくなります。この場合は、**遠心ポンプから気泡を除去し、困難な場合にはPCPSの回路交換**を早急に行います。

このように、PCPS装置の遠心ポンプが突然止まる原因にはさまざまな要因がありますが、迅速かつ適切な対応が重要です。

（清水弘太 CE）

V-A ECMO 患者トラブルのQ&A

質問 11

循環障害の重要なモニタリング指標である「乳酸」について教えてください。

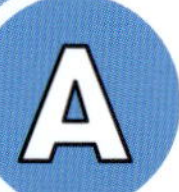

回答 11

組織の酸素需給バランス（DO_2 が VO_2 の 3 倍以上）が破綻すると、嫌気性代謝によって乳酸が産生されます。乳酸値上昇を認めた場合には、酸塩基平衡について確認するとともに、呼吸・循環などを再評価することが重要です。

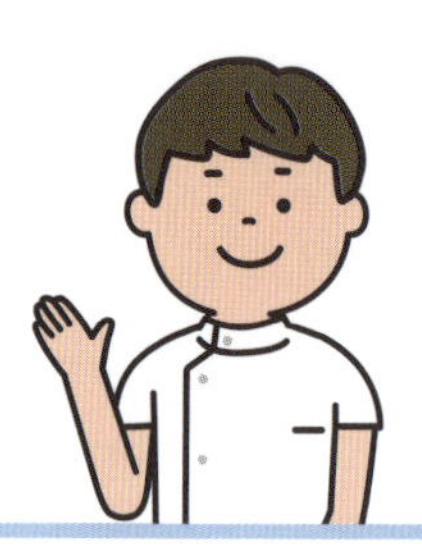

酸素需給バランス（目安として「DO_2 が VO_2 の 3 倍以上」）が確保されているということは、組織に十分な酸素が運搬されているということです。組織に酸素が十分に供給されていれば、**ピルビン酸をクエン酸回路に送り、1mol のグルコースから 38mol ものアデノシン三リン酸（adenosine triphosphate；ATP）を産生することができます**（図：**好気性代謝**）。酸素需給バランスが確保されず、組織に十分な酸素が供給されなかった場合は、好気性代謝が不可能となります。しかし、生命を維持していくためには ATP の産生が不可欠であるため、**ピルビン酸を乳酸に分解して ATP 産生を維持する反応が生じます**（図：**嫌気性代謝**）。嫌気性代謝では、1mol のグルコースから ATP をわずか 2mol のみしか産生できませんが、ピルビン酸を急速に乳酸にすることで、好気性代謝を上回る高速での ATP 産生が可能になります。嫌気性代謝では ATP 産生とともに乳酸が産生されるため、乳酸値上昇は酸素需給バランスの破綻を示唆する指標の 1 つとして考えることができます。

乳酸値上昇は、乳酸産生の増加、乳酸代謝の減少によって生じると考えられます。しかし、日常的にも乳酸は 1mmol/kg/h 程度産生されており、乳酸産生が増加するミトコンドリア機能異常などの病態もあることから、**乳酸産生の増加が生じる要因は酸素需給バラン**

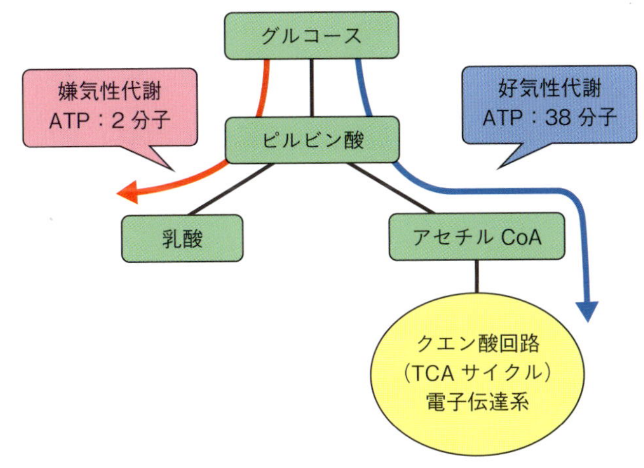

図 **好気性解糖（代謝）と嫌気性解糖（代謝）**

スの破綻だけではないことに留意が必要です。また、乳酸代謝はおもに肝臓で行われますが、肝機能障害が生じた場合は乳酸代謝が減少し、乳酸値が上昇します。このように、乳酸値上昇が必ずしも酸素需給バランスの破綻を示すわけではありませんので、呼吸・循環などのほかの指標とあわせて評価することが重要です。

乳酸が蓄積すると代謝性アシドーシス（乳酸アシドーシス）が生じ、これが進行するとpH の顕著な低下を招き致死的状態にいたります。そのため、乳酸値上昇を確認した際には、あわせて酸塩基平衡について確認することが求められます。一方で、乳酸値上昇は、pH を低下させることで酸素解離曲線を右方偏位させ、Hb から酸素を遊離しやすくすることで、細胞への酸素供給量を増加させる合目的反応とも考えることができます。高乳酸血症が組織保護的に働くという報告もあるため、乳酸自体が悪いのではなく、酸素需給バランスの破綻に代表される何らかの悪い状態の結果として乳酸値上昇が生じると考えます。

（河合佑亮 Ns）

V-A ECMO 患者トラブルのQ&A

質問12

家族ケアについて教えてください。

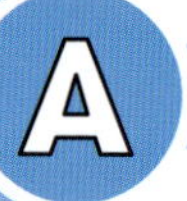

回答12

家族の精神障害を予防するため、適切な情報提供とともに、無力感の低減に向けたケアを提供します。無力感の低減には、患者さんと家族の意向を確認したうえで、意味づけされたケアへの家族の参加を調整することが有用とされています。

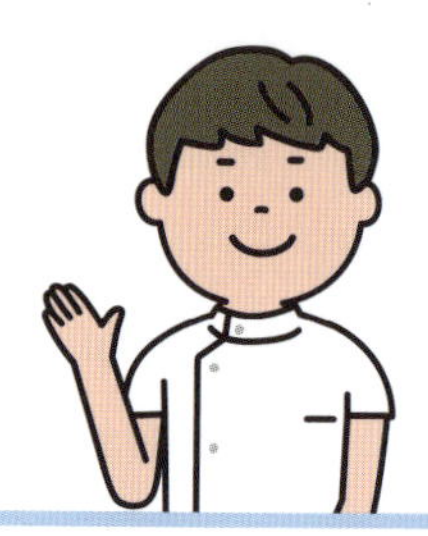

重症患者が治療中や退院後、または逝去した場合、家族の約３割において精神障害が発症することが報告されており、これをPICS-F（post intensive care syndrome-family）といいます。表に示すとおりPICS-Fは、うつ・不安・PTSD（post traumatic stress disorder）などによって構成され、**家族が女性、患者さんや家族が若年、患者さんが配偶者であることが危険因子**とされています[1]。敗血症診療ガイドライン2024では、家族ケアに関するCQを取り上げ、**「文書等による集中治療に関連する情報を提供すること」「ICU日記をつけること」などを推奨**しています[2]。

また、Davidsonは、**ロイ適応看護モデル**と**中範囲理論（センスメイキング理論）**を用いて、PICS-Fの予防と対策のためのケアを報告しています（図）[3]。患者さんに何が起きているのかわからない恐怖や、患者さんのために自分が何もできないという無力感は、家族の精神的負担を増加させ、PICS-Fを生じさせる可能性があります。これは、ロイ適応看護モデルにおける適応レベルが「障害」された状態であり、特に役割機能様式における適応促進が必要です。

そのためには、出来事の正しい理解と役割の再獲得が重要で、看護師は共感的傾聴・適

表　PICS-F の構成要素と有病率

PICS-F の構成要素	フォローアップ期間	有病率
うつ	1 週間	14.6～66.7%
	1～3 カ月	8～48.5%
	1～6 カ月	17.9%
	1～12 カ月	6～43.4%
不安	1 週間	42～66%
	1～3 カ月	21～49.3%
	1～6 カ月	15～24%
PTSD	3～6 カ月	33.1～49.0%
負担感	ICU～2 カ月	36%
複雑性悲嘆	3～12 カ月	5～46%

（文献 1 を参考に作成）

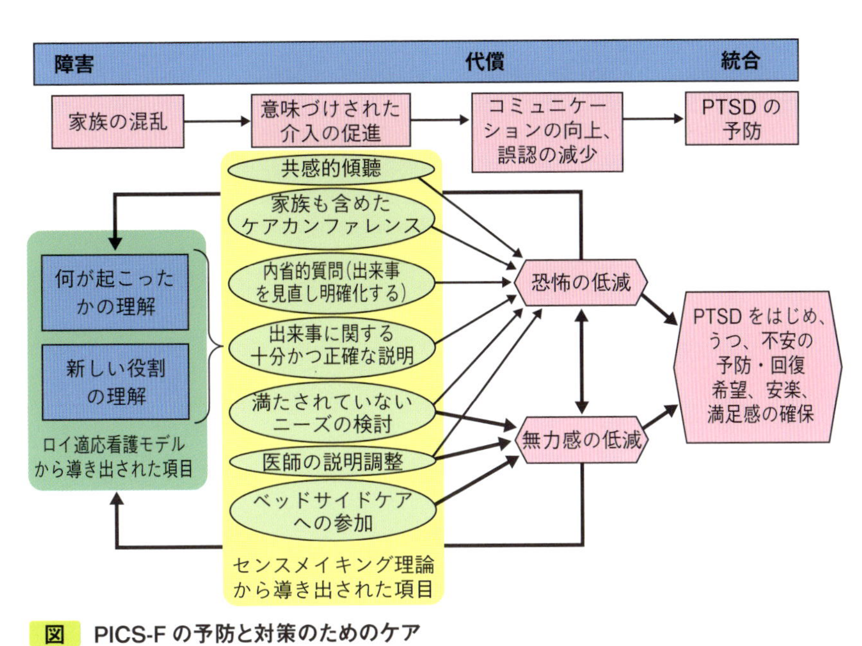

図　PICS-F の予防と対策のためのケア

（文献 3 を参考に作成）

切な情報提供・ケアへの参加などを支援していきます。特に、家族のケアへの参加は無力感の低減に有効な可能性があります。家族の意向の確認が前提となりますが、**ICU日記の記載、リップクリームの塗布などの日常的なケアも含め、家族の参加を促します**。

この要となるのは、1つひとつのケアに意味づけ（センスメイキング）を行い、家族が納得したうえで参加できることです。せん妄を含めた意識障害や鎮静の影響によって患者さんは治療中の記憶の一部または全部が欠損したり、実際にはなかった出来事が鮮明な記憶として思い起こされたりする妄想的記憶をもっていることがあります。患者さんの日々の状況やその時の患者さんへの思いを家族が日記に記載し、患者さんの回復後にその日記をわたすことによって、患者さんの記憶が正しく整理・再構築されて精神障害を予防することができます。

患者さんの最も苦痛なことの1つに口渇があり、口唇の乾燥は非常につらいものです。リップクリームを塗ることで、患者さんの苦痛を緩和することができます。

「私のケアは大切な人の回復促進に寄与している」、「（たとえ不幸な転帰であっても）患者さんのために私は役割を果たせている（役に立っている）」と、家族が少しでも実感できることが大切です。

引用・参考文献

1） Inoue, S. et al. Post-intensive care syndrome: its pathophysiology, prevention, and future directions. Acute Med Surg. 6（3）, 2019, 233-46.

2） 日本版敗血症診療ガイドライン2024特別委員会編．日本版敗血症診療ガイドライン2024．日本集中治療医学会雑誌 in press．早期公開版．2024．https://doi.org/10.3918/jsicm.2400001（2024.8.3閲覧）

3） Davidson, JE. Facilitated sensemaking: a strategy and new middle-range theory to support families of intensive care unit patients. Crit Care Nurse. 30（6）, 2010, 28-39.

（河合佑亮 Ns）

MEMO

Impella 導入前のQ&A

質問1

Impella 留置中の観察ポイントはなんですか?

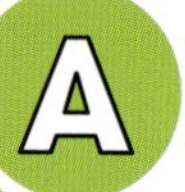

回答1

Impellaは生命維持装置ですので、トラブルなく正しく使用できているかを常に観察する必要があります。観察項目が複数あるため、チェックリストを用いて漏れなく確認しましょう。

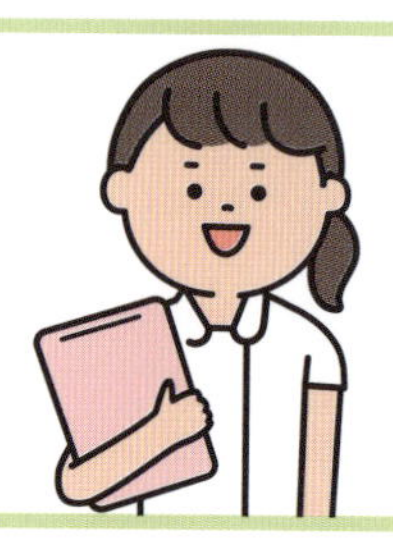

Impellaは生命維持装置であり、患者さんの命綱です。そのため、トラブルなく適切に使用できているかを常に観察する必要があります。制御装置が電源につながれているか、アラームが表示されていないかを確認します。補助レベル、補助流量、パージ流量・パージ圧を確認し、経時的に記録します。また、医師による心エコーでImpellaの位置が確認されているかを把握します。位置異常がないかをモニタリングをするため、Impellaの位置波形とモータ波形が正しいかを観察します。**Impellaの正しい位置波形は大動脈圧波形、正しいモータ波形はパルス状の波形です。**

カテーテル関連の項目としては、カテーテルシャフトの深度マーカの数字がずれていないか、留置用シースの固定リングがしまっているか、カテーテルがきちんと固定されているかを確認します。

パージシステムに関連した項目は、パージ液が正しい組成で作成されているか、パージシステムにゆるみや屈曲がないか、接続部からの漏れがないかを確認します。パージ流量やパージ圧が大幅に変化していないかに注意します。**パージ流量が低下してきている場合は、モータ内に血液が侵入してポンプが停止する危険性があるため、変化がある際には医師に報告が必要です。**

表 Impella 挿入中の観察項目

制御装置の電源が接続されている
制御装置にアラーム表示がない
適切なポンプ位置か心エコーで確認した
固定リングがきちんとしまっている
シャフトの深度マーカの数字に変化がない
正常な位置波形とモータ波形が出ている
補助レベル、補助流量を確認した
パージシステムの屈曲、ゆるみ、液漏れがない
パージ流量の経時的変化がない
パージ圧の上昇や下降がない
挿入部の出血や血腫がない
鼠径アクセスの場合：足背動脈、後脛骨動脈の血流が確認できる
ACT が目標値にある

患者さんに関連する項目としては、挿入部の出血、血腫の有無、感染徴候がないかを確認します。大腿動脈アクセスの場合は下肢虚血の危険性があるため、足背動脈や後脛骨動脈の拍動を確認します。一方、鎖骨下動脈や腋窩動脈から留置されている場合は、同側の上肢の血流を確認する必要があり、上肢の血圧の左右差にも注意が必要です。また、同側上肢への過灌流が生じるケースもあり、上肢挙上などの対応をとる場合もあります。ほかの補助循環装置と同様に**抗凝固療法を実施するため、活性凝固時間（activated coagulation time；ACT）が 160〜180 秒で管理されているかを確認する必要があります**。また、バイタルサインや尿量・尿の性状、肺動脈カテーテルの数値など、患者さんの循環動態を観察します。

項目が複数あるため、チェックリスト（**表**）を用いると漏れなく確認することができます。

引用・参考文献

1） ABIOMED. Impella テキストブック.

（髙岡亜紀子 Ns）

Impella 導入前のQ&A

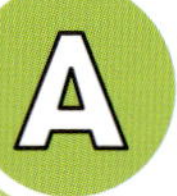

質問 2

IABP ではなく、Impella を選択するのはどのような場面ですか?

A 回答 2

左心機能がきわめて低下しており IABP のサポートでは不十分と考えられるケースや、より長期間のサポートが必要であると想定されるケースに Impella（特に Impella 5.5）が使用されます。

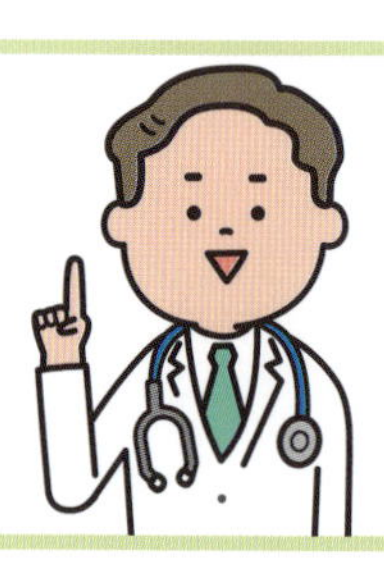

表 に大動脈内バルーンパンピング（intra-aortic balloon pumping；IABP）と Impella の違いを示します。IABP は圧補助であり、最大サポート流量は 0.3〜0.5L/min ですので、あくまでも自己心の残存機能に依存する部分が大きいといえます。一方 **Impella は、CP は最大 3.7L/min、5.5 は最大 5.5L/min の流量を有しており、サポート力は IABP と比較して大きくなります**。また、初期の IABP とのランダム化比較試験（randomized controlled trial；RCT）においては生命予後改善効果における優位性は示されませんでしたが、近年の米国における National Cardiogenic Shock Initiative[1] によるレジストリデータでは、急性心筋梗塞（acute myocardial infarction；AMI）ショック症例で経皮的冠状動脈インターベンション（percutaneous coronary intervention；PCI）を行う前に速やかに Impella（主として CP）を導入し、その後に PCI を行うことで有意の生存率の改善が得られたという報告がなされています。Impella による早期の左室減負荷が梗塞範囲の縮小に寄与するという報告もあり[2]、Impella は AMI ショック症例に対しての第一選択の治療法となりつつあります。

Impella CP は経皮的に挿入でき、緊急時にも導入が可能です。一方、**Impella 5.5 は人工血管を造設して挿入する必要があり、確立までどうしても時間を要します**。また、Impella CP はカニューラサイズが 14Fr であるため 5mm 以上の血管径があれば導入可能

表 IABP と Impella の特徴

	IABP	Impella CP	Impella 5.5
仕組み	大動脈内に留置したバルーンの収縮と拡張により冠血流の増加と後負荷の軽減を行う	軸流ポンプにより左室から上行大動脈へ血流を送ることで循環補助を図る	Impella CP と同様
流量	0.3～0.5L/min	― 3.7L/min	― 5.5L/min
循環補助法	圧補助	流量補助	流量補助
留置期間	7～10 日（目安） （添付文書に記載なし）	8 日	30 日
シース・カニューラサイズ	6～8Fr	14Fr	21Fr
脱血送血方向	脱血・送血せず	脱血 左心室	脱血 左心室
		送血 上行大動脈	送血 上行大動脈
カニュレーション部位	大腿動脈	おもに大腿動脈	腋窩 / 鎖骨下動脈
挿入方法	経皮的	経皮的	外科的（人工血管）

ですが、Impella 5.5 は 21Fr と大きいため血管径は 7mm 以上あることが望ましいといえます。そのため、体格の小さな女性などでは血管径の問題で導入を見送るケースもあります。

留置期間については、添付文書の記載では、Impella CP が 8 日間、Impella 5.5 が 30 日間です。**Impella CP の方が留置期間は短いため、早期離脱が難しい場合は治療戦略を早めに立てておく必要があります**。推奨はされませんが、実際の臨床現場ではもう少し長期間にわたり使用しているケースもあります。当院では侵襲度や導入のしやすさから、まずは Impella CP を留置することが多く、状況に応じて静脈脱血ー動脈送血体外式膜型人工肺（veno-arterial extracorporeal　membrane oxygenation；V-A ECMO）と併用します。心機能の回復が乏しい場合や心臓移植適応判定までに時間が必要な場合に、Impella 5.5 へ切り替えるという戦略をとることが多くあります。

引用・参考文献

1） Basir, MB. et al. Improved Outcomes Associated with the use of Shock Protocols: Updates from the National Cardiogenic Shock Initiative. Catheter Cardiovasc Interv. 93（7）, 2019, 1173-83.

2） Kapur, NK. et al. Mechanical Pre-Conditioning With Acute Circulatory Support Before Reperfusion Limits Infarct Size in Acute Myocardial Infarction. JACC Heart Fail. 3（11）, 2015, 873-82.

（風間信吾 ）

Impella 導入中のQ&A

質問 3

Impella 管理中の抗凝固療法はどのようにしていますか?

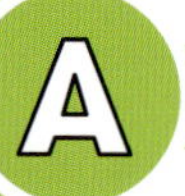

回答 3

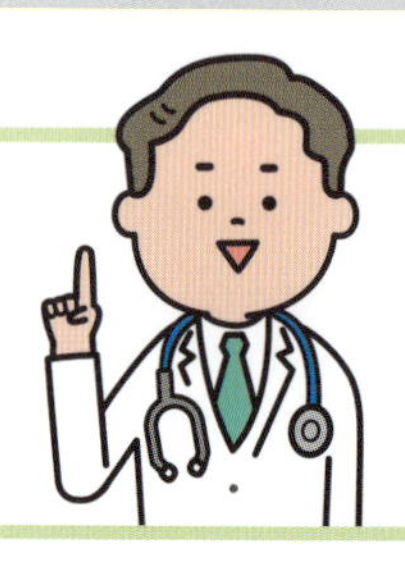

おもにパージ液からヘパリンを持続投与し、活性化凝固時間（ACT）を160～180 秒に保ちます。

まず、**Impella 導入時には ACT を 250 秒以上にする必要があります**。はじめにベースラインの ACT を測定しておき、Impella 導入用シースがトラブルなく挿入できた時点でベースラインの ACT 値を確認し、必要な場合はヘパリンの静脈注射を追加しています（2,000～5,000 単位を追加で静脈注射することが多いです）。

当院では Impella 導入時、パージ液はヘパリン 25 単位 /mL の濃度で作成することが多く、出血合併症が懸念される場合には 12.5 単位 /mL の濃度で作成しています。集中治療室へ帰室後は **ACT を少なくとも 6 時間ごとにチェックし、添付文書にならい 160～180 秒を目標に調整しています**。ヘパリンの投与量調整のためにパージ液を頻回に交換するのは煩雑ですので、ヘパリンを全身投与することで調整しています（ヘパリン 10,000 単位＋生理食塩水 40mL：シリンジポンプでおおむね 2mL/h から 8mL/h の範囲で調整）。その後 ACT 値が安定しているようなら、可能な限り全身ヘパリンをパージ液へ移行します。その際はパージ液のヘパリン濃度は最大 50 単位 /mL とします（図）。

Impella 管理中にしばしば問題となるのが、**出血合併症**です。また、頻度は多くありませんが、**ヘパリン起因性血小板減少症**が問題となるケースもあります。これまで、重篤な出血を呈している患者さんや、ヘパリン起因性血小板減少症を発症した患者さんについては、ヘパリンを用いた Impella 管理の継続が困難でした。しかし、2022 年 4 月に米国食品医

Impella 挿入時　　ヘパリン静注目標　ACT：250 秒以上

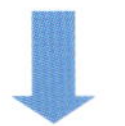

初期のパージ液のヘパリン濃度は 12.5U ～ 25U/mL で作成

Impella 挿入後　　目標 ACT：160 ～ 180 秒

挿入直後は 1 ～ 2 時間ごとに ACT をチェック、安定後は 4 ～ 6 時間ごとに ACT をチェックする。

可能な限り全身投与のヘパリンを減量して、パージヘパリン濃度を増量する

※微調整は全身投与のヘパリンで行ってもよいが、1 日に 1 回パージ液のヘパリン濃度を見直す。

例：パージ流量 12mL/h の時

全身ヘパリン 60U/h 減量	パージヘパリン 5U/mL 増量
全身ヘパリン 120U/h 減量	パージヘパリン 10U/mL 増量
全身ヘパリン 240U/h 減量	パージヘパリン 20U/mL 増量
全身ヘパリン 360U/h 減量	パージヘパリン 30U/mL 増量

※パージヘパリン濃度は最大 50U/mL

図　当院における Impella における抗凝固療法

薬品局（FDA）で、**ヘパリン起因性血小板減少症患者や出血患者に、重炭酸ナトリウム加ブドウ糖液を使用したヘパリンフリーパージ液の使用が承認されました**。それを受けて、当院でも院内の許可を得て使用していますが、機器トラブルは認めず有用であるという実感をもっています（5%ブドウ糖液に 25mEq/L の濃度で重炭酸ナトリウムを加えたパージ液が推奨されています）。

（風間信吾 Dr）

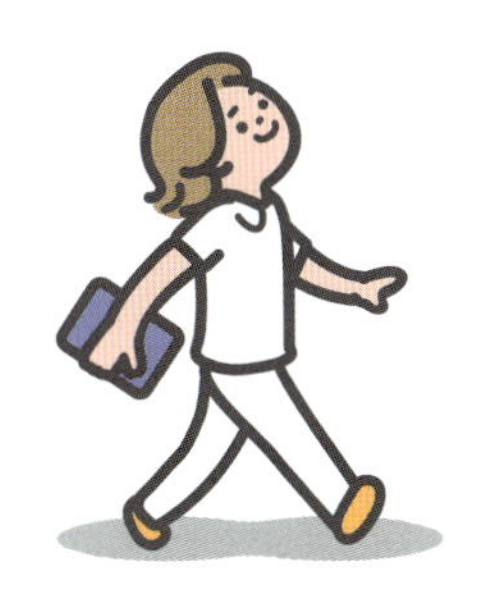

Impella 離脱後のQ&A

質問 4

Impella 離脱後に注意することは何ですか？

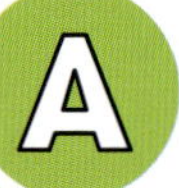

回答 4

Impella 抜去部の出血や血腫がないか注意します。また、心臓の補助がなくなるため、循環動態が維持されているか、肺うっ血をきたして呼吸状態が悪化していないかを観察します。

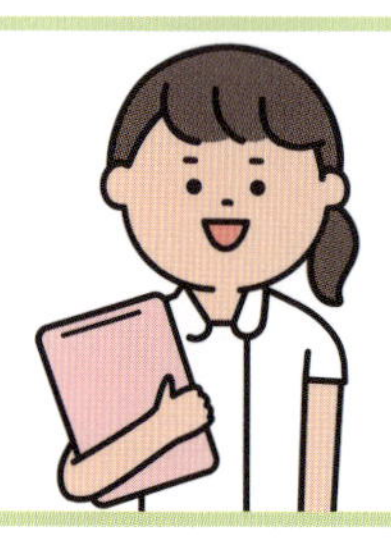

Impella は外科的に抜去されます。抜去後は、出血や血腫の有無に注意します。出血を助長しないために抜去部の安静を保つ必要があるので、患者さんへ安静にしてもらえるよう説明します。特に、**抜去部が大腿動脈である場合は、屈曲しやすい部位であるため注意が必要です**。抜去部の創部痛の有無を観察し、疼痛が強ければ鎮痛薬などを使用して対応します。

また、Impella 離脱後は心臓の補助がなくなるため、循環動態が維持されているかを観察する必要があります。心拍数や血圧、経皮的酸素飽和度などのバイタルサインを観察します。**頻脈や低血圧は心拍出量低下の徴候であるため、注意が必要です**。また、四肢冷感やチアノーゼ、冷汗の有無、尿量の低下がないかを観察します。肺動脈カテーテルが留置されている例では、肺動脈カテーテルより得られる肺動脈圧、肺動脈楔入圧、中心静脈圧、心係数、混合静脈血酸素飽和度などの値を観察します。さらに、組織循環の指標である乳酸値の上昇がないか、血液検査より肝機能や腎機能の悪化の徴候がないかにも注意します。

また、Impella は、左心室から血液を脱血することにより肺うっ血を軽減する効果を有しています。補助がなくなり、肺うっ血をきたして呼吸状態が悪化していないかに注意します（**表**）。

表 Impella 離脱後の観察項目

抜去部の出血や血腫がないか
抜去部の疼痛がないか
心拍数、血圧、経皮的酸素飽和度などのバイタルサイン
四肢冷感・チアノーゼ・冷汗の有無、尿量低下がないか
肺動脈カテーテルから得られるデータ（肺動脈圧、肺動脈楔入圧、中心静脈圧、心係数、混合静脈血酸素飽和度）
血液検査の値：乳酸値、肝機能（AST や ALT など）、腎機能（BUN、クレアチニンなど）
呼吸状態悪化の徴候がないか（呼吸数、努力呼吸の有無、呼吸困難の有無など）

（髙岡亜紀子 Ns）

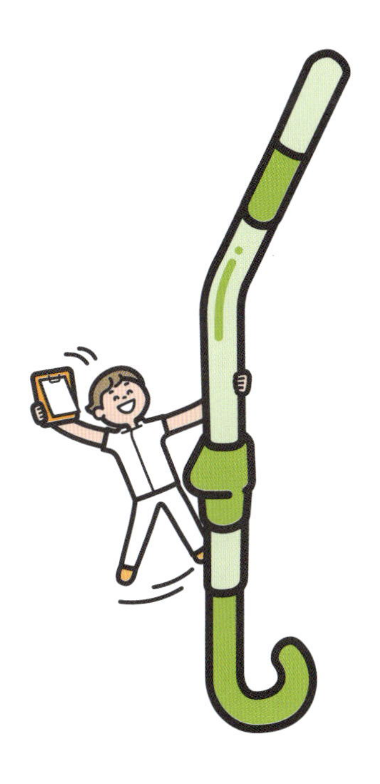

Impella 離脱後のQ&A

質問 5

Impella のウィーニングはどのように行いますか？

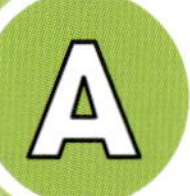

回答 5

心機能および臓器障害が改善傾向であるかを確認したうえで、動脈圧やスワン・ガンツカテーテル所見をみながら補助レベルを落としていきます。P2 レベルにおいて、平均動脈圧（MAP）＞65mmHg、平均肺動脈圧（mPAP＜25mmHg）、肺動脈楔入圧（PAWP）＜20mmHg、混合静脈血酸素飽和度（$S\bar{v}O_2$）＞60％、cardiac power output（CPO）＞0.6 が離脱の目安となります。

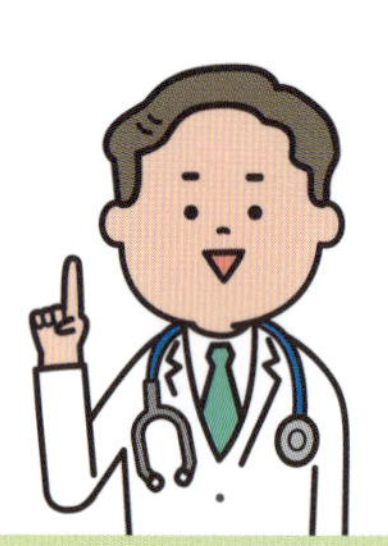

Impella のウィーニングは、循環不全が改善していて、かつ左心機能が改善傾向であることが前提となります。循環の指標としては平均動脈圧（mean arterial pressure；MAP）＞65mmHg、乳酸値＜2mmol/L、混合静脈血酸素飽和度（mixed venous oxygen saturation；$S\bar{v}O_2$）＞60％に加え、持続的に尿量が得られていて経時的に腎機能／肝機能が改善していることなどが挙げられます。左心機能評価においては、心エコーで測定した**左室駆出率が改善していることに加え、左室流出路速度時間積分値（LVOT-VTI）の改善（目安として LVOT-VTI＞10cm）を確認します**。また、近年注目されている心拍出力（cardiac power output；CPO）［MAP ×心拍出量（cardiac output；CO）÷451］についても左心機能を表すとされており、CPO＞0.6Watts が 1 つの目安です[1, 2)]。心機能の回復が心もとない場合は強心薬を併用することもありますが、ドブタミン 3μg/kg/h、ミルリノン 0.1μg/kg/h 程度に留め、過量投与は行わないようにします。

前述の条件をクリアしている場合は、Impella の補助レベルを徐々に下げていきます。当

表1 ウィーニングテストの例①

補助レベル (P level)	心拍数 (回/min)	体血圧 (mmHg)	肺動脈圧 (mmHg)	肺動脈楔入圧 (mmHg)	$S\bar{v}O_2$ (%)	CI (L/min/m²)
P4	102	99/64（76）	29/16（20）	13	74	2.3
P2	101	101/64（76）	30/15（20）	14	74	2.5

補助レベルを下げても循環動態の悪化はない。

表2 ウィーニングテストの例②

補助レベル (P level)	心拍数 (回/min)	体血圧 (mmHg)	肺動脈圧 (mmHg)	肺動脈楔入圧 (mmHg)	$S\bar{v}O_2$ (%)	CI (L/min/m²)
P8	79	87/84（85）	25/10（16）	10	51.9	1.53
P4	94	74/70（72）	33/22（27）	24	34.7	1.18
P2	102	80/66（71）	40/29（34）	28	32.2	1.13

P8の時点ですでに$S\bar{v}O_2$の低下を認めているが、補助レベルを下げることでパラメータの悪化を認めている。

院ではP8からP6→P4→P2（場合により短時間P1）と下げていくことが多いです。次の**表1、2**のように各パラメータを記録してみると経時的な変化がわかりやすいです。ウィーニング可能であった**表1**の例については、P4レベルで循環動態は安定しており補助レベルを下げてもMAPの低下はなく、平均肺動脈圧（mean pulmonary arterial pressure；mPAP）は上昇せず、$S\bar{v}O_2$も維持されていることがわかります。一方、**表2**の例においては、補助レベルを下げていくと心拍数は増加、MAPは低下し、mPAPや肺動脈楔入圧（pulmonary artery wedge pressure；PAWP）は上昇、$S\bar{v}O_2$/CIの低下を認めたため離脱困難と考えました。**表1**の例は問題なくImpellaを抜去し退院となりましたが、**表2**の例は心臓移植申請の後に植込み型左室補助人工心臓（left ventricular assist device；LVAD）装着の方針としました。

引用・参考文献

1） Ikeda, Y. et al. Hemodynamic assessment and risk classification for successful weaning of Impella in patients with cardiogenic shock. Artif Organs. 46（7）, 2022, 1358-68.

2） Geller, BJ. et al. Escalating and De-escalating Temporary Mechanical Circulatory Support in Cardiogenic Shock: A Scientific Statement From the American Heart Association. Circulation. 146, 2022, e50-68.

（風間信吾 ）

Impella 離脱後のQ&A

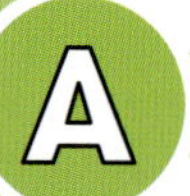

質問 6

Impella の抜去の方法を教えてください。

回答 6

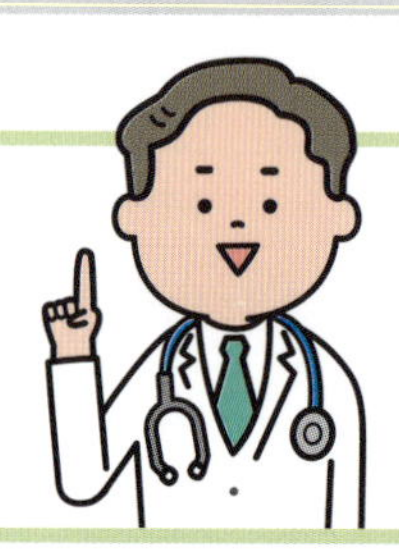

外科的に開創し抜去することが推奨されています。抜去時には血栓の有無を確認し、下肢動脈閉塞に注意します。

Impella は**外科的に抜去することが推奨されているため、当院では全例で心臓血管外科へ抜去を依頼しています**。当院では、Impella 5.5 については人工血管の処理を伴うため手術室で行い、Impella CP の抜去は ICU で行うことが多いです。抜去前には血小板や凝固系をチェックし、出血に備えて必要であれば輸血製剤の準備をしておきます。ヘパリンの全身静脈投与を行っている場合は前もって中止しますが、**パージヘパリンについては中止できないため、基本的にそのまま継続します**。しかし、ACT が過度に延長しているケースでは、前もってパージヘパリン濃度を減量しておくことも検討します。

外科的に開創して血管を露出し、補助レベルを P1 にします。Impella を大動脈内へ引き抜き、その後 P0 にして体外へ抜去します。抜去後は **Impella 本体に血栓の付着がないかを確認します**。まれに血栓により動脈閉塞をきたすことがあるため、抜去後に下肢のドプラが聴取できるかを確認する必要があります。Impella に血栓が付着していた場合や、抜去部周囲に肉眼で血栓が確認できる場合、下肢ドプラが消失した場合については、積極的に**フォガティーカテーテルを挿入して血栓を除去する**ことにしています（図1）。抜去にあたり、血行動態に余裕がない症例もあります。その場合は、抜去後の急変に備えて小径のシースを挿入しておき、すぐに IABP などの補助循環が留置できるような状態にしておくこともあります。

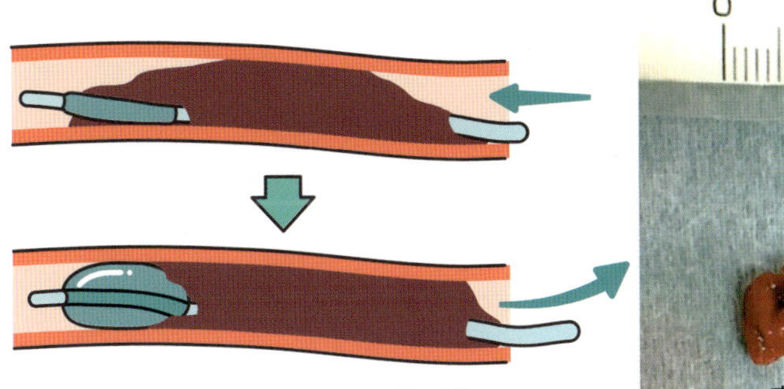

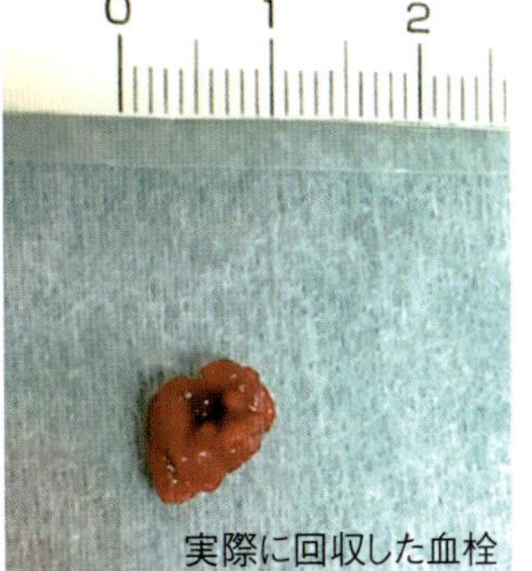

図1 Impella 抜去後にフォガティーカテーテルを使用して回収した血栓

また近年、Impella CP に対して**血管縫合デバイス（パークローズ）を使用して抜去、止血を行う方法も報告されています**[1]。メリットとしては、外科的抜去の際にみられる出血や抜去部の感染、リンパ瘻などの合併症が少ないことが挙げられます。使用前に大腿動脈の血管造影を実施し、血管径や石灰化、屈曲、解離の有無を確認します。鼠径靱帯より下部で総大腿動脈にきちんと挿入されている必要があります。浅大腿動脈 / 深大腿動脈およびその分岐部から Impella が挿入されている場合、パークローズは使用できません。

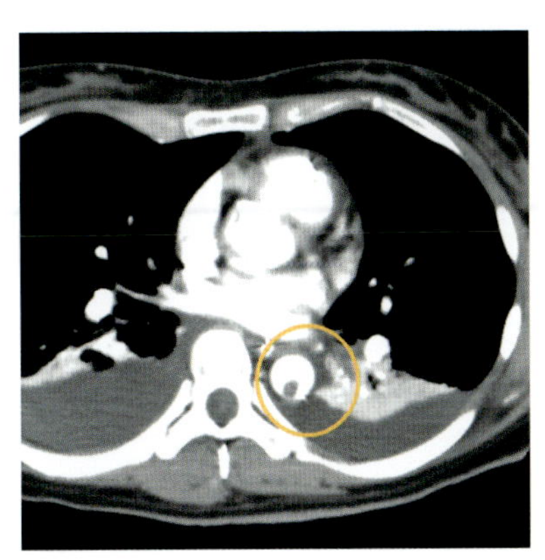

図2 Impella シャフトに付着している血栓
抜去時に塞栓症のリスクがある。

Impella カテーテルに血栓が付着（図2）していると、抜去時にそれが飛ぶことで塞栓症を発症するリスクがあるため注意が必要です。

引用・参考文献

1） Ishibashi, N. et al. A Post-closure Technique Using a Single Perclose Device in the Removal of a Transfemoral Impella Catheter. Journal of Coronary Artery Disease. 29（1）, 2023, 8-13.

（風間信吾 Dr）

Impella 合併症のQ&A

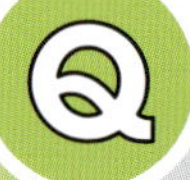

質問7

Impella 管理中の合併症（出血・血栓塞栓症）について教えてください。

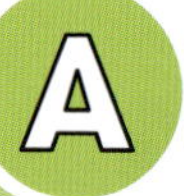

回答7

出血については穿刺部出血が最も多く、体動や体位変換で出血が増悪することがあるため刺入部の観察が必要です。また、Impella カテーテルやポンプに血栓が付着し、塞栓症を発症するリスクがあります。ポンプ血栓については、パージ流量やパージ圧の推移に注意する必要があります。

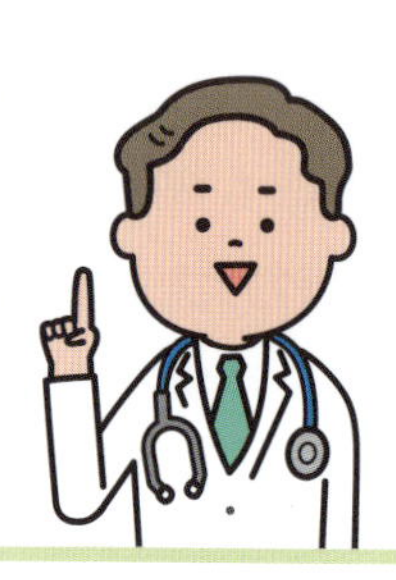

出血合併症のなかで最も頻度が多いのが、**穿刺部からの出血**です。高位穿刺や後壁を貫くセルジンガー穿刺など穿刺時のトラブルは、重篤な出血合併症につながりやすいです（**図1**）。そのため、**必ずエコーガイド下で穿刺する**ようにしています。また穿刺の角度とシースの固定角度が大きく異なると血管にストレスがかかり、血管を損傷することがあるため、**固定角度にも注意が必要です**（後項p.183を参照）。

当院では当初、付属されているImpella用シースを使用していましたが、固定角度が安定せず、穿刺部出血が頻回に生じたため、付属のシースの代わりにメディキットカテーテルイントロデューサー16Frを使用しています（**図2**）。シースを変更してから、刺入部出血の頻度は減少しました。しかし、挿入時は問題がなくても後々シースの脇からじわじわと出血が生じるケースもあります。おそらく、体動や体位変換を繰り返すことで、血管への刺入口が広がることが原因と考えられます。加えて、**心原性ショックに伴う血液凝固異常や、軸流ポンプに伴うシェアストレスによるフォン・ヴィレブランド因子の減少、抗血栓薬の使用も出血の原因となります。**

穿刺部出血に対しては、抗凝固療法の調整や輸血に加え、刺入部周囲にタバコ縫合を追

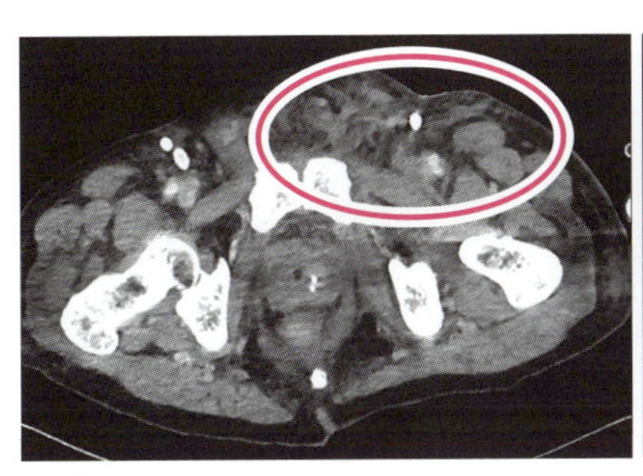
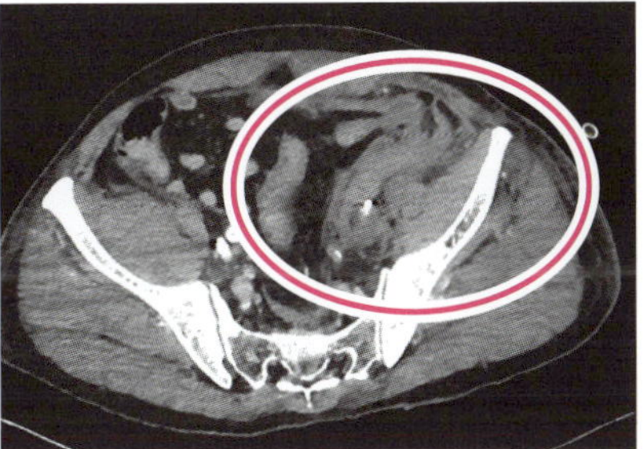

図1 Impella 刺入部周囲の皮下出血および後腹膜血腫

加し止血を図ることもありますが効果は一時的なことが多いです。穿刺部以外にも消化管出血や頭蓋内出血など重篤な出血を起こすリスクがあります。消化管出血に対しては内視鏡的な止血を要する場合もあります。頭蓋内出血については通常の出血よりも血腫が拡大するスピードが速い印象があります。そのため当院では、**フォローのCTをこまめに行い、血腫除去などの判断を迅速に行う**ことにしています（**図3**）。

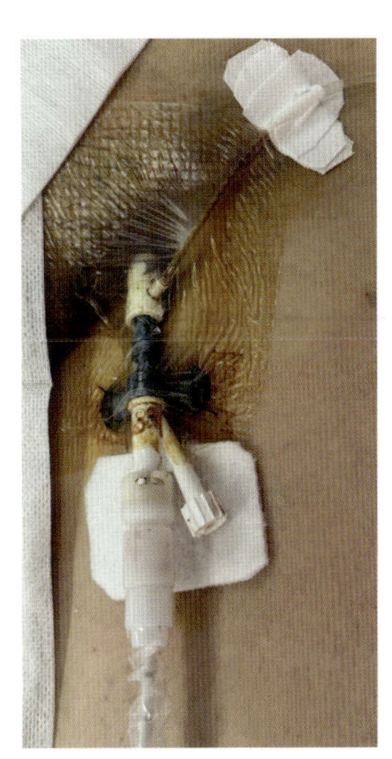

図2 Impella 刺入部の固定（メディキット16Frシースを使用）

Impellaには出血リスクと血栓塞栓症リスクの両方があります。左室内のカテーテル吸入部やシャフトに血栓を形成し、それが飛散すると脳梗塞や全身塞栓症を発症します。また血栓によりポンプの停止をまねくこともあります。Impellaが体内にある際には血栓の有無を直接確認することができず、造影CTでも検出しにくいケースも多いです。**溶血やパージ流量の低下／パージ圧の上昇は血栓形成のサイン**である可能性がありますので、注意して観察します。当院では、パージ流量が5mL/hを切る場合や、パージ流量の傾きが大きい場合は、交換を含めた対応を検討することにしています（**図4**）。

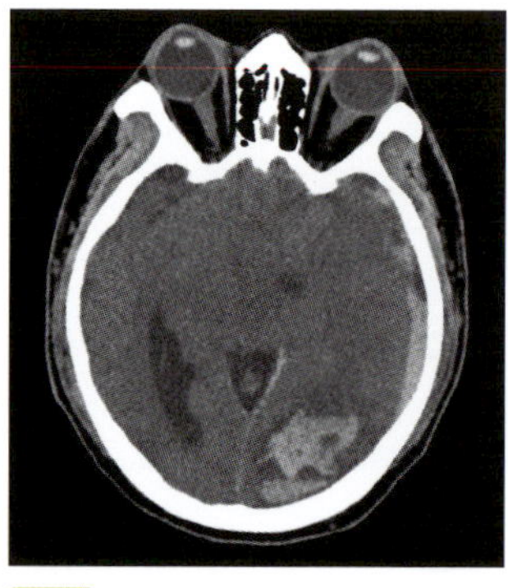

図3 Impella管理中の脳出血

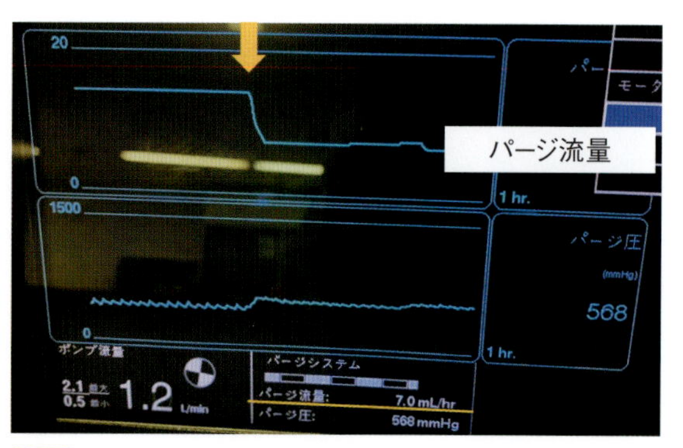

図4 ポンプ内血栓の可能性があるパージ流量の低下とパージ圧の上昇

（風間信吾 Dr）

MEMO

Impella 合併症のQ&A

質問 8

Impella 管理中の合併症（溶血）について教えてください。

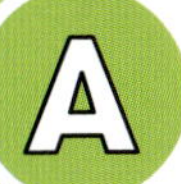

回答 8

溶血尿に注意して観察します。溶血がみられた場合は、スワン・ガンツカテーテル所見や心エコー所見から原因を特定し、対応する必要があります。

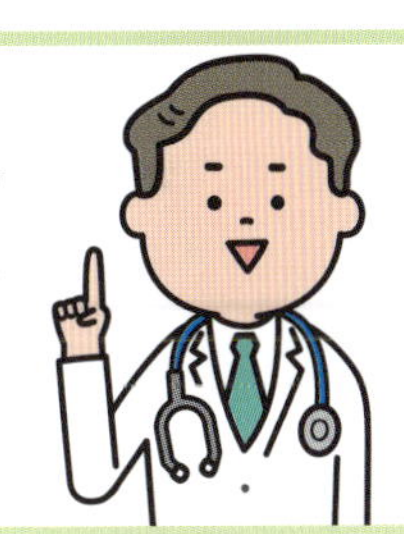

Impellaは、軸流ポンプにより血流をくみ上げ、全身に送り出すシステムです。Impella CPの最大回転数は46,000rpm、Impella5.5の最大回転数は33,000rpmと、植込み型補助人工心臓やECMO（遠心ポンプ）に比べて回転数が多いのが特徴です。特に、**サポートレベルを上げるとポンプの回転により血球に大きなずり応力がかかり、血球が破砕されて溶血が生じます**（表）。

溶血が生じると、貧血の進行や腎障害をきたし予後悪化につながるため、溶血への対応は重要な要素です。原因として、**左心室の容量不足による脱血不良**が挙げられます。これには大きく分けて、①純粋に脱水や出血に伴う循環血漿量低下の場合、②右心不全により右心→左心へ血液が回ってこない場合、の２パターンがあります。また、左室内の容量不足がなくてもImpellaの位置異常により僧帽弁、乳頭筋などの左室内構造物と干渉していると脱血不良の原因になります。

溶血を生じた場合、**多くは尿色調が変化するため、必ず尿の性状に注意して観察します**（図）。サポートレベルを上げるほど、溶血リスクが高くなるため、サポートレベルを上げた際は特に注意しましょう。尿の所見に加え、**血液検査で乳酸脱水素酵素（LDH）の上昇がみられている場合も溶血を疑います**。無尿の患者さんは溶血に気づきにくいですが、持続濾過透析を行っている場合、溶血が生じると**排液の色調が変化する**ため参考になります。

溶血が生じた場合、**サクションアラームや位置不明アラームが鳴っていないかを確認します**。また、スワン・ガンツカテーテルの指標や心エコーにより原因の評価を行います。脱水や貧血が原因の場合は補液や輸血を行い、右心不全が原因の場合は強心薬や一酸化窒素などの肺血管拡張薬の使用を検討します。Impellaカテーテルが深く留置されている場合は、エコー下で適切な位置まで引くことで脱血不良や溶血が改善することがあります。また、カテーテルが心尖部ではなく後壁方向へ向いてしまっている場合に、左室内構造物とカテーテルが干渉することが多いですが、留置後にベッドサイドで位置を変更するのは困難なことが多いため、はじめに挿入する際に適切な位置への留置を心掛ける必要があります。どうしても溶血が改善しない場合はImpellaの補助レベルを下げざるを得ませんが、全身の血液灌流が犠牲になります。また対症療法として、溶血による腎尿細管障害を予防するためにハプトグロビンの投与も考慮されます。

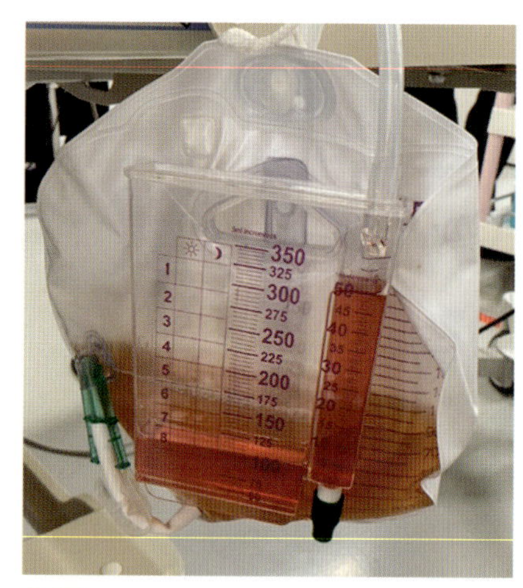

図 補助レベルを変更（P6→P8）した後に出現した溶血尿

表 溶血をきたす原因と対応

	参考所見	おもな対応
脱水・貧血	● ヘモグロビンの低下 ● 中心静脈圧の低下 ● 心エコーにおいて左室内腔狭小化	補液や輸血の追加
右心不全	● 中心静脈圧の上昇 ● 心エコーにおいて左室内腔の狭小化および右心室の拡大	強心薬や一酸化窒素吸入の追加
位置異常	● 心室期外収縮が頻発 ● 心エコーにおいてImpella先端位置が深い ● 僧帽弁／乳頭筋と干渉している	位置を調整
ポンプ血栓	● パージ流量の低下 ● パージ圧の上昇	抗凝固療法の強化 補液の強化 Impellaの交換

＊改善しない場合は補助レベルを下げる。対症療法としてハプトグロビンの投与を検討する。

（風間信吾 Dr）

Impella 合併症のQ&A

質問 9

Impella 管理中のそのほかの合併症について教えてください。

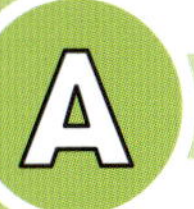

回答 9

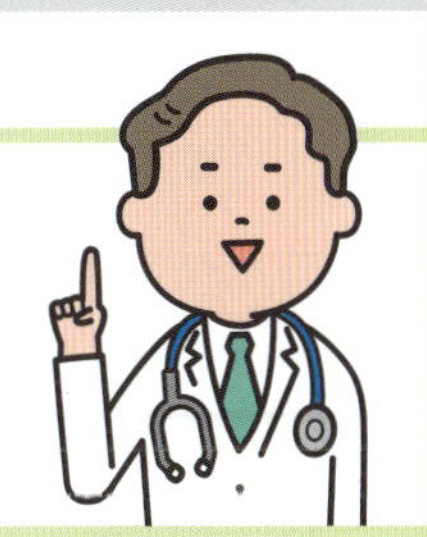

そのほかの合併症として、阻血・弁膜症（大動脈弁逆流・僧帽弁逆流）が挙げられます。

Impella の合併症は、出血・血栓塞栓症、溶血のほかに下肢阻血（図1）や弁膜症（図2）が挙げられます。

阻血

Impella CP はポンプ最大径が 14Fr、Impella 5.5 は 21Fr と IABP と比較しても大口径です。そのため、挿入前に血管径を確認する必要があります。**Impella CP の場合、挿入部の血管は直径 5mm 以上あることが望ましく、Impella 5.5 の場合は直径 7mm 以上あることが望ましい**ため、当院では Impella 導入前に CT や表在エコーで血管径を確認するようにしています。また、動脈硬化疾患を有している患者さんで、特に下肢の動脈に狭窄や閉塞があると下肢阻血のリスクが高くなります。

ECMO 併用時において Impella 留置側に下肢阻血のリスクがある際は、浅大腿動脈に 5～6Fr のシースを順行性に挿入し、ECMO の送血管から順行シースに血流をバイパスして送ることで下肢阻血が予防できます。Impella 単独管理の際には、同様に浅大腿動脈にシースを挿入し他動脈からのバイパスを考慮してもよいですが、ECMO 程の血流は流れないためシースが詰まりやすくなります。阻血の進行がある場合にはデバイス抜去やアクセスサイトの変更を余儀なくされることもあり、**末梢冷感がないかどうかやドプラが聴取できる**

かどうかを定期的に確認する必要があります。

弁膜症

Impella挿入に伴う弁膜症としては、大動脈弁逆流（aortic [valve] regurgitation；AR）と僧帽弁逆流（mitral valve regurgitation；MR）が挙げられます。ARはImpella挿入/留置に伴い、大動脈弁尖と干渉することで生じます。Impella留置中には、アーチファクトのため経胸壁心エコーによるAR評価は難しく、過小評価していることが多くあります。そのため、抜去後にはじめてARが生じていたことが発覚するケースもあります。特に、**植込み型VADへ切り替える場合には、ARを制御する必要があるために慎重に観察します**。MRについては、Impellaの留置位置が後壁側になることで僧帽弁の腱索に干渉して生じるケースがあります。その場合は心エコーで位置の調整を試みますが、難しい場合も多いです。また当院では経験がありませんが、Impellaの留置手技の際に腱索や乳頭筋断裂を生じ、急激な心不全の悪化をきたす症例も報告されているため、留置時は安全な手技を心掛けます。

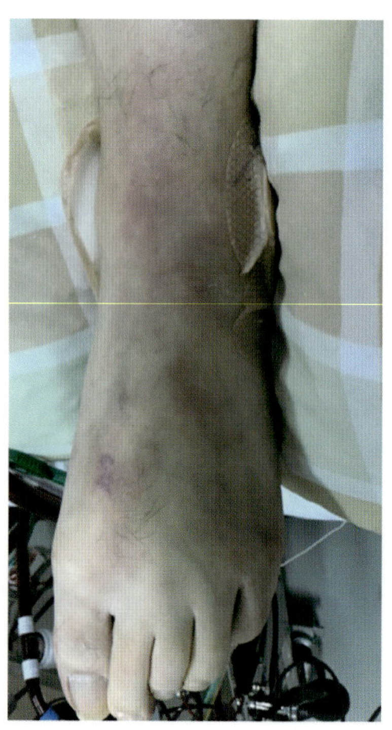

図1 Impella留置中の下肢阻血

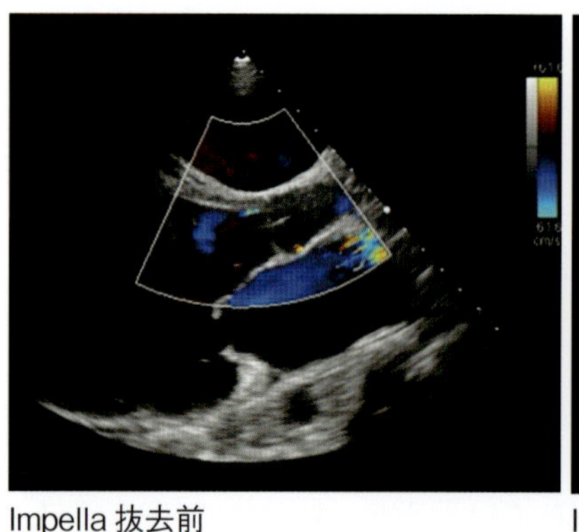

Impella抜去前

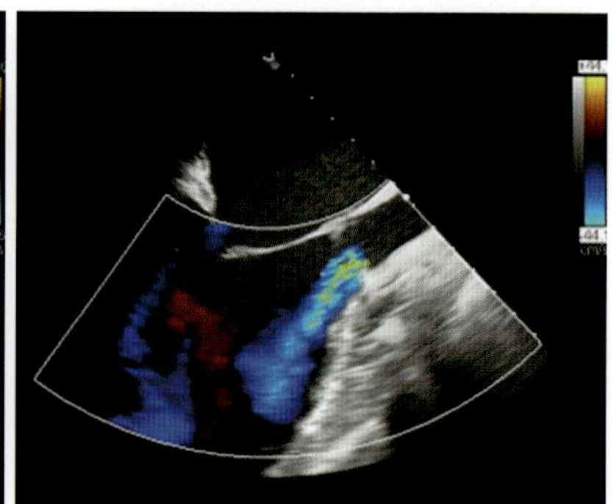

Impella抜去後

図2 Impella抜去後に顕在化したAR症例

（風間信吾 Dr）

Impella 機器トラブルのQ&A

質問 10

アラームの種類について教えてください。

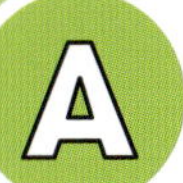

回答 10

アラームの種類には、大きく分類すると重大度の順に、緊急アラーム、警戒アラーム、注意アラームの３種類があります。

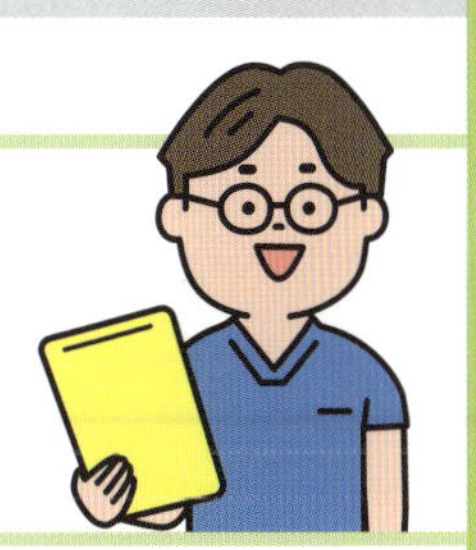

アラームが発生すると、画面上部にアラームメッセージが表示され、重大度によって背景の色が異なります。緊急アラームは赤、警戒アラームは黄色、注意アラームは白で表示されます（図）。

また、緊急アラームの「パージ圧上昇 / パージシステム閉塞」、警戒アラームの「サクション」「位置感知用信号 安定していません」「位置感知用信号 最小値低値」は、アラーム発生中にメニュー画面のサービス用設定で恒久的にアラーム音オフにすることができます

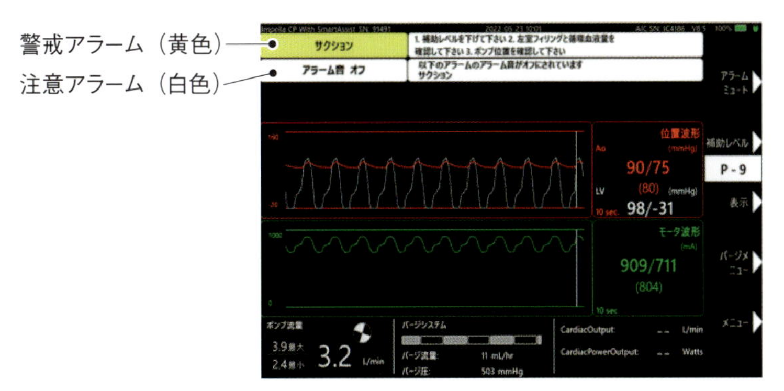

図 制御装置表示画面

画像：日本アビオメッド株式会社提供

表 代表的アラーム一覧

アラーム		原因
緊急	ポンプ位置 心室内	ポンプカテーテルが心室内に落ち込んでいる
	ポンプ位置 大動脈内	ポンプカテーテルが大動脈に抜けている
	ポンプ停止	何らかの理由でポンプが止まっている
	パージ圧 上昇	パージラインの折れ曲がりなどが考えられる また、パージ液流出部での血栓形成の可能性も考えられる
	パージ圧 低下	パージ液漏れなどが考えられる
	パージシステム 閉塞	パージラインの閉塞や折れ曲がりが考えられる
警戒	ポンプ流量 低下	後負荷の増大やサクション発生による流量低下が考えられる
	ポンプ吐出部閉塞	ポンプ吐出部が大動脈弁などにより閉塞している可能性がある
	パージ液残量わずか	パージ液の残量が少なくなっている
	サクション	ポンプ流入部からうまく血液が脱血できていない
注意	AC 電源切断	バッテリー作動中
	アラーム音オフ	アラーム音オフ機能が設定されている
	心拍出量を入力	心拍出量と CPO の値を補正する必要がある
	心拍出量を更新	循環状態の明らかな変化があったため、心拍出量の再設定が必要
	ポンプ位置不明	自己心の拍動低下などによりポンプ位置が不明

が、アラームが解除されてもアラーム音オフ機能は自動で解除されないので注意が必要です。アラーム音オフは注意アラームとして表示されます。

代表的なアラームの一覧を**表**に示します。

（後藤和大 CE）

Impella 機器トラブルのQ&A

質問 11

サクションアラームとはどういったアラームですか?

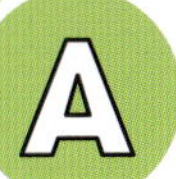

回答 11

Impellaの流入部から吸引できる血液量が不十分であったり、物理的に血液の流入が制限されたりすると、サクション（吸いつき）が発生する場合があります。

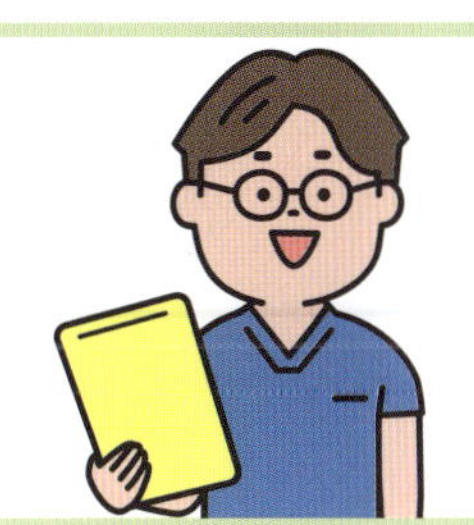

おもな原因は2種類あります。**1つはImpellaの位置が深かったり、後壁に向かっていたりすること**が原因で、流入部が左室内構造物に当たっており、脱血が阻害される場合に発生します。**もう1つは、循環血液量不足や右心不全により左室内の血液容量が十分でないことで脱血が阻害される場合**に発生します。

サクションが発生すると、循環補助効果が十分に得られず、動脈圧の低下や心拍出量の低下をまねくことになります。また、サクション時の過度の陰圧により溶血をきたす可能性があります。

対応方法は、まず補助レベルを少し（1から2程度）下げて、サクションの発生を抑えます。次に水分バランスを確認し、中心静脈圧が低い場合は補液を検討します。また、制御装置のポンプ位置画面や、心エコーを用いて、留置位置が適正であることを確認します。問題が解決したら補助レベルをアラーム発生前の設定に戻し、再びサクションが発生しないかを観察します（**図**）。

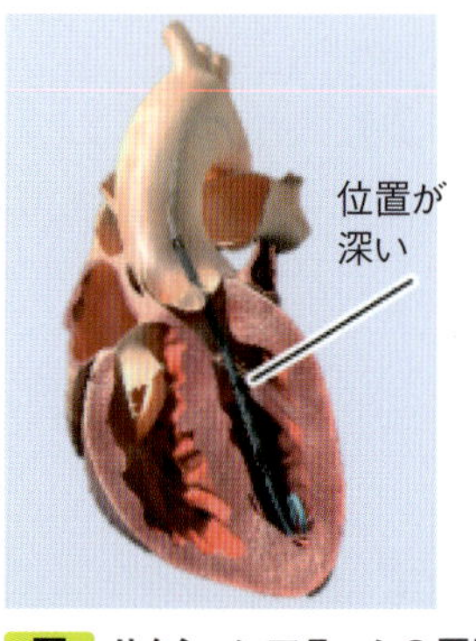

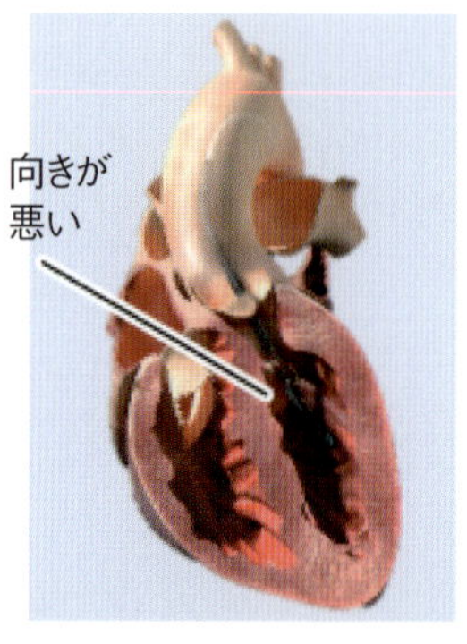

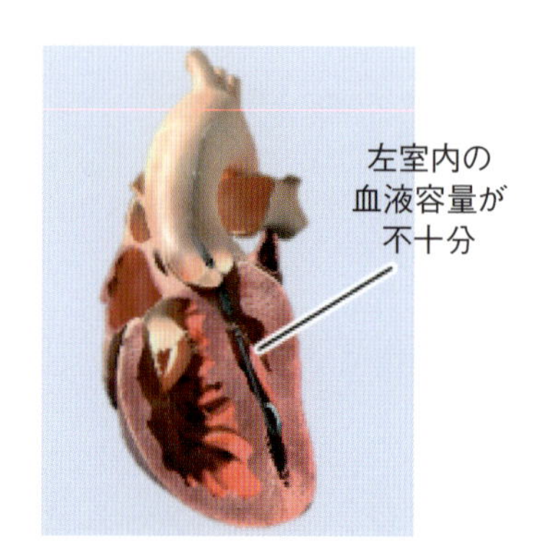

図　サクションアラームの原因

（文献 1 より一部改変、画像：日本アビオメッド株式会社提供）

引用・参考文献

1） ABIOMED. Impellla テキストブック.

（後藤和大 CE）

MEMO

Impella 機器トラブルのQ&A

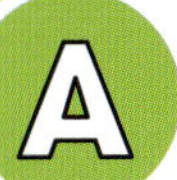

質問 12

Impella が突然停止した場合、どうしたらよいでしょうか？

回答 12

まずはポンプの再始動を試みます。再始動しない場合は、Impella を左心室から引き抜き、血行動態によって、Impella の交換や ECMO の導入などを行う必要があります。

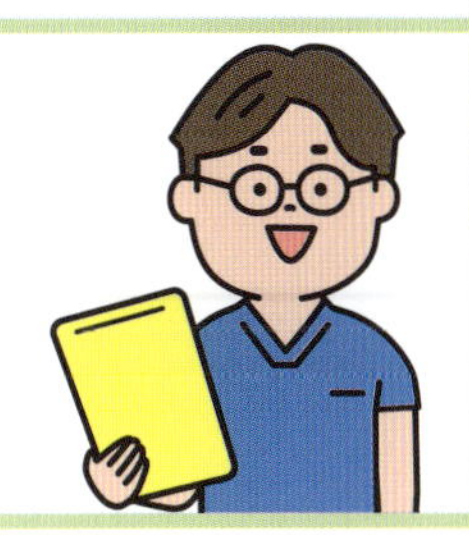

Impella が停止すると、自己の心機能にもよりますが循環が維持できなくなる可能性があります。さらにこの状態では、ポンプカテーテルを介して血液が左心室に逆流するため、左心室に負荷がかかります（図1）[1]。そのため、速やかに Impella を再始動させる必要があります。図2 に従って再始動を試みてください。**再始動できなかった場合には、逆流防止のため、Impella を左心室から大動脈弁上まで引き抜かなければいけません。**心機能が回復している状態であれば、このまま抜去となりますが、ほとんどの場合で血行動態は破綻し循環が維持できない状態に陥ると考えられます。そのため、Impella の交換や別の治療（ECMO や体外式 VAD など）への移行を考慮することになりますが、経験上、血行動態の安定化を図るために **ECMO の導入を先行して行います**。その後、必要に応じて Impella の交換や体外式 VAD 治療へ移行することになります。

再始動ができた場合でも、Impella の機能は不安であり、いつ停止してもおかしくない状態にあるため、ポンプ交換や ECMO の導入を考慮する必要があります。

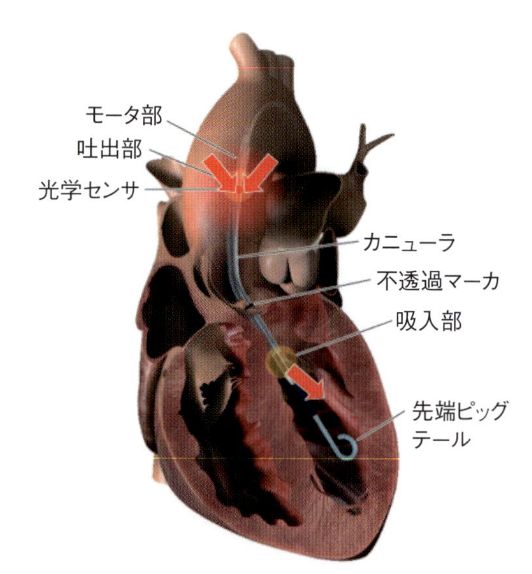

図1 ポンプカテーテルからの逆流
（文献 1 より一部改変、画像：日本アビオメッド株式会社提供）

補助レベルをポンプ停止前のレベルにして再始動を試みる

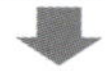

再始動しない場合、補助レベルを［P-2］にして再始動を試みる

再始動しない / 再始動後すぐ停止する場合は、
1 分後に再度［P-2］で試みる

それでも再始動しない場合
逆流防止のため Impella を心室から引き抜く
→ポンプ交換や ECMO 導入を考慮

再始動した場合
患者の血行動態が許す限り［P-2］で作動させるが、Impella の機能は不安定であり、再度停止する可能性がある。
→ポンプ交換や ECMO 導入を考慮

図 Impella が突然停止した場合の対応手順

引用・参考文献
1） ABIOMED. Impellla テキストブック.

（後藤和大 CE）

Impella 患者トラブルのQ&A

質問 13

臥床による患者さんの筋力低下が心配です。Impella 挿入中のリハビリテーションはどうしたらよいですか?

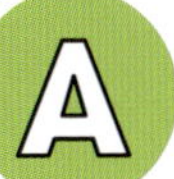

回答 13

大腿動脈にカテーテルが挿入されている場合は、安静制限を伴うため、安全に配慮しながらベッド上で実施可能な運動を行います。鎖骨下動脈に挿入されている場合は、離床が可能です。

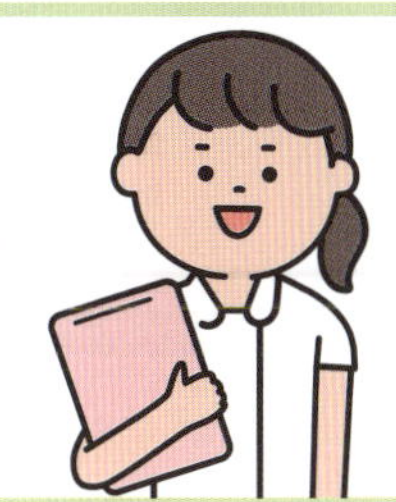

大腿動脈よりカテーテルが挿入されている場合は、安静制限が生じます。患者さんの下肢が屈曲するとImpellaの位置異常やカテーテルの破損などが生じ、正常に機器が作動しなくなる可能性があるため、**ベッドの挙上は30°程度までに制限**されます。そのため、安全に配慮しながら**ベッド上で実施可能なリハビリテーションを行います。**

鎖骨下動脈よりImpella 5.5 SmartAssistが挿入されている場合は、下肢の安静制限がなくなるため、離床が可能になります。補助人工心臓植込み手術を控えている症例などでは、積極的に離床を行うことがあります。鎖骨下動脈よりImpella 5.0挿入下での離床を含むリハビリテーションは、補助人工心臓植込み前の心不全患者の身体機能低下を予防するために有用であるとされています[1)]。**リハビリテーションを実施することにより、周術期のリスクを低下させ、術後に廃用からの早期回復を見込むことができます。**

離床する場合は、ポンプカテーテルの誤抜去や位置異常に注意が必要です。離床前にポンプカテーテルの固定がゆるんでいないか、カテーテルが引っ張られないように十分な長さがあるか、シャフトの深度マーカの数字を確認します。離床中はバイタルサインの観察を行うとともに制御装置にアラームが表示されていないか、補助流量に変化がないか、位置波形やモータ波形に異常がないかに注意を払います。離床後は、カテーテルの固定状況

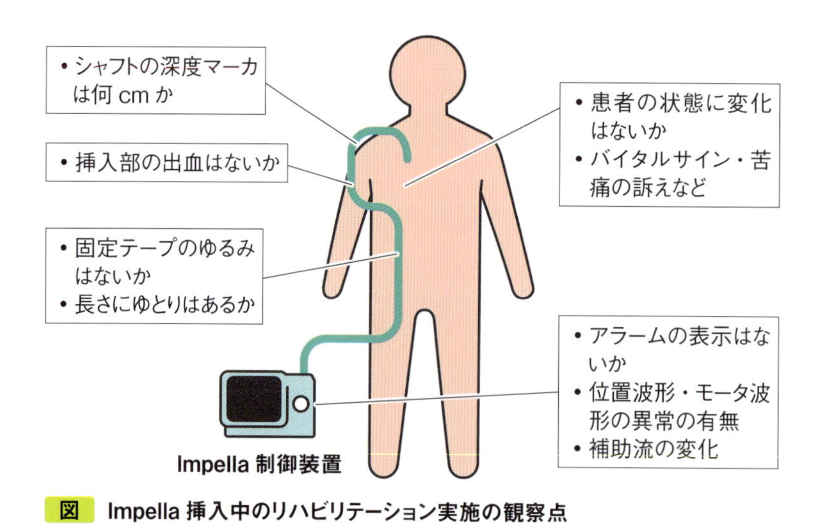

図　Impella 挿入中のリハビリテーション実施の観察点

や、深度マーカの数字がずれていないか、挿入部の出血の有無を観察します。**初回の端坐位や立位など活動レベルが変化する際には、医師に立ち会いを依頼し、離床前後で Impella の位置がずれていないかを心エコーで確認すると安全に施行することができます。**また、医師、看護師、理学療法士、臨床工学技士など多職種でリハビリテーションを計画し、安全に配慮して離床を行える体制を整備しておくことが重要です。

引用・参考文献

1） Shimizu, M. et al. Cardiac Rehabilitation in Severe Heart Failure Patients with Impella 5.0 Support via the Subclavian Artery Approach Prior to Left Ventricular Assist Device mplantation. J Pers Med.13（4）, 2023, 630.

2） 日本循環器学会 / 日本心臓血管外科学会 / 日本心臓病学会 / 日本心血管インターベンション学会編. PCPS/ECMO/ 循環補助用心内留置型ポンプカテーテルの適応・操作（2023 年 JCS/JSCVS/JCC/CVIT ガイドラインフォーカスアップデート版）. 2023. https://www.j-circ.or.jp/cms/wp-content/uploads/2023/03/JCS2023_nishimura.pdf（2024.8.4 閲覧）

（髙岡亜紀子 Ns）

Impella 患者トラブルのQ&A

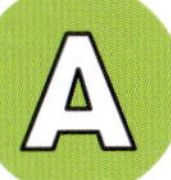

質問 14

トラブルが起こらないように Impella ポンプカテーテルを固定するにはどうしたらよいですか?

回答 14

Impella 挿入部は、異常を早期発見できるように観察可能な透明フィルムドレッシングを貼付します。固定リングは位置調整の操作ができるように避けて、また、滅菌スリーブが破損しないように滅菌スリーブ以外の場所を固定します。

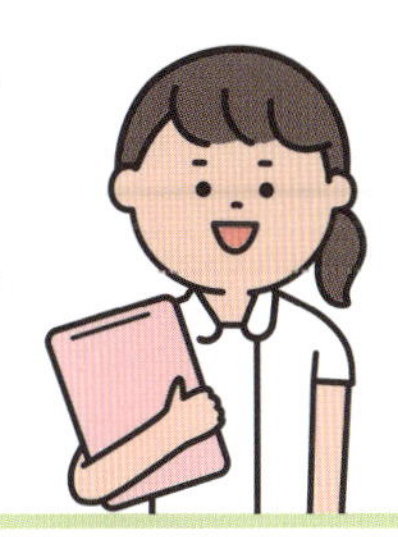

Impella 挿入部は、**出血や感染徴候などの異常を早期発見できるように、観察しやすい透明フィルムドレッシングを貼付します**。固定リングは避けて透明フィルムドレッシングを貼付し、位置異常があった際にすぐに位置調整できるようにしておきます。また、カテーテルを固定するには、滅菌スリーブが破損しないように滅菌スリーブ以外の場所をテープで固定します。

Impella CP SmartAssist の場合は、留置用シースが固定されています。固定翼の先端が皮膚に当たるまで進められているか、固定翼の中枢側の 2 つの穴が縫合されているか、留置用シースの下にガーゼなどを置き穿刺角度が維持できるように固定されているかを確認します。**穿刺部の出血を防ぐために留置用シースの角度を維持し、不自然なテンションがかからないようにすることがポイント**です（**図1**）[1]。

Impella 5.5 SmartAssist が挿入されている鎖骨下動脈などの場合は、**固定具などで固定リング近傍、カテーテルプラグの前、カテーテルプラグの後の 3 点で固定**することがメーカーによって推奨されています（**図2**）[1]。また、患者さんの体動による破損を予防するために、カテーテルプラグは患者さんの臍上部にくるようにします。カテーテルプラグなど

・穿刺角度が維持されているか

・固定翼の中枢側が縫合固定されているか

・必要時ガーゼなどを敷く

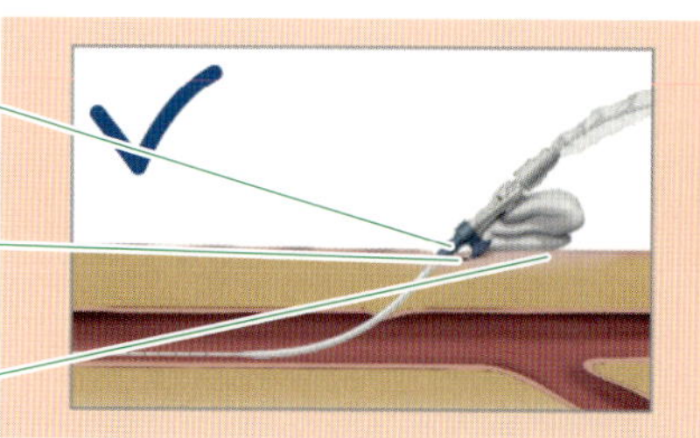

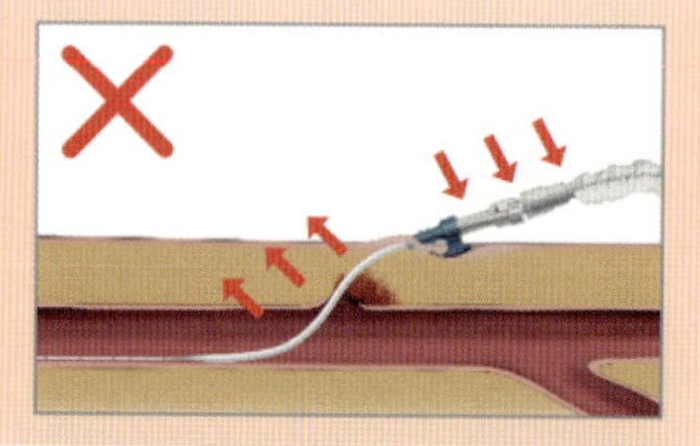

留置用シースの固定角度が穿刺角度よりも浅く固定されると皮下で血管を押し上げてしまい留置用シースの血管刺入部で出血を引き起こす可能性がある

図1 留置用シースの固定

（文献 1 より一部改変、画像：日本アビオメッド株式会社提供）

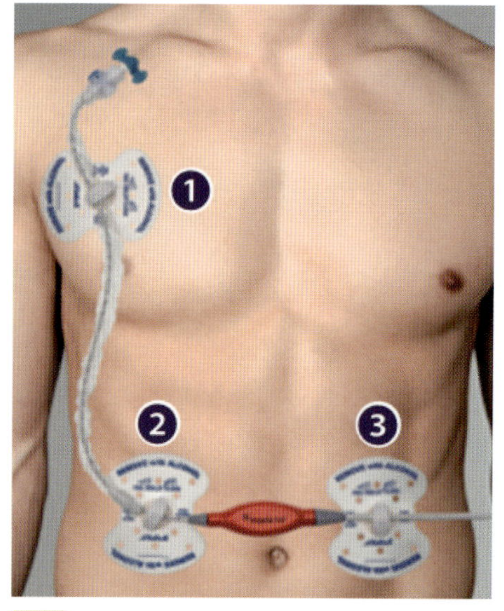

カテーテル固定具などを用いて 3 点固定
①固定リング近傍
②カテーテルプラグの前
③カテーテルプラグの後ろ

図2 Impella 5.5 SmartAssist カテーテルシャフト・プラグ固定

（文献 1 より一部改変、画像：日本アビオメッド株式会社提供）

が患者さんの皮膚に触れる場合には、皮膚保護材を貼付し、医療関連機器圧迫創傷（medical device related pressure ulcer；MDRPU）を形成しないように注意します。

引用・参考文献

1） ABIOMED. Impella テキストブック.

（髙岡亜紀子 Ns）

VAD 導入前のQ&A

質問 1

VAD 装着前の患者管理で、気をつけておくべきことはありますか?

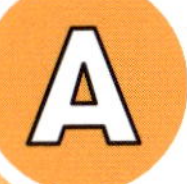

回答 1

VAD 装着前の患者管理では、心不全の最適な薬物治療以外にも、栄養状態の改善、感染予防、特に肝臓と腎臓を中心とした臓器機能の維持・改善に努めることが重要です。

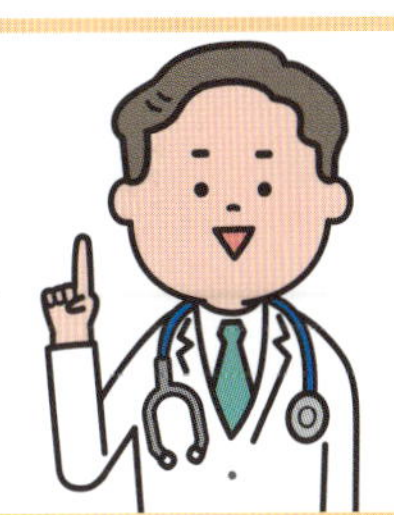

VAD 装着前の患者管理

補助人工心臓（ventricular assist device；VAD）装着前の患者管理は、術後の良好な経過のためにきわめて重要です。実際、VAD 装着前の INTERMACS 重症度分類によって、術後成績に差が生じることが示されています（図）[1]。

心不全管理

心不全診療ガイドラインで推奨される最適な薬物療法（guideline directed medical therapy；GDMT）が導入されていることが大前提です。利尿薬、ACE 阻害薬・ARB や ARNI、β遮断薬、MRA、SGLT2 阻害薬を基本とし、必要に応じてイバブラジンやベルイシグアトも併用します。しかしながら、心不全の増悪期には、忍容性に応じてこれらの薬剤は休薬・減量され、必要に応じて強心薬が使用されることもあります。過度の輸液負荷を避け、適切な前負荷（容量負荷）を維持することが重要です。

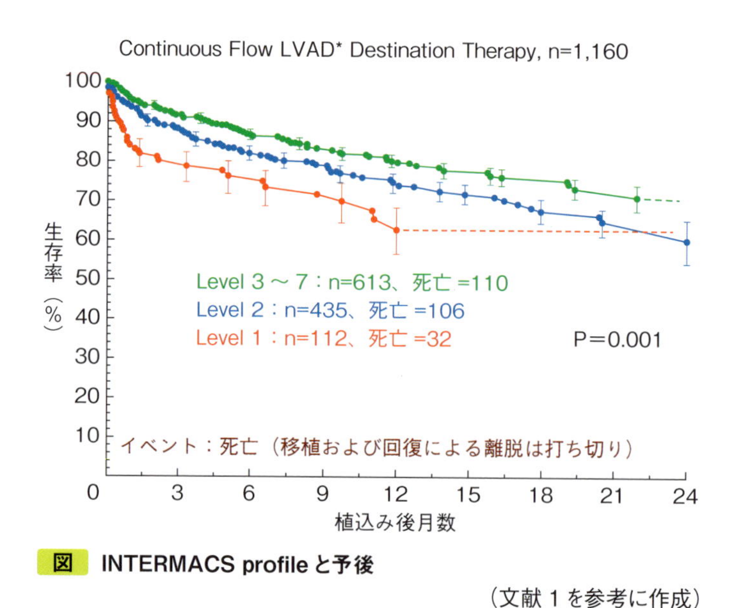

図 **INTERMACS profile と予後**

（文献 1 を参考に作成）

栄養状態の改善

低栄養状態は術後合併症のリスクを高めるため、**十分なカロリーとタンパク質の摂取**を心がけます。必要に応じて経腸栄養や中心静脈栄養を行います。

感染予防

VAD 感染は重大な合併症のため、術前から徹底した感染予防策を講じます。**う歯を含め、既存の感染巣がある場合は、可能な限り治療しておきます。**

臓器機能の維持・改善

特に肝臓と腎臓の機能維持に注意します。うっ血による肝障害や腎機能障害がある場合には、利尿薬や強心薬の調整、必要に応じて一時的な除水治療なども検討します。

凝固能の管理

VAD 装着前には、大動脈内バルーンパンピング（intra-aortic balloon pumping；IABP）や Impella などの機械的循環補助が施行されているケースも多いです。穿刺部の管理とともに、**全身の出血・血栓予防管理のため、抗凝固薬や抗血小板薬を適切に管理**します。

右心機能の評価と管理

右心不全はVAD術後の重大な合併症のため、術前から右心機能を十分に評価し、必要に応じて肺血管拡張薬などを使用します。また、心室頻拍や心室細動などの致死的不整脈は、左室補助人工心臓（left ventricular assist device；LVAD）装着後の右心不全の大きな原因となるため、アブレーションなども含めて、可能な限りLVAD装着前に治療しておくことが望ましいとされます。

精神的サポート

VAD装着は患者さんと家族に大きな不安をもたらすため、コーディネーターや精神科医、臨床心理士など、多職種チームにより、十分な説明と心理的サポートを行います。

リハビリテーション

可能な範囲で術前リハビリテーションを行い、身体機能の維持・改善を図ります。

多職種チームによる管理

循環器内科医、心臓外科医、麻酔科医、看護師、理学療法士、臨床工学技士など、多職種によるチーム医療で総合的に管理します。

引用・参考文献

1） Kirklin, JK. et al. Long-term mechanical circulatory support (destination therapy): on track to compete with heart transplantation? J Thorac Cardiovasc Surg., 144（3）, 2012, 584-603.

（奥村貴裕 Dr）

2章 VAD 導入前のQ&A

VAD 導入中のQ&A

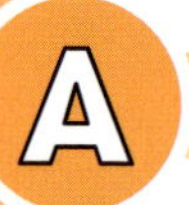

質問 2

VAD 装着患者さんが円滑な日常生活を行うために、医療チームがサポートすべきに内容に関して教えてください。

回答 2

VAD 装着患者さんの円滑な日常生活のため、医療チームは包括的教育、継続的フォローアップ、多職種連携によるケア、心理的サポート、生活環境調整、社会復帰支援を行い、患者さんの安全と QOL 向上に努めることが重要です。

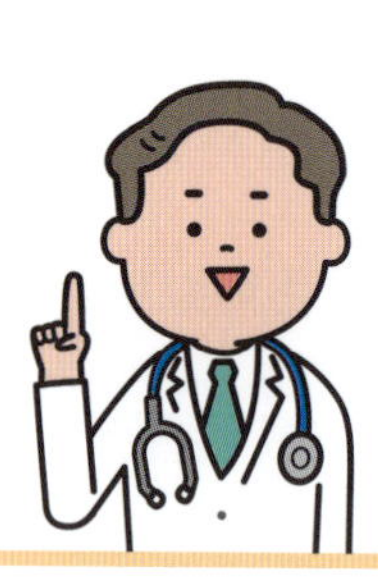

通院中のサポート

VAD 装着患者さんは、機器装着による生活上の制限はあるものの、自宅、学校、職場などで日常生活を送ります。医療チームは、患者さんが安全かつ円滑に日常生活を送り、高い生活の質（quality of life；QOL）を維持できるようサポートすることが重要です。

通常 1 カ月に 1 回通院いただき、身体と機器の状態を確認します。また、**定期入院での心エコー・心臓カテーテル検査などにより、心負荷や回転数設定が適切かをチェックします。**

- **包括的な教育プログラム**

機器の操作、管理方法、感染予防（特にドライブライン出口部のケア）、緊急時対応について詳細な指導を行います。

- **継続的なフォローアップ**

定期的な外来診察と遠隔モニタリングシステムを通じて、機器チェックと全身状態評価を行います。

- **多職種チームアプローチ**

循環器内科医、心臓外科医、VAD コーディネーター、看護師、理学療法士、臨床工学技士、管理栄養士、臨床心理士など、各専門家が連携して患者さんの個別ニーズに対応します。

- **心理的サポート**

カウンセリングの提供や患者会・支援グループの紹介を通じて、精神的なケアを行います。

- **生活環境の評価と調整**

自宅訪問を行い、安全な生活環境確保のためのアドバイスや必要な改修支援を行います。

- **社会復帰支援**

就労・就学に関する相談対応や、社会保障制度の利用支援を行います。

- **家族教育とサポート**

家族にも機器管理や緊急時対応の教育を行い、介護負担軽減策を提案します。

- **栄養指導**

VAD 装着患者さんに適した食事内容や栄養管理について個別指導を行います。

- **リハビリテーション**

段階的な運動プログラムと日常生活動作（activities of daily living；ADL）の改善をサポートします。

- **薬物療法の最適化**

抗凝固療法を含む薬物療法を定期的に見直し、副作用モニタリングを行います。当院では、患者さんの PT-INR 自己測定と遠隔デバイスを用いた測定値共有により、迅速なフィードバック体制を確立しています。

- **緊急時対応システムの構築**

24 時間対応可能なホットラインの設置や地域の救急医療機関、救急隊との連携を行います。

- **旅行サポート**

旅行計画時のアドバイスや旅行先の医療機関との連携を支援します。

＊　＊　＊

これらの包括的なサポートを通じて、VAD 装着患者さんの安全性と QOL の向上を図ることが重要です。医療従事者は、患者さん 1 人ひとりの状況や生活スタイルに応じて、きめ細かなケアを提供する必要があります。また、**患者さんの自己管理能力を高めることで、より自立した生活を送れるよう支援することも大切です。**定期的な評価と支援内容の調整を行い、VAD 治療の長期的な成功につなげることが医療チームの重要な役割です。

（奥村貴裕 Dr）

VAD 離脱後のQ&A

質問 3

心機能が改善してVADを離脱した患者さんは、薬物療法を中止してしまってもよいのでしょうか？

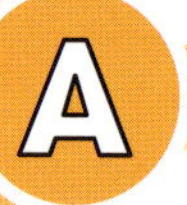

回答 3

VAD 離脱後の薬物療法は、心臓原疾患や心機能の回復度に応じて個別に調整されます。一般に、拡張型心筋症の患者さんでは、心不全治療薬は原則継続とし、抗凝固薬は血栓リスクに応じて減量・中止を考慮します。原疾患によっては、注意深い観察のもと、休薬されるケースもあります。

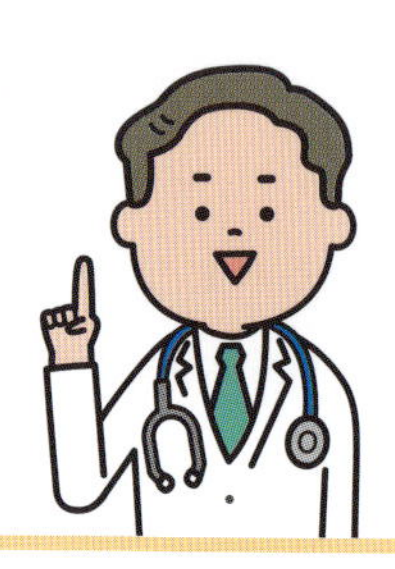

心機能が改善してVADを離脱した患者さんの薬物療法中止に関しては、慎重に判断する必要があります。近年報告された、心機能の改善した拡張型心筋症の患者さんにおける心不全治療薬の中止に関するランダム化試験 TRED-HF では、**薬物療法の中止は心機能低下の再発リスクが懸念されています**[1]。一方、劇症型心筋炎やたこつぼ型心筋症など、ほかの心臓原疾患におけるエビデンスは、小規模なものに留まっています（表）[2, 3]。

TRED-HF 試験では、心機能の改善した拡張型心筋症患者さんの約 40%が薬物療法中止後 6 カ月以内に再発しました。VAD 離脱患者さんでも同様のリスクがある可能性があります。体外設置型 VAD にて心機能が改善し、離脱し得た薬剤心筋症の患者さんでも、その数年後に心機能低下が再度進行し、植込み型 VAD 装着になったケースも報告されています[2]。

患者さんごとに回復の程度、原疾患、合併症などが異なるため、個別に評価する必要があります。また、薬物療法の減量を試みる場合には、**一度にすべて中止するのではなく、慎重に段階的に減量していく方法が安全かもしれません**。その場合には、頻繁かつ綿密なモニタリングが不可欠であり、心エコー、BNP・NT-proBNP、身体所見や自覚症状の評価などを定期的に行っていく必要があります。そのため、患者さんに再発のリスクと症状に

表 心機能改善後の薬物治療継続に関するエビデンスと推奨

心臓原疾患	エビデンスレベル	知見	推奨
虚血性心疾患	自然歴：後向き観察研究、前向き観察研究 薬物治療：ランダム化比較試験、前向き観察研究	コホート研究における長期データは限定的である 服薬中止は容認されない	心不全治療を継続する 生活習慣へ介入する
非虚血性拡張型心筋症	自然歴：後向き観察研究、前向き観察研究 薬物治療：ランダム化比較試験、前向き観察研究	最高酸素摂取量は対照に比べて低い 服薬中止は心不全再増悪や駆出率再低下と関連する生活習慣へ介入する	心不全治療を継続する 生活習慣へ介入する
心筋炎	後向き観察研究	診断が確実であり、初期臨床経過が劇的であった場合、優れた長期予後が得られる	診断が確実な劇症性心筋炎では、注意深いモニタリングのもと、慎重に心不全治療薬の中止を検討し得る
周産期心筋症	後向き観察研究 前向き観察研究	再妊娠は心不全の再発を招き得る 将来の妊娠が予定されない場合は、治療薬を中止できるかもしれない	将来の妊娠計画がない場合は、注意深いモニタリングのもと、慎重に心不全治療薬の中止を検討し得る
頻脈誘発性心筋症	前向き観察研究	データは限定的だが、駆出率再低下および症状再発の可能性がある	心不全治療を継続する 生活習慣へ介入する
アルコール性心筋症	後向き観察研究	コホート研究におけるデータはない 拡張型心筋症と予後を比較するコホート研究は、矛盾している	心不全治療を継続する 生活習慣へ介入する
化学療法誘発性心筋症	後向き観察研究 前向き観察研究	コホート研究における長期データは不十分である アントラサイクリン毒性による永続的な心筋微細構造変化は持続的なリスクを示唆する トラスツズマブでは、心不全再発の可能性は低く、心筋障害も可逆的である	薬剤別に固有のアプローチが必要 アントラサイクリン毒性：心不全治療および生活習慣への介入を継続する トラスツズマブの毒性：注意深い監視下で、慎重に薬物治療の減量/中止を検討し得る
たこつぼ心筋症	後向き観察研究 前向き観察研究	心筋生検およびMRIにおける可逆的心筋微細構造変化に関する報告あり 4年間に11.4%の再発報告あり 慢性期の心不全治療効果に関する長期データは欠如	心不全治療継続に関する強いエビデンスはない
鉄過剰性心筋症	症例報告	コホート研究における長期データは不十分である	心不全治療継続に関する強いエビデンスはない

（文献2，3を参考に作成）

ついて十分に説明し、異常を感じたら速やかに受診するよう指導します。

心機能の再低下は、治療中止後しばらくしてから起こる可能性もあります。心機能や症状の悪化がみられた場合、速やかに治療を再開できるよう、あらかじめ基準を設定しておくのもよいでしょう。

VAD 離脱後の薬物療法中止は、原疾患によっては可能な場合もありますが、慎重に判断し、綿密なモニタリングと迅速な対応ができる体制を整えたうえで行うべきと考えます。

引用・参考文献

1) Halliday, BP. et al. Withdrawal of pharmacological treatment for heart failure in patients with recovered dilated cardiomyopathy (TRED-HF): an open-label, pilot, randomised trial. Lancet. 393 (10166), 2019, 61-73.
2) 奥村貴裕. 投与中の心筋保護薬. やめたらどうなるの？. 循環器ジャーナル. 66 (1), 2018, 30-8.
3) Basuray, A. et al. Management of Patients With Recovered Systolic Function. Cardiovasc Dis. 58(4), 2016, 434-43.

（奥村貴裕 Dr）

MEMO

VAD 合併症のQ&A

質問 4

VAD 植込み後に気をつけなければならない合併症はなんですか?

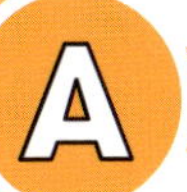

回答 4

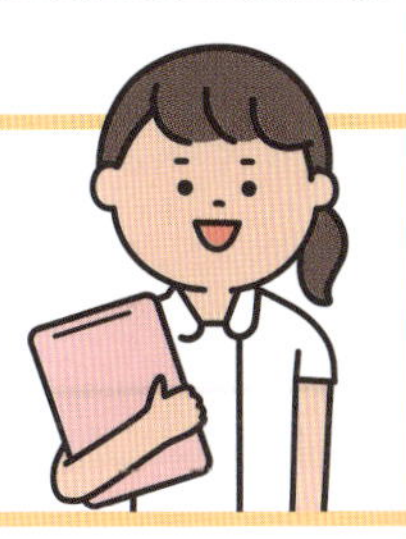

合併症で多いものは脳血管障害（脳梗塞・脳出血）・感染・心不全・機器トラブルです。

脳血管障害

VAD は体にとっては異物ですので、VAD そのものに血栓ができてしまうことがあります。VAD で血栓ができた場合、脳梗塞を起こすリスクが高いです。そのため、**VAD 植込み後は抗凝固薬の内服が必要です**。脳梗塞や脳出血予防のためにも決められた用法用量で正しく内服してもらう必要があります。

施設によっては、**在宅で INR の測定を行ってもらっています**。INR の値に問題がないかを確認し、値の変動がある場合には病院へ相談するようにしてもらいましょう。また、脳血管障害を起こした場合は、命に直結する場合があります。手足が動かしにくい、しゃべりにくいといった症状がある場合には、救急車を要請しすぐに病院を受診してもらうようにしてください。

感染

最も感染しやすいのがドライブラインです。**ドライブラインは皮膚を貫通しているため、そこから体内へ菌が入るとVAD 自体に菌が付着し、VAD の交換が必要になる場合があります**。VAD 植込み後は、ドライブラインの消毒方法や皮膚の観察方法、早期受診基準などを患者さんに指導します。退院後も正しい方法で消毒できているかどうかの確認が必要です。皮膚保護材や固定テープで皮膚トラブルが生じる場合には、皮膚・排泄ケア認定看護師や皮膚科へ相談し、感染の原因とならないよう早期に対応することも大切です。

心不全

VAD は左心室を補助する機器で、右心室は補助されません。また、**VAD を装着すると心臓から勢いよく血液を抜き取るため、大動脈弁に負担がかかり、大動脈弁閉鎖不全症を合併することがあります**。そのため、VAD 植込み後も心不全症状が出現することがあります。内服管理や、食事の管理、患者さんによっては水分制限が必要になる場合もあります。体重や浮腫の確認といったセルフモニタリングなども重要になるため、継続して実施してもらえるように指導します。

（茂　優子 Ns）

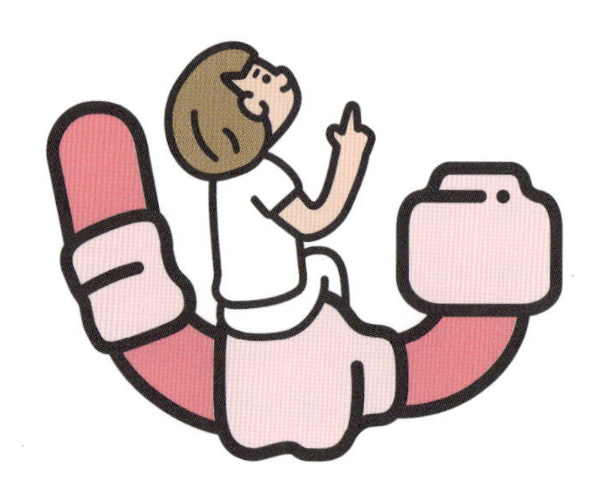

VAD 機器トラブルのQ&A

質問 5

両電源喪失したら、どうなりますか?

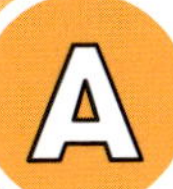

回答 5

HeartMate3 と EVAHEART はコントローラの予備バッテリ、非常用バッテリで駆動します。HeartMate Ⅱ、HVAD、Jarvik2000 は電源喪失とともにポンプも停止します。速やかにバッテリや AC/DC ケーブルにて電源供給を再開しポンプを再始動させてください。

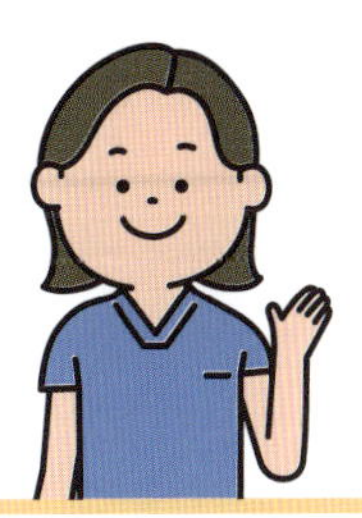

HeartMate3 はシステムコントローラに予備バッテリが備わっており、もし両方の電源が外れて、外部電源（バッテリや AC 電源）からの電源供給が喪失した場合も、システムコントローラの予備バッテリで**少なくとも 15 分間は設定回転数で駆動できます**（図1）。

EVAHEART は、コントローラに非常用バッテリが装着されており、外部電源が途絶えたとき、**15 分以上（満充電時）ポンプ駆動できます**（図2）。予備バッテリや非常用バッ

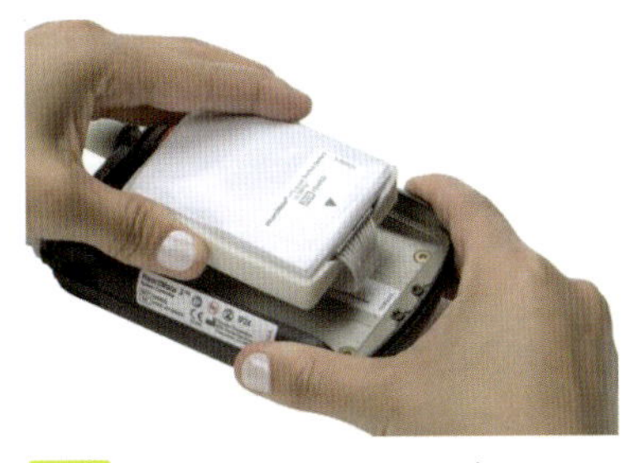

図1 HeartMate3 の予備バッテリ
（画像：アボットメディカルジャパン合同会社提供）

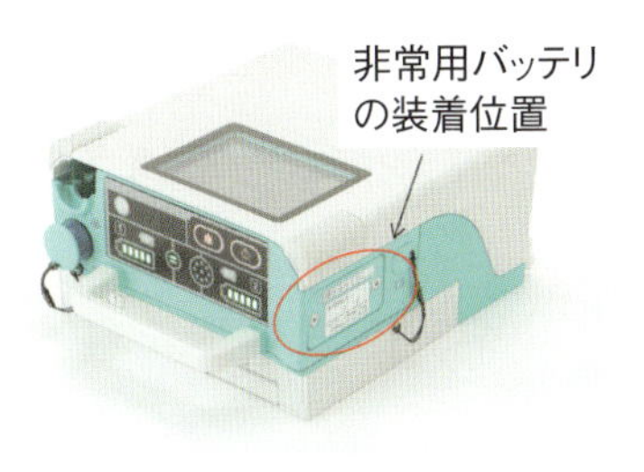

図2 EVAHEART の非常用バッテリ
（画像：株式会社サンメディカル技術研究所提供）

テリ駆動中に、外部電源からの電源供給を再開させてください。そのほかの機種は、電源喪失すると同時にポンプ停止します。

外部電源が接続され電源供給が再開すると、どの機種も自動的に血液ポンプが再始動します。HeartMate3 では、ポンプ駆動開始まで、通常 3〜4 秒、最大 10 秒かかります。回転数が安定するまでの間に LOW FLOW アラームが発生することがありますが、**慌てずポンプ運転ランプや、実際の駆動音で血液ポンプ再始動を確認しましょう。**

（長谷川静香 CE）

MEMO

VAD 患者トラブルのQ＆A

質問 6

VAD 植込み後に必要な 24 時間のケアギバーの付き添いの定義が緩和されたと聞きました、患者さんは自由に 1 人で行動できるようになったということでしょうか？

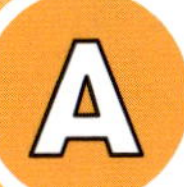

回答 6

心臓移植を目的にした方も DT を目的とした方も、退院後 6 カ月はケアギバーの同居が必要です。6 カ月後からは、日常生活範囲内であれば 1 人での行動も許容されるようになりました。施設によって、取り決めが異なりますので必ず主治医や人工臓器技術認定士、コーディネーターに確認してください。

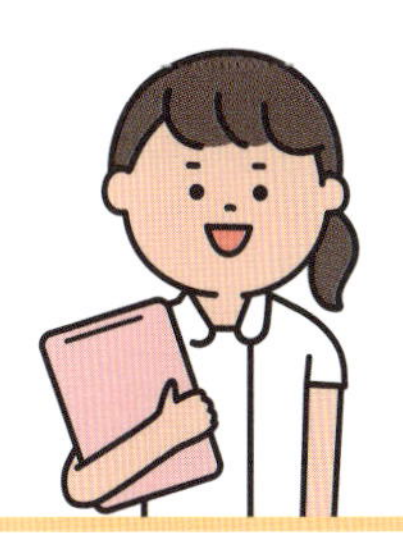

在宅で管理するおもな VAD 治療には２種類あります。１つ目が**心臓移植へのブリッジ（bridge to transplantation；BTT）**、２つ目が**長期在宅補助人工心臓治療（destination therapy；DT）**です。２つの治療は患者さんの QOL 向上を目的にしているという点では同じですが、異なる点があります。

まず、心臓移植を目的とした BTT はドナーやドナー家族の善意のもとで成り立つ医療です。いただいた心臓を大切にできるのか、社会復帰し社会貢献が行えるのかが、心臓移植適応の判断基準になります。QOL 向上はもちろんですが、**ルールを守りながら無事に心臓移植をむかえてもらえるのか、心臓移植後も治療に真摯に向き合ってもらえるのか**を検討する必要があります。

一方で、DT 治療は最期の時まで VAD とともに生活することになります。心臓移植の適応とならなくても、VAD 治療を受けることで QOL が改善、向上します。治療への協力は必要ですが、**QOL の向上に重きがおかれる治療**です。

2024年度、ケアギバーの24時間付き添いの要件が緩和された背景には、24時間の付き添いができないために心臓移植を断念しなければならない、また、ケアギバーである家族が退職しなければならないといった背景があったためです。移植医療やVAD治療は、患者さんだけではなく、ケアギバーである家族の生活スタイルも変化させてしまい、負担となっていました。それらの問題を緩和するために、**BTTもDTも退院後6カ月は24時間の付き添いが必要ですが、その後は、生活圏内であれば患者さん1人での行動も許容されるようになりました。**

BTTとDTの治療目的は少し異なりますが、QOL向上を目的にしていることには変わりません。もし、ケアギバーのあり方についてルールを守れない患者さんがいた場合には、一方的にルールの遵守を指導するのではなく、なぜルールが守れなかったのか、どうすればルールが守れるのか、患者さんやケアギバーである家族から話を聴いてください。**患者さんやケアギバーの生活スタイルに合わせた指導が必要です。**また、今はSNSなどで、全国のVAD治療を受けている患者さんが情報発信をしていますので、そちらも参考になります。

ケアギバーのあり方については施設で異なる部分があります。ケアギバーのあり方は緩和されましたが、完全に自由に生活してよいというわけではありません。施設としてどのようなルールとするのかを検討し、患者さんやケアギバーにルールや取り決めを説明することが重要になってきます。

（茂　優子 Ns）

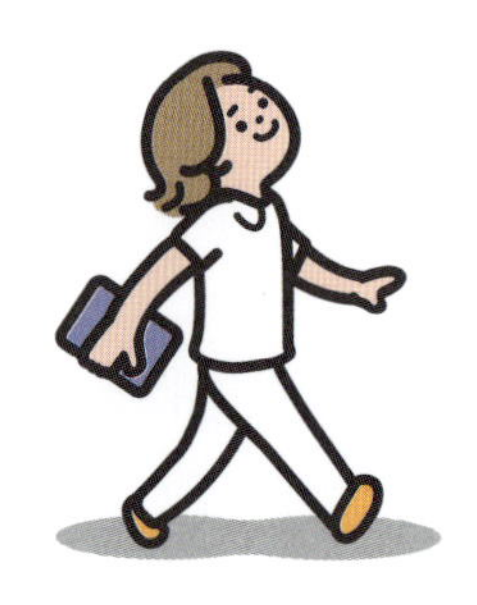

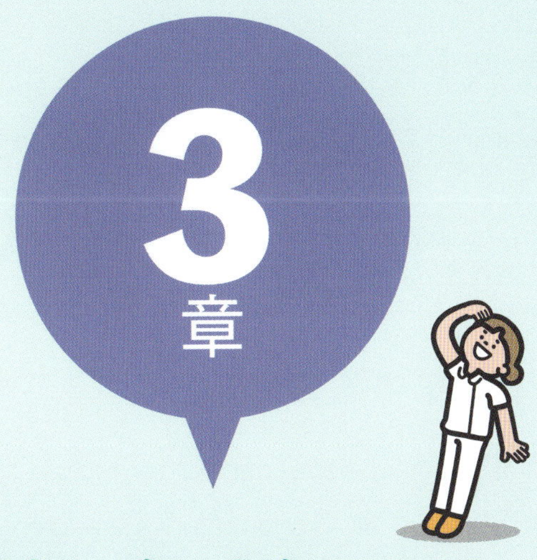

3章

複合的に使用するケース

図とテキストでみる IABP×V-A ECMOのはたらき

2つ合わさると何をするのか

旧来、機械的循環補助（mechanical circulatory support；MCS）治療において、静脈脱血－動脈送血体外式膜型人工肺（veno-arterial extracorporeal membrane oxygenation；V-A ECMO）に大動脈内バルーンパンピング（intra-aortic balloon pumping；IABP）を併用することによる治療成績の向上や有用性に関しては賛否両論があり、その議論は尽きませんでした[1~5]。しかし、**循環補助用ポンプカテーテル（Impella）の出現によってV-A ECMO装着患者におけるImpella装着による成績向上が報告され**[6、7]、V-A ECMOと併用するMCSデバイスについて議論されることは少なくなりました。

V-A ECMOにIABPが併用されてきた理由は大きく分けて2つあります。1つ目は、心機能が高度に障害され大動脈弁が開放しない状態では、V-A ECMOによる左心室の後負荷増加、左室拡張末期圧（LVEDP）の上昇から肺うっ血をきたすリスクが高く、**肺うっ血の進行が認められる症例には左室減圧を検討する必要があった**[8、9]ことによります。2つ目は、V-A ECMOに用いられる血液ポンプは非拍動流ポンプであるため、**IABPを用いて脈圧を作ることができる**とされてきました。この点についての有用性ははっきりしていません。

引用・参考文献

1） Thiele, H., et al. Intraaortic balloon support for myocardial infarction with cardiogenic shock. N Engl J Med. 367（14）, 2012, 1287-96.
2） Cheng, R., et al. Lack of Survival Benefit Found With Use of Intraaortic Balloon Pump in Extracorporeal Membrane Oxygenation: A Pooled Experience of 1517 Patients. J Invasive Cardiol. 27（10）, 2015, 453-8.
3） Gass, A. et al. Peripheral venoarterial extracorporeal membrane oxygenation in combination with intra-aortic balloon counterpulsation in patients with cardiovascular compromise. Cardiology. 129（3）, 2014, 137-43.
4） Takayama, H. et al. Clinical outcome of mechanical circulatory support for refractory cardiogenic shock in the current era. J Heart Lung Transplant. 32（1）, 2013, 106-11.
5） Petroni, T. et al. Intra-aortic balloon pump effects on macrocirculation and microcirculation in cardiogenic

shock patients supported by venoarterial extracorporeal membrane oxygenation*. Crit Care Med. 42（9）, 2014, 2075-82.

6） Pappalardo, F. et al. Concomitant implantation of Impella® on top of veno-arterial extracorporeal membrane oxygenation may improve survival of patients with cardiogenic shock. Eur J Heart Fail. 19（3）, 2017, 404-12.

7） Patel, SM. et al. Simultaneous Venoarterial Extracorporeal Membrane Oxygenation and Percutaneous Left Ventricular Decompression Therapy with Impella Is Associated with Improved Outcomes in Refractory Cardiogenic Shock. ASAIO J. 65（1）, 2019, 21-8.

8） Russo, JJ. et al. Left Ventricular Unloading During Extracorporeal Membrane Oxygenation in Patients With Cardiogenic Shock. J Am Coll Cardiol. 73（6）, 2019, 654-62.

9） Grandin, EW. et al. Mechanical Left Ventricular Unloading in Patients Undergoing Venoarterial Extracorporeal Membrane Oxygenation. J Am Coll Cardiol. 79（13）, 2022, 1239-50.

（簗瀬正伸 Dr）

V-A ECMOによる循環動態への影響

V-A ECMOの血流量を、開始前のベースラインの状態である1L/minから4.75L/minまで順次増加させた場合の循環動態への影響を**図1**に示します[1]。ベースラインの状態からECMO血流量を増加させるごとに、**右房圧が低下し**（**図1C**）、**大動脈圧と左房圧が上昇**（**図1B**）、**左室容積が増大**（**図1A**）していることがわかります。ECMO血流量の増加に伴い左室容積が増大していますが、左室拍出量（**図1D**のループ幅）は減少しており、高い後負荷によって左室収縮終末期・左室拡張末期圧が増大し、左房圧も上昇していることがわ

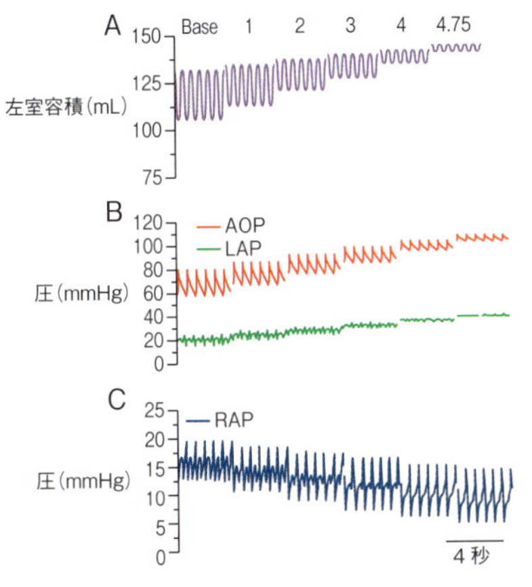

図1 V-A ECMOによる循環動態への影響

（文献1を参考に作成）

かります（**図1D**）。このことから、**V-A ECMOの使用は左心機能低下および肺水腫を引き起こす危険性があると考えられます**。また、**図1**におけるECMOの最大血流量（4.75L/min）では、大動脈弁はほとんど開かずに左室腔内の血液が停滞していることがわかります。左室腔内の血液停滞は、心腔内血栓や肺血栓症の形成につながる可能性があり、脳梗塞や肺塞栓をはじめ、そのほかの重要臓器の塞栓症を引き起こす危険性があります。

IABPとV-A ECMOの併用による患者アウトカム

このようなV-A ECMOの弱点である左室後負荷増大に伴う悪影響に対処するために、IABPやImpellaとの併用が行われています。17編の観察研究を対象にしたメタアナリシスによると、左室unloadingを目的とした「V-A ECMOとIABP」や「V-A ECMOとImpella」などの併用は、**死亡率の有意な低下**に関連していること（リスク比0.79、95%信頼区間0.72～0.87、$p < 0.00001$）が報告されています[2]。また、V-A ECMO装着患者におけるIABP併用とImpella併用とを比較した7つの観察研究を対象にしたメタアナリシスによると、死亡リスクは同等で、それぞれ60.8%と64.9%であった（リスク比0.93、95%信頼区間0.71～1.21）と報告されています[3]。しかし、Impella併用はIABP併用と比較して、特に**大出血**（57.2% vs 39.7%、リスク比1.66、95%信頼区間1.12～2.44）と**溶血**（31% vs 7%、リスク比4.61、95%信頼区間1.24～17.17）の合併が有意に多く、より綿密な管理が必要になると考えられます（**図2**）[3]。

Outcome	Studies	N	RR with 95% CI	I2(%)	P-value
大量出血	6	586	1.66[1.12, 2.44]	82.5	0.01
溶血	3	316	4.61[1.24, 17.2]	66.2	0.02
持続的腎代替療法	4	456	1.26[0.84, 1.90]	56.3	0.27
脳卒中	5	522	1.50[0.80, 2.83]	0.00	0.20
四肢虚血	3	346	1.68[0.72, 3.90]	18.0	0.23

Favors ECMO＋Impella　Favors ECMO＋IABP
1　2　4　8　16

図2　「V-A ECMOとImpella」と「V-A ECMOとIABP」の安全性の比較

（文献3を参考に作成）

引用・参考文献

1） Rao, P. et al. Venoarterial Extracorporeal Membrane Oxygenation for Cardiogenic Shock and Cardiac Arrest. Circ Heart Fail. 11（9）, 2018, e004905.
2） Russo, JJ. et al. Left Ventricular Unloading During Extracorporeal Membrane Oxygenation in Patients With Cardiogenic Shock. J Am Coll Cardiol. 73（6）, 2019, 654-62.
3） Gandhi, KD. et al. Left Ventricular Unloading With Impella Versus IABP in Patients With VA-ECMO: A Systematic Review and Meta-Analysis. Am J Cardiol. 208, 2023, 53-9.

（河合佑亮 Ns）

MEMO

図とテキストでみる IABP×V-A ECMOの適応

どんな患者さんに使うか

V-A ECMO に IABP を併用する適応は、2023 年版の『JCS/JSCVS/JCC/CVIT ガイドライン　フォーカスアップデート版　PCPS/ECMO/ 循環補助用心内留置型ポンプカテーテルの適応・操作』において明記されています[1]。**重症心不全に対しては静注強心薬に加えて IABP を装着した症例において、臓器低灌流が持続し、LVEDP は正常（< 15mmHg）であるにもかかわらず、中心静脈圧（central venous pressure；CVP）が高値（≧ 15mmH_2O）である場合に V-A ECMO を導入すべき**とされています。V-A ECMO が装着されたからといって IABP を盲目的に使用することには懐疑的といわざるを得ませんが、Impella が使用できない施設では、V-A ECMO による左心室の後負荷増加により LVEDP の上昇および肺うっ血の増悪をきたしそうな症例では併用せざるを得ないと思います。これらの施設では、V-A ECMO を装着して 48～72 時間以内に V-A ECMO から離脱することが困難であると判断したら、ただちに Impella や人工心臓手術が行える施設へ搬送するか、ベストサポーティブケア（best supportive care；BSC）とするかを検討するべきでしょう[1]。

引用・参考文献

1） 日本循環器学会 / 日本心臓血管外科学会 / 日本心臓病学会 / 日本心血管インターベンション治療学会編. PCPS/ECMO/ 循環補助用心内留置型ポンプカテーテルの適応・操作（2023 年 JCS/JSCVS/JCC/CVIT ガイドライン　フォーカスアップデート版）. 2023. https://www.j-circ.or.jp/cms/wp-content/uploads/2023/03/JCS2023_nishimura.pdf（2024.8.19 閲覧）

（簗瀬正伸 Dr）

IABP×V-A ECMO のQ&A

質問 1

動脈圧波形と IABP 先端圧波形が同じです。これは IABP の同期タイミングがずれているのでしょうか。

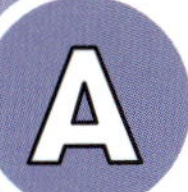

回答 1

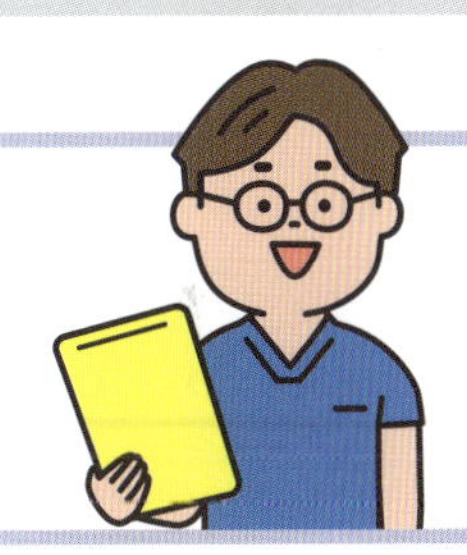

心臓の収縮力が著しく低下していると脈圧が出ないため、IABP の圧波形と動脈圧波形は同様の波形を示します。

経皮的心肺補助装置（percutaneous cardiopulmonary support；PCPS）導入中において、心臓の収縮力が著しく低下している場合、動脈圧波形はフラットな定常流波形を示します。これは、心臓が十分に収縮できず、脈圧を生み出せないためです。**PCPS は遠心ポンプによって定常流で血液を送るため、心臓が動いていない時の動脈圧波形は PCPS の送血圧と同等になります**。また、その際の患者さんの血圧は PCPS の送血圧に依存します。血圧が低い場合には PCPS の流量を増やし、必要に応じて血管収縮薬などの昇圧薬を投与します。

図 で示すように、PCPS は定常流で血液を送りますが、IABP と組み合わせることで圧波形は定常流から拍動流へと変化します。通常、IABP はディクロティックノッチ（大

定常流

遠心ポンプは定常流として
血液を送り出すため、
圧波形も定常流となる

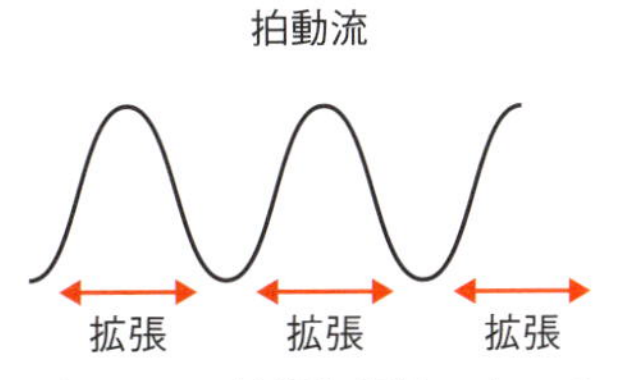

図　定常流と拍動流について

動脈弁閉鎖直後）でバルーンが拡張することで拡張期圧が上昇し、収縮期にバルーンが収縮することで大動脈拡張末期圧が低下し、左室後負荷軽減につながります。

しかし、脈圧が出ていない動脈圧波形では、IABP バルーンの拡張によって動脈圧が上昇し、バルーンの収縮によって動脈圧が低下するため、拍動流のような動脈圧波形を示します。そのため、**心臓の収縮力が著しく低下している患者さんでは、動脈圧波形と IABP 先端圧波形が同じ波形を示します。**

以上のことから、PCPS と IABP を併用する際には、動脈圧波形の変化に注意し、適切な管理を行うことが重要です。**患者さんの状態に応じて、PCPS の流量調整や昇圧薬の投与を適宜行い、循環の安定化を図る必要があります。**

（清水弘太 CE）

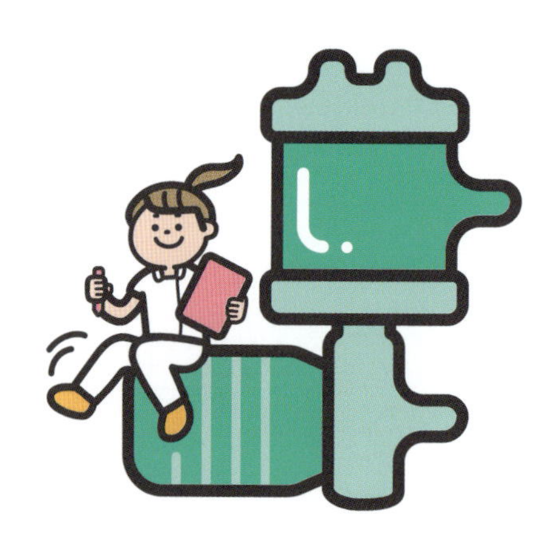

IABP×V-A ECMOのQ&A

質問 2

V-A ECMO（PCPS）と IABP 併用時において、バルーン拡張時の上肢への血流はどうなりますか？

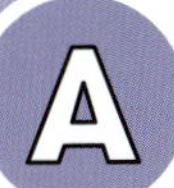

回答 2

心臓が動いている場合は、バルーン拡張時には自己心拍による血流が上肢へ流れます。一方で、心臓が動いていない場合は、PCPS からの血流が上肢へ流れますが、バルーン拡張時には一時的に上肢への血流が遮断されてしまいます。

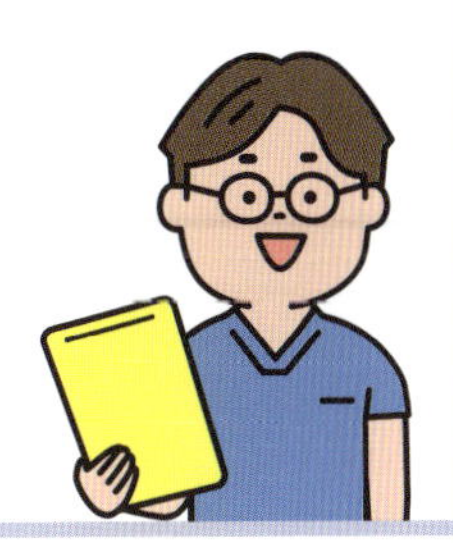

PCPS と IABP を併用することで、①末梢循環の改善、②交感神経の抑制、③腎血流の維持、④冠血流の増加の 4 つの効果が期待できます。

これらの効果は、すべて PCPS 送血の定常流を IABP が拍動流に変化させることによって得られるものです。PCPS の送血は、大腿動脈から心臓に向かう逆行性送血です。PCPS は全身の循環維持を目的とした有用なデバイスですが、心臓からみると、PCPS 送血に打ち勝つ力で左心室が収縮しなければ大動脈弁が開かないため、左心後負荷を増大させることになります。そこで、IABP を併用することで、バルーンの収縮によって左心後負荷の軽減が期待でき、さらに PCPS の定常流を生理的な血流と同じ拍動流に変えることができます。

しかし、PCPS と IABP を併用する場合には、いくつか注意が必要です。図のように、IABP バルーンが拡張する時には、PCPS から送られる血液がバルーンによって遮断され、PCPS による上肢への血流が妨げられてしまいます。この時、**上肢への血流は自己心拍に依存するため、IABP 併用時には心収縮力の評価を日々行うことが重要です**。また、IABP を併用するメリットとデメリットを十分に考慮する必要があります。

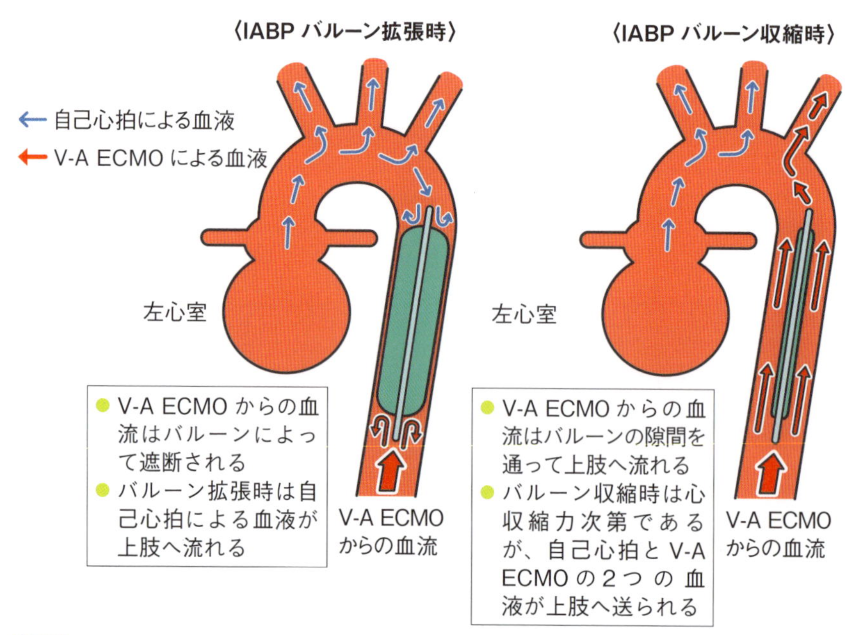

図　V-A ECMO（PCPS）と IABP 使用時の注意点

さらに、バルーンの収縮時においては、上肢への血流遮断が解消される一方で、**PCPS の逆行性送血による左心室への後負荷増大が残ります**。このような点から、PCPS と IABP の併用に関する利点については、特に後負荷の減少や拍動流送血に関して、一定の理論的な利点が存在しますが、現時点では明確なエビデンスが少ないのが現状です。そのため、臨床現場では経験と個別の患者状況に基づいて適切な治療方針を選択することが重要です。

以上のように、PCPS と IABP の併用における注意点と利点を理解し効果的に運用するためには、医療従事者間での綿密な情報共有と協力が不可欠です。

（清水弘太 CE）

図とテキストでみる V-A ECMO×Impellaのはたらき

2つ合わさると何をするのか

静脈脱血ー動脈送血体外式膜型人工肺（veno-arterial extracorporeal membrane oxygenation；V-A ECMO）とImpellaを組み合わせて使用する治療を「ECPELLA（ECMELLA）」とよびます。わが国ではECPELLAとよばれることが多いため、本項においても以後、ECPELLAとします。心原性ショックを対象とした多施設後ろ向き観察研究において、V-A ECMO単独患者と比較して**ECPELLA導入患者は死亡リスクの減少がみられた**と報告されており、ECPELLAは心原性ショック患者において有効な治療戦略だといえます[1)]。Impellaが登場する前は、V-A ECMO使用時に左室減負荷の役割を果たすデバイスは大動脈内バルーンパンピング（intra-aortic balloon pumping；IABP）でした。IABPはあくまでも圧補助による左室減負荷デバイスですので、サポートに限界があります。高度に左心機能が低下している症例では、大動脈弁の閉鎖を生じ、肺うっ血や心室内血栓の原因となり得るため、早期にECMO＋IABP管理からECPELLAへとスイッチすることで管理がより安全に行える例も多くあります。

V-A ECMOとImpellaそれぞれのデバイスにおける詳細な説明は別項に譲りますが、端的にいえば、ECPELLAはお互いのデメリットを補い合う治療です。**V-A ECMOは全身への流量補助のパワーが大きく、かつ人工肺を介した酸素化のサポートも可能であるというメリット**があります（表）。その反面、逆行性の血流になるため、左心室にとっては後負荷となり左室拡張末期圧の上昇、肺うっ血の増悪につながります。左心室の仕事量は増大し、酸素消費量も増加します。

また、極度の左心機能低下例では、後負荷により大動脈弁の開放が消失し左室内に血栓を形成する場合もあります。

V-A ECMOにImpellaを併用することで、**V-A ECMOのデメリットである左室圧の上昇を抑え、肺うっ血の改善が期待できます**（図）。大動脈弁が閉鎖している症例でも、左室内の血流のよどみが改善され、左室内血栓形成の予防になります。またV-A ECMOの

表 各デバイスのはたらき

	IABP	Impella CP	Impella 5.5	V-A ECMO	V-V ECMO	Central-ECMO	体外型LVAD
一般的な流量	圧サポート	～3.7L/min	～5.5L/min	3.0～6.0L/min	3.0～6.0L/min	3.0～6.0L/min	3.0～6.0L/min
留置可能期間（一部目安）	weeks	8日	30日	weeks	weeks	weeks	months
シース・カニューラサイズ	7～8Fr	14Fr	21Fr	脱血：18～24Fr 送血：14～22Fr	脱血：23～29Fr 送血：17～21Fr	—	—
おもな脱血送血方向	—	順行性 左心室→上行大動脈	順行性 左心室→上行大動脈	逆行性 右心房→大腿動脈	— 大腿静脈→内頸静脈	順行性 右心房→上行大動脈	順行性 左心室（左心房）→上行大動脈
左室負荷	↓	↓↓	↓↓	↑	→	↑（左心系ベントがあれば↓）	↓↓
呼吸補助	×	×	×	○	○	○	×（人工肺をつければ○）
右室補助	×	×	×	○	×	○	×（BiVADであれば○）
おもなカニュレーション部位	大腿動脈	大腿動脈	腋窩動脈or鎖骨下動脈	大腿静脈/大腿動脈	大腿静脈/内頸静脈	右心房/上行大動脈	左心室（左心房）/上行大動脈

みでは流量が不足する場合でも、Impellaを併用することで全身への血流が増加し、平均血圧の上昇・臓器障害の改善に寄与します。

Impella単独治療の限界

一方、Impella単独治療の限界として、①（特にImpella CPの場合）補助できる流量が限られるため、**臓器血流不足に陥ることがあります**。特に自己心からの拍出が期待できない場合で、すでに臓器障害が顕在化しているような症例にとってはImpella単独管理では

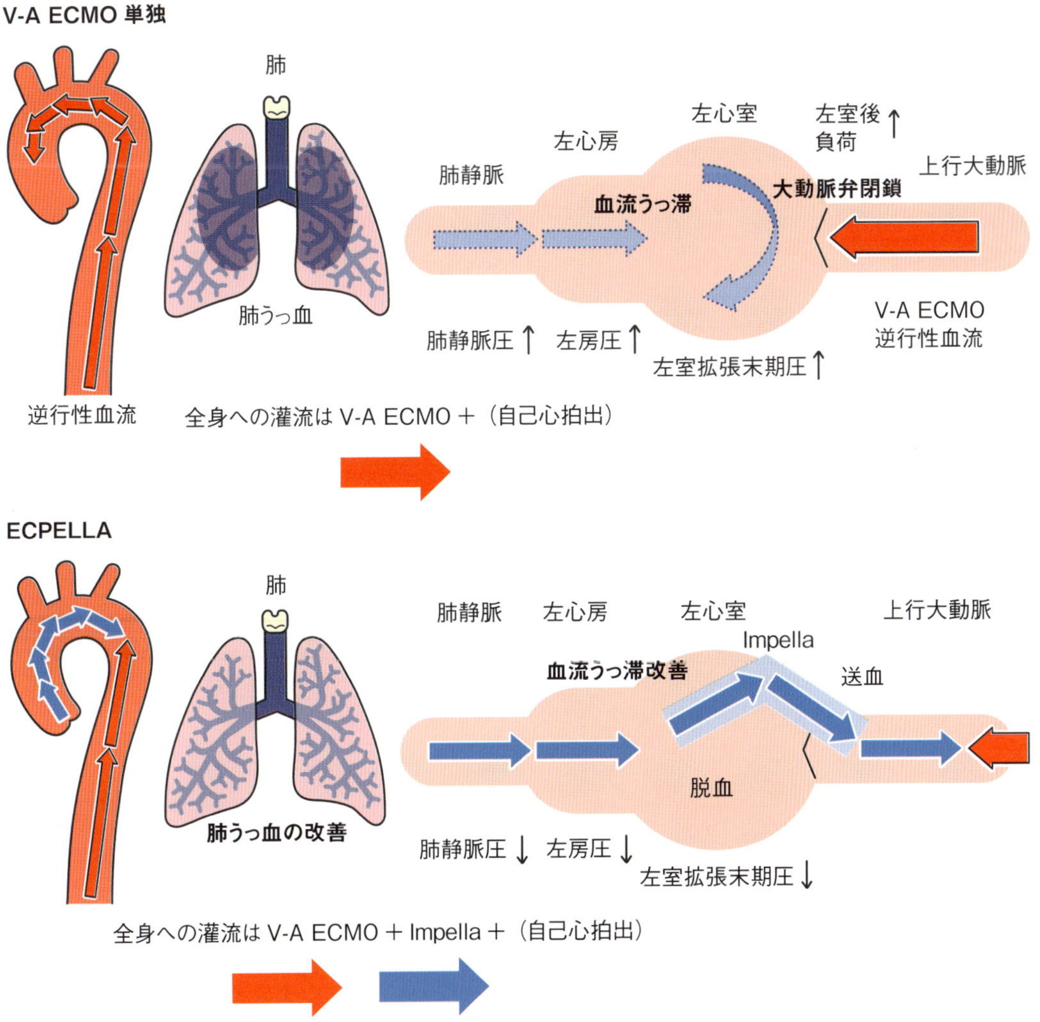

図　ECMO 単独と ECPELLA の比較イメージ

心もとない場合もあります。②あくまでも左心サポートデバイスであるため、**右心不全が強い場合は血流が右心系から左心室へ回ってこずに、Impella がうまくはたらかないことがあります。**特に、劇症型心筋炎や非虚血性心筋症のなかには右心機能が極度に低下した症例が存在し、強心薬や肺血管拡張薬を併用しても Impella のサクションアラームが頻回に作動し補助レベルを高くできないという場合は、迷わず V-A ECMO の併用を行う必要があります。③酸素化のサポートはないため、肺機能が悪い症例については Impella 単独での管理は難しいでしょう。ただし ECPELLA 管理においても、脳や上肢に自己肺を通過した**酸素化が不十分な血液が灌流してしまう現象（differential hypoxia/north south**

syndrome）が生じることがありますが、それについては後述（p.225）します。

短期使用が原則

ECPELLA は、重症心原性ショックの急性期治療として有効なデバイスであるため、基本的には短期使用が前提です。つまり**臓器障害を改善させ、原病の回復をめざす bridge to recovery（BTR）としての使用がメイン**です。また**治療方針の決定までの橋渡し（bridge to decision；BTD）としての側面もあります**。左心機能の改善が乏しい場合でも、右心機能と肺機能の改善が回復していれば、ECMO を離脱し Impella 単独管理（Impella 5.5 への移行も検討）や体外式左室補助人工心臓（left ventricular assist device；LVAD）、植込み型補助人工心臓（ventricular assist device；VAD）への選択肢があります。右心機能や肺機能の改善も乏しい場合は central ECMO ＋左室ベントや両室 VAD（biventricular assist device；BiVAD）へのシステム移行を検討する必要があります。

ECPELLA のはたらき

①全身の十分な臓器灌流を維持する

心原性ショックの急性期治療において最も大切なことは、全身への組織灌流を維持して臓器障害の進行を食い止めることです。そのために最低限必要な灌流量は 2.5L/min/m^2 程ですが、すでに臓器障害が進行している例や敗血症合併例においてはさらに流量が必要なので、**総循環血液量はできる限り多い方がよい**でしょう。実際の流量調整の仕方については後述しますが（p.219）、急性期は右心機能低下や炎症に伴う血管透過性亢進などもあり、左室内腔が狭小化することで Impella が脱血不良を生じ、最大限のパフォーマンスが発揮できないケースも多くみられます。そのため、なるべく ECMO で流量を確保し、Impella は補助レベルを上げず、左心室の減負荷のみの役割であることも多いです。ECMO で十分に流量が確保できない場合は、ECMO カニューラのサイズアップを検討します。また溶血や下肢阻血など合併症がコントロールできない場合は Central ECMO システムへのアップグレードを考慮します。

②両心のサポートを行う

V-A ECMO は、右心房から脱血し、大動脈に逆行性に送血することで、おもに右心負荷を軽減させます。一方で、左心系に対しては後負荷となり、左室拡張末期圧を上昇させます。Impella（CP/5.5）は、前述の通り左心補助デバイスです。左房圧および肺動脈圧を下げる点で間接的に右心負荷軽減の作用もあるといえますが、一方で特に右心不全例では心室中隔が左室側へ偏位することによる右室収縮機能低下につながる可能性もあります。特に、**心筋症による重症心不全例や劇症型心筋炎の急性期においては、左心不全のみならず両心不全にいたっていることも多く、ECPELLAによる両心のサポートが必要**です。実際の患者選択やそれぞれのサポートバランスおよびウィーニングについては別項（p.222）を参照ください。

③呼吸補助を行う

V-A ECMOは人工肺を兼ね備えており、呼吸補助デバイスとしてのはたらきがある一方で、Imellaは循環補助のみのデバイスです。心原性ショック例では、肺うっ血や胸水貯留による低酸素血症はよくみられ、さらに心停止例では胸骨圧迫による肺挫傷や血胸を合併していることもあります。人工呼吸器の呼気終末陽圧（positive end-expiratory pressure；PEEP）や吸入酸素濃度を上げるといった対応をとりますが、高いPEEPによる循環動態の悪化や、高濃度酸素に伴う肺障害が問題となり、呼吸器の調整にも限界があります。Impella管理中に純粋に呼吸サポートのみが必要であればV-V ECMO＋Impellaという選択肢もあり得ますが、実際には**循環不全に対して高流量の循環サポートや右心補助が必要なケースが多く、V-A ECMO＋Impella（ECPELLA）が選択される**ことが多いです。ECPELLA導入後に注意すべきこととしてdifferential hypoxia（north south syndrome）があるため、それについては別項（p.225）で解説します。

引用・参考文献

1） Schrage, B. et al. Left Ventricular Unloading Is Associated With Lower Mortality in Patients With Cardiogenic Shock Treated With Venoarterial Extracorporeal Membrane Oxygenation: Results From an International, Multicenter Cohort Study. Circulation. 142（22）, 2020, 2095-106.

（風間信吾 Dr）

図とテキストでみる V-A ECMO×Impellaの適応

どんな患者さんに使うか

心原性ショックにおけるデバイス選択は、臓器障害の程度、心機能（左心系と右心系）、デバイス挿入のアプローチ可能部位、循環補助を要する期間を考慮し総合的に判断します。各施設から心原性ショックのデバイス選択についてフローチャートが報告されていますが、ここでは日本循環器学会ガイドラインで提唱されているデバイス選択（**図1**）を示します[1)]。V-A ECMO＋Impella（CP）（ECPELLA）は心原性ショックに対して迅速に内科的に確立できるシステムの最上位といえますが、その適応となるパターンはいくつか存在します。

SCAI ステージ C、D

まず SCAI ステージ C、D の患者さん（**図2**）について述べます（SCAI ステージについては 1 章の p.71 参照）。臨床的に多く遭遇するのは、**左心不全主体の心原性ショック**です。例えば、左冠動脈主幹部や前下行枝近位部の急性心筋梗塞に伴う心原性ショックなどが該当します。その場合、全身の低灌流に加え、左心系の圧上昇に伴い肺うっ血が生じます。初期介入として、強心薬や IABP が使用されることがありますが、サポート不足の場合は迅速に Impella の導入を検討します。ここで大切なのは、Impella 導入後も忘れず血行動態を評価することです。そのために、**できる限りスワン・ガンツカテーテルによる評価を行う**ことが望ましいでしょう。右心不全徴候がある場合（中心静脈圧 / 肺動脈楔入圧＞ 0.6、PAPI*＜ 0.9）や循環不全が続く場合、V-A ECMO の追加（ECPELLA）を検討します。

一方で肺塞栓症など急激な右心負荷を伴うショックや、右心不全主体の心筋症による心原性ショックに対しては、まず V-A ECMO が選択肢となります。左心機能低下を伴っている場合には左心補助デバイスも必要になりますが、程度により IABP もしくは Impella の追加（ECPELLA）を検討します。

*PAPI：Pulmonary Artery Pulsatility Index（肺動脈収縮期圧－肺動脈拡張期圧）/ 中心静脈圧

Stage A
心原性ショックの危険性がある状態（急性心筋梗塞 / 慢性心不全の急性増悪例を含む）

Stage B
低灌流所見を認めないものの、血圧または頻脈を認める状態

Stage C
治療介入（強心薬、昇圧薬、機械的補助循環）を要する低灌流所見を有する

Stage D
ステージCと同様だが初期治療への反応に乏しく病態が悪化している状態

Stage E
心肺蘇生処置やECMOを含む種々の循環補助を要する循環虚脱・心停止状態

心原性ショック（低血圧と低灌流）

治療の反応に乏しく病態悪化

低血圧 / 頻脈

低灌流

多臓器不全
（肺、腎臓、肝臓、脳など）

院内死亡率

機械的循環補助
IMPELLA CP
IMPELLA 5.5
V-A ECMO
IMPELLA＋V-A ECMO

図1 米国心血管インターベンション学会（SCAI）の心原性ショックにおけるステージ分類と全身状態の関係
（Baran DA, et al, 2019[2], Chioncel O, et al. 2020[3] を参考に作図）
ECMO：体外式膜型人工肺

日本循環器学会 / 日本心臓血管外科学会 / 日本心臓病学会 / 日本心血管インターベンション治療学会. 2023 年 JCS/JSCVS/JCC/CVIT ガイドライン フォーカスアップデート版　PCPS/ECMO/ 循環補助用心内留置型ポンプカテーテルの適応・操作. https://www.j-circ.or.jp/cms/wp-content/uploads/2023/03/JCS2023_nishimura.pdf（2024.10.7 閲覧）

SCAI ステージ E

また次に SCAI ステージ E について述べます（図3）。心停止や重度の心原性ショックの場合、**迅速に V-A ECMO を確立することが最も重要**です。多くは左心不全主体のショックであり、V-A ECMO 確立後には左室後負荷の増大から左室内圧の上昇、肺うっ血のリスクがあります。また、大動脈弁閉鎖に伴う左室内血栓形成の可能性もあります。そのため多くの症例で左心補助デバイスが必要であり、Impella CP を導入し ECPELLA 管理とすることが多くあります。

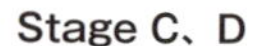

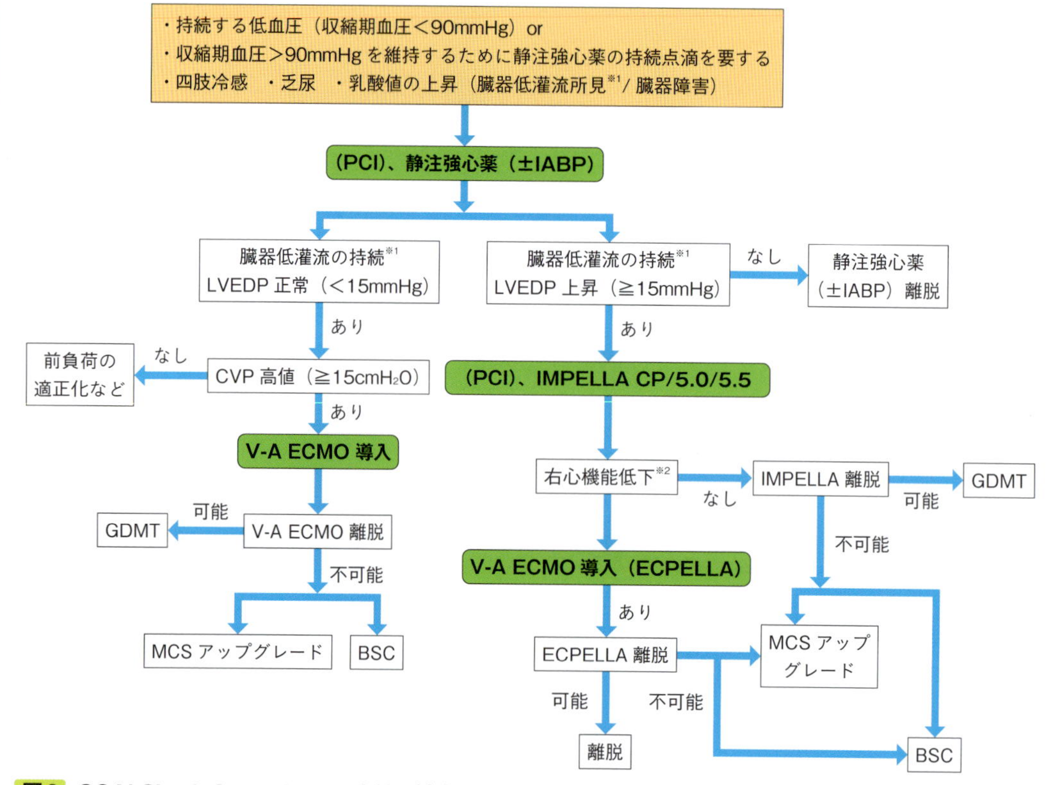

図2　SCAI Shock Stage C，D における対応

PCI：経皮的冠動脈インターベンション，IABP：大動脈内バルーンパンピング，LVEDP：左室拡張末期圧，CVP：中心静脈圧，GDMT：ガイドラインに基づく標準的治療，MCS：機械的循環補助，BSC：ベストサポーティブケア，$S\bar{v}O_2$：混合静脈血酸素飽和度，MAP：平均血圧，CI：心係数

※1　$S\bar{v}O_2$ ＜ 60%，MAP ＜ 60 mmHg，Lac ≧ 2.0mmol/L，CI ＜ 2.2 L/min/m²，cardiac power output ＜ 0.6

※2　右室一回仕事係数低値（＜ 5g/m），右房圧 / 肺動脈楔入圧高値（＞ 0.6），pulmonary artery pulsatility index 低値（＜ 0.9）

日本循環器学会 / 日本心臓血管外科学会 / 日本心臓病学会 / 日本心血管インターベンション治療学会．2023 年 JCS/JSCVS/JCC/CVIT ガイドライン フォーカスアップデート版　PCPS/ECMO/ 循環補助用心内留置型ポンプカテーテルの適応・操作．https://www.j-circ.or.jp/cms/wp-content/uploads/2023/03/JCS2023_nishimura.pdf（2024.10.2 閲覧）

Impella が登場する前は、V-A ECMO 使用時に左室減負荷の役割を果たすデバイスは IABP でした。IABP では左心室のサポート力が不十分なことがあり、高度に左心機能が低下している症例では大動脈弁の閉鎖を生じ、肺うっ血や心室内血栓の原因となり得ます。ECMO ＋ IABP のシステムで管理する場合、容量や血圧コントロールを慎重に行い、絶えず大動脈弁の開放を確認しておく必要があります。左室後負荷に配慮して V-A ECMO の流量を下げると全身の循環不全が遷延するリスクがあり、本末転倒になり得ます。その場

合はECMO＋IABPシステムの限界と考え、ECPELLAシステムへの移行を検討すべきです（**図3**、**図4**）。Impellaの導入が可能な施設の場合、管理の安全域の広さからECMO＋IABPよりもECPELLAが選択されることが多いですが、適応を考えるうえで、**自己心拍再開を認めていない心停止症例や、低酸素脳症が強く疑われ予後がきわめて不良と想定される症例などはImpella使用の除外も考慮**する必要があります[4)]。

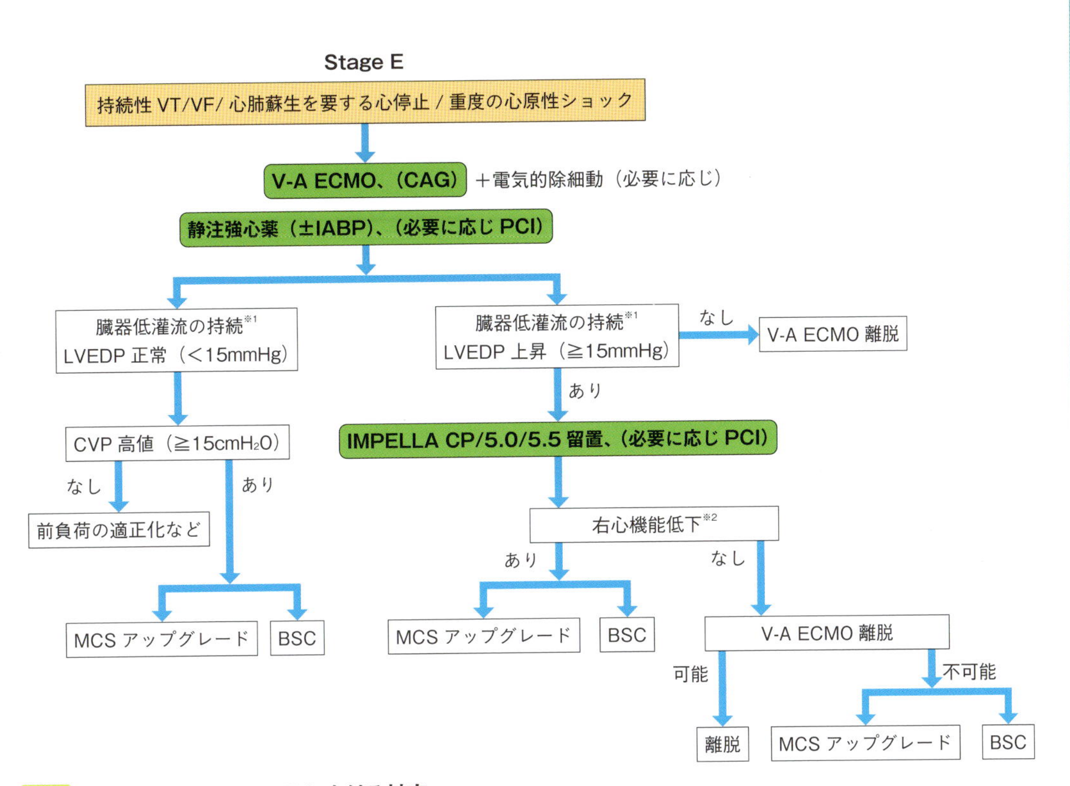

図3 **SCAI Shock Stage Eにおける対応**

VT：心室頻拍，VF：心室細動，CAG：冠動脈造影，IABP：大動脈内バルーンパンピング，PCI：経皮的冠動脈インターベンション，LVEDP：左室拡張末期圧，CVP：中心静脈圧，MCS：機械的循環補助，BSC：ベストサポーティブケア，$S\bar{v}O_2$：混合静脈血酸素飽和度，MAP：平均血圧，CI：心係数

※1　$S\bar{v}O_2$＜60%，MAP＜60 mmHg，Lac≧2.0 mmol/L，CI＜2.2 L/min/m²，cardiac power output＜0.6

※2　右室一回仕事係数低値（＜5 g/m），右房圧/肺動脈楔入圧高値（＞0.6），pulmonary artery pulsatility index低値（＜0.9）

日本循環器学会/日本心臓血管外科学会/日本心臓病学会/日本心血管インターベンション治療学会．2023年JCS/JSCVS/JCC/CVITガイドライン フォーカスアップデート版　PCPS/ECMO/循環補助用心内留置型ポンプカテーテルの適応・操作．https://www.j-circ.or.jp/cms/wp-content/uploads/2023/03/JCS2023_nishimura.pdf（2024.10.2閲覧）

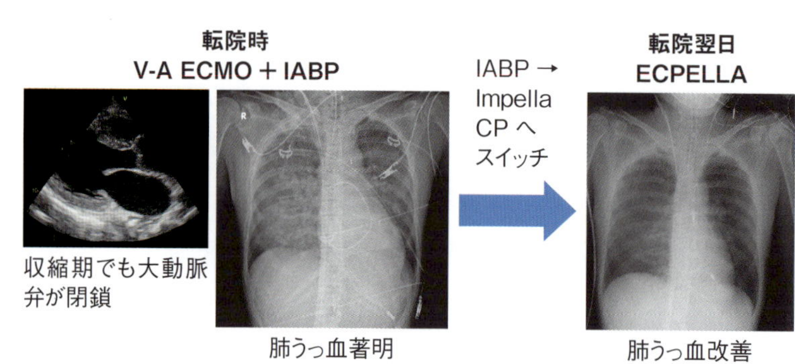

図4 V-A ECMO+IABP から ECPELLA へスイッチした症例

劇症型心筋炎に伴う心原性ショックに対して V-A ECMO ＋ IABP で転院搬送された例

引用・参考文献

1）日本循環器学会 / 日本心臓血管外科学会 / 日本心臓病学会 / 日本心血管インターベンション治療学会編. PCPS/ECMO/ 循環補助用心内留置型ポンプカテーテルの適応・操作（2023 年 JCS/JSCVS/JCC/CVIT ガイドライン　フォーカスアップデート版）. 2023. https://www.j-circ.or.jp/cms/wp-content/uploads/2023/03/JCS2023_nishimura.pdf（2024.8.19 閲覧）

2）Baran DA, et al. SCAI clinical expert consensus statement on the classification of cardiogenic shock:This document was endorsed by the American College of Cardiology (ACC), the American Heart Association (AHA), the Society of Critical Care Medicine (SCCM), and the Society of Thoracic Surgeons (STS) in April 2019. Catheter Cardiovasc Interv. 2019, 94, 29-37. PMID：31104355.

3）Chioncel O, Parissis J, Mebazaa A, et al. Epidemiology, pathophysiology and contemporary management of cardiogenic shock – aposition statement from the Heart Failure Association of the European Society of Cardiology. Eur J Heart Fail. 2020, 22, 1315-41. PMID: 32469155.

4）補助人工心臓治療関連学会協議会. IMPELLA 適正使用指針. https://j-pvad.jp/guidance/（2024.8.19 閲覧）

（風間信吾 Dr）

V-A ECMO×Impella のQ&A

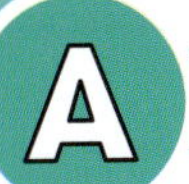

質問 1

ECMO と Impella それぞれの流量調整はどのようにするのでしょうか?

A 回答 2

心原性ショックの急性期においては、全身への十分な血液灌流を維持するため ECMO+Impella の血液流量の総和を、目安として 2.5L/min/m^2 以上に保つように管理を行います。

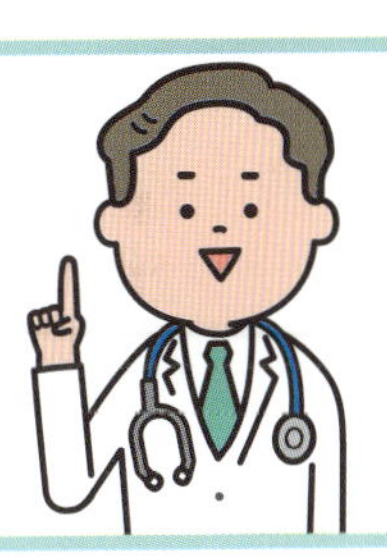

十分な流量を確保

心原性ショックに陥ると、循環不全により臓器障害が生じます。急性期における補助循環管理において最も大切なことは、**十分な全身への血液灌流を維持し、臓器障害の進行を食い止め、改善させること**にあります。そのために、まずは V-A ECMO の十分な流量を確保することを優先させます。従来の ECMO + IABP による管理においては、V-A ECMO の流量を上げることで、左心室にとっての後負荷増大をきたし、大動脈弁の閉鎖による左室内血栓や肺うっ血の増悪を生じるというジレンマが存在しました。しかし、Impella を併用し左室減負荷を行うことで、それらの問題をクリアできることが多いです。Impella の補助レベル / 流量については、上げられるのであればそれに越したことはありませんが、心原性ショックの超急性期においては右心不全を合併していたり、炎症による有効循環血漿量の減少や V-A ECMO の脱血により左心系の前負荷が減少していたりすることもあり、Impella の脱血不良（サクション）を生じやすく、補助レベルを上げられないケースも多々あります。**無理に補助レベルを上げると溶血のリスクにもなります。**

当院での実例

当院では、急性期においてはV-A ECMO主体で流量を確保し、ImpellaはP2～P4程度で最低限の左心室の減負荷だけ行えればよいと考えて、デバイスの流量調整をしています。**循環動態の指標として尿量や混合静脈血酸素飽和度、乳酸値を参考**にしており、少しタイムラグはありますが肝機能（AST、ALTやLDH）、腎機能（BUNやCre）も参考にして、総合的に判断しています（ECPELLA導入時やウィーニングの目安となる各パラメータについては後項p.222に記載します）。

ほかのシステムの検討

V-A ECMOとImpellaの流量不足により臓器障害が改善しない場合、強心薬や補液・輸血療法でも改善が難しい場合、下肢虚血や溶血などコントロール不能な合併症出現時はCentral ECMOや体外VADなどシステムの変更を検討する必要があります。

臓器障害が改善傾向で、心機能（特に右心機能）も回復傾向で、かつ自己肺の酸素化も問題ない場合、**V-A ECMOの流量を下げつつ必要であればImpellaの流量を上げてV-A ECMOから離脱するのが定石**です。その後Impellaの補助レベル、流量を下げてImpellaの離脱をトライします（**図**）。

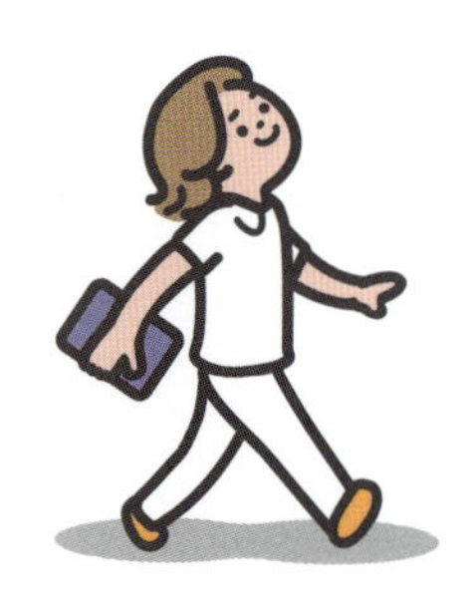

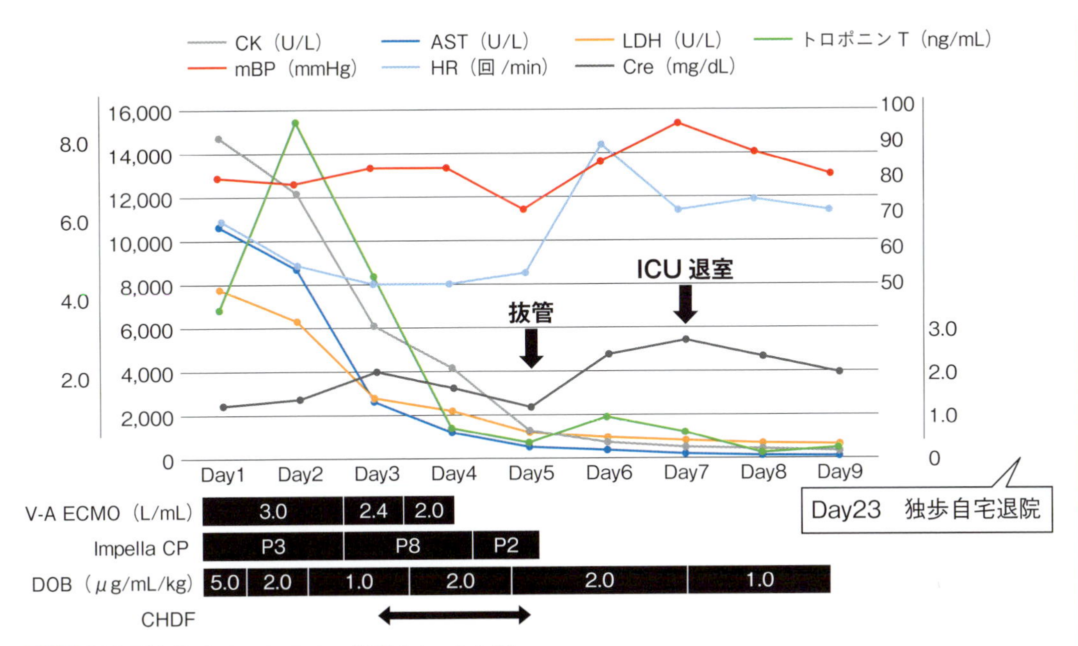

図 劇症型心筋炎でECPELLA導入となった1例

体重：40.7kg　体表面積：1.34m^2

来院時は著明な臓器障害を認めていたが、ECPELLAを導入し、V-A ECMOを主体に流量を確保することで臓器障害の改善を得た。またV-A ECMOの流量を下げるとともにImpellaの補助レベルをP8まで上げてV-A ECMOを離脱した。その後Impellaの補助レベルもP2まで下げることができ、Impellaを離脱した。

（風間信吾 Dr）

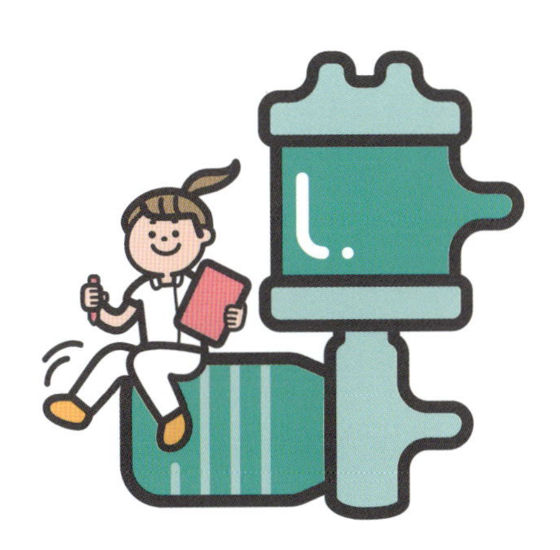

V-A ECMO×Impella のQ&A

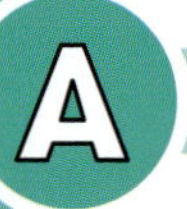

質問 2

ECPELLA のウィーニング、離脱はどのようにするのでしょうか?

A 回答 2

循環動態が安定しており臓器障害と心機能が改善傾向で自己肺の酸素化がよければ、V-A ECMO の流量を落とし、まずは V-A ECMO の離脱テストを行うことが多いです。V-A ECMO 離脱後に Impella の補助レベルを下げて Impella の離脱テストを行います。

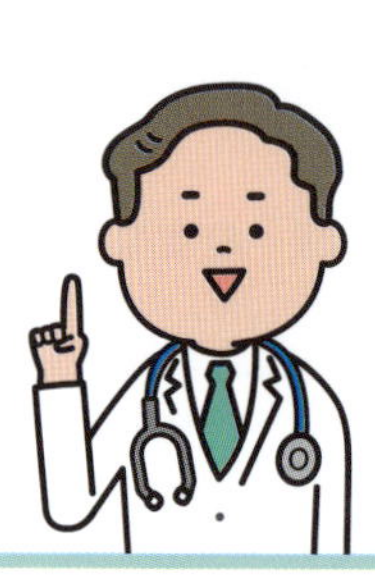

①臓器障害の改善

ECPELLA の離脱を考えるうえで前提となるのが、臓器障害の改善です。まず ECPELLA による十分な全身の血液灌流によって、血行動態が安定し臓器障害が改善しているかを評価します。その際に目安として平均動脈圧≧ 65mmHg、乳酸血＜ 2mmol/L、混合静脈血酸素飽和度（mixed venous oxygen saturation；$S\bar{v}O_2$）≧ 65%に加えて、尿量や肝機能 / 腎機能の推移を参考にします。患者背景や治療経過にもよりますが、循環不全が遷延していて臓器障害の改善が乏しい場合は、安易に流量を下げずにシステムのアップグレードを検討する必要があります。

②心肺機能の改善

V-A ECMO のウィーニング

まずは V-A ECMO の離脱をトライするうえで、特に**右心機能が改善しているかどうか**

を評価します。V-A ECMO の高流量サポート中に、正確に右心機能を評価するのは難しいことが多いので、実際は V-A ECMO のウィーニングをしていく過程で評価を行います。

当院では、V-A ECMO の流量を 0.5L/min まで順に落とし、**心エコーとスワン・ガンツカテーテルによる血行動態の評価**を行っています。評価のポイントとしては、心エコーの所見で右室収縮が改善しているか、ウィーニングに伴い右心室の拡大や左心室の狭小化がないかを確認します。V-A ECMO の流量を下げていく過程で Impella のサッキングアラームが出現する場合は、右心不全により右心系→左心系の血流が低下していることを示唆しているため、V-A ECMO の離脱は難しいと判断します。また、カテーテル所見においては少なくとも中心静脈圧（central venous pressure；CVP）＜ 15mmHg、PAPI（pulmonary artery pulsatility index）（〔肺動脈収縮期圧－肺動脈拡張期圧〕÷ CVP）≧ 1.0 を維持できることが望ましいとされています[1]。

また、ウィーニングの過程で $S\bar{v}O_2$ や心係数が著明に低下する場合も、離脱は困難です。V-A ECMO のウィーニングを図る際に Impella の流量を上げておくこともありますが、過度な左心室のサクションにより右心系と左心系のバランスが崩れることもあるため、Impella の補助レベルを無理に上げる必要はなく、循環動態維持のために必要な補助レベルにしておきます。右心不全のために **V-A ECMO の離脱が困難な場合は、適切なボリュームコントロール、強心薬や一酸化窒素の追加治療を行ったうえで再度離脱を試みます**。一方、右心系が問題ない症例においても、左心不全が顕著で Impella 単独（特に Impella CP）の管理で血流不足が予測される症例においては、あえて即座の V-A ECMO 抜去は行わずに、Impella CP から Impella 5.5 へ左心補助をアップグレードしたうえで V-A ECMO を離脱するという戦略をとることもあります。

また V-A ECMO 離脱においては、自己肺の改善も必要です。V-A ECMO 流量 0.5L/min の際に右橈骨動脈からの血液ガス評価において P/F ratio ＞ 200 を満たしていれば、自己肺の酸素化は許容範囲内と考えられます。自己肺の酸素化が悪い場合は、V-V ECMO へのスイッチも検討されます。

Impella のウィーニング

V-A ECMO から離脱でき、血行動態が安定している場合は、次に Impella のウィーニングをトライします。その方法については先述の Impella の項 (2 章の p.164) と同様です。

慎重な評価のうえで離脱可能と判断した症例でも、離脱後の急変には注意が必要です。デバイスを外科的に血管縫合し抜去していることが多いため、穿刺での再導入が困難なケ

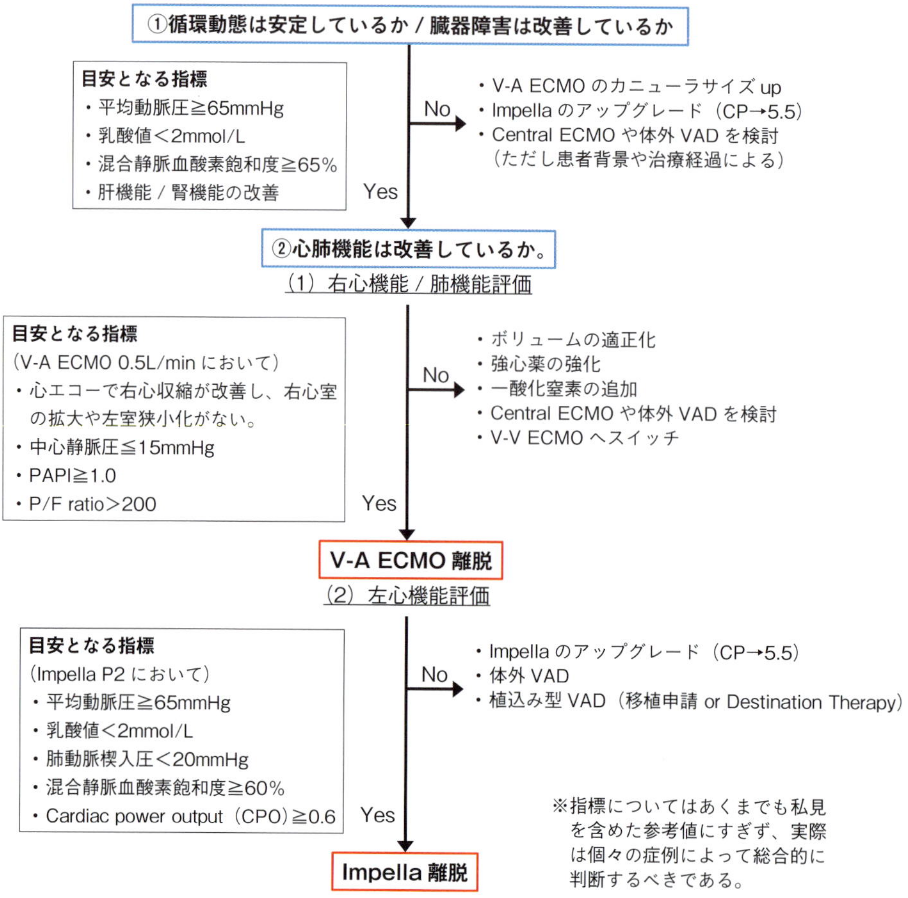

①循環動態は安定しているか / 臓器障害は改善しているか

目安となる指標
・平均動脈圧≧65mmHg
・乳酸値＜2mmol/L
・混合静脈血酸素飽和度≧65%
・肝機能 / 腎機能の改善

No
・V-A ECMO のカニューラサイズ up
・Impella のアップグレード（CP→5.5）
・Central ECMO や体外 VAD を検討
（ただし患者背景や治療経過による）

Yes

②心肺機能は改善しているか。
（1）右心機能 / 肺機能評価

目安となる指標
（V-A ECMO 0.5L/min において）
・心エコーで右心収縮が改善し、右心室の拡大や左室狭小化がない。
・中心静脈圧≦15mmHg
・PAPI≧1.0
・P/F ratio＞200

No
・ボリュームの適正化
・強心薬の強化
・一酸化窒素の追加
・Central ECMO や体外 VAD を検討
・V-V ECMO へスイッチ

Yes

V-A ECMO 離脱
（2）左心機能評価

目安となる指標
（Impella P2 において）
・平均動脈圧≧65mmHg
・乳酸値＜2mmol/L
・肺動脈楔入圧＜20mmHg
・混合静脈血酸素飽和度≧60%
・Cardiac power output（CPO）≧0.6

No
・Impella のアップグレード（CP→5.5）
・体外 VAD
・植込み型 VAD（移植申請 or Destination Therapy）

Yes

Impella 離脱

※指標についてはあくまでも私見を含めた参考値にすぎず、実際は個々の症例によって総合的に判断するべきである。

図　ECPELLA の管理 / ウィーニングプロトコル例

ースも多くあります。離脱にむけて不安が残る症例においては、**デバイス抜去の際に血管に細いシースを残してもらうと、万が一デバイスの再導入が必要になった際にも迅速に対応が可能です**。また、特に V-A ECMO 離脱後に体温が上昇し血行動態が崩れる症例もあるため、積極的に**解熱薬やクーリングを併用**することも、離脱後の急変を防ぐうえで有効かもしれません。

前述のウィーニング基準は、あくまでも私見を含めた参考値にすぎません。実際には、個々の症例の状況によって総合的に判断するべきです。

引用・参考文献

1） Geller, BJ. et al. Escalating and De-escalating Temporary Mechanical Circulatory Support in Cardiogenic Shock: A Scientific Statement From the American Heart Association. Circulation. 2022, 146(6), e50-e68. doi: 10.1161/CIR.0000000000001076.

（風間信吾 Dr）

V-A ECMO×Impella のQ&A

質問 3

ECPELLA 管理中の differential hypoxia（north south syndrome）について教えてください。

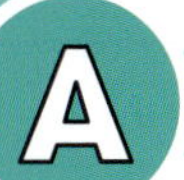

回答 3

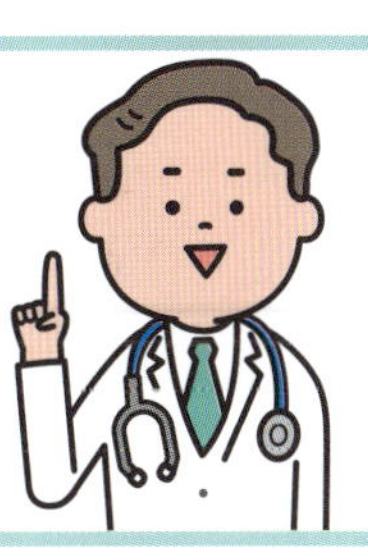

V-A ECMO により酸素化された血液が下肢や腹部臓器に灌流する一方、自己肺の障害により十分酸素化されない血液が Impella および自己心拍出を介して冠動脈や脳血管に流れ、心筋や脳が低酸素状態に陥る状態を指します。

ミキシングポイント

differential hypoxia の概念を理解するためにまずは ECPELLA 管理におけるミキシングポイントを理解する必要があります。Impella は、肺で酸素化された血液を左室内でくみ上げ、上行大動脈から送血するシステムであるため、**順行性**の血流になります。一方、一般的な V-A ECMO のシステムは、右心房から脱血した血液を人工肺で酸素化し大腿動脈から送血するシステムであるため、**逆行性**の血流となります。そこで、**この順行性血流と逆行性血流がぶつかる点をミキシングポイントとよびます**（図）。

仮に自己肺や Impella からの血流がほぼなく、全身の循環が V-A ECMO に依存している状態であれば、冠動脈や脳血流には V-A ECMO により十分酸素化された血液が流れるため組織低酸素に至る可能性は低いでしょう。しかし、自己心拍出が維持されている場合や Impella からの補助流量を上げている場合は、**ミキシングポイントは大動脈末梢側へと移行する**ことになります。その場合、冠動脈や脳血管には自己肺で酸素化された自己心および Impella 由来の血液が流れることになります。そのため自己肺のガス交換能が低下している場合は**低酸素の血流が流れる**ことになります。

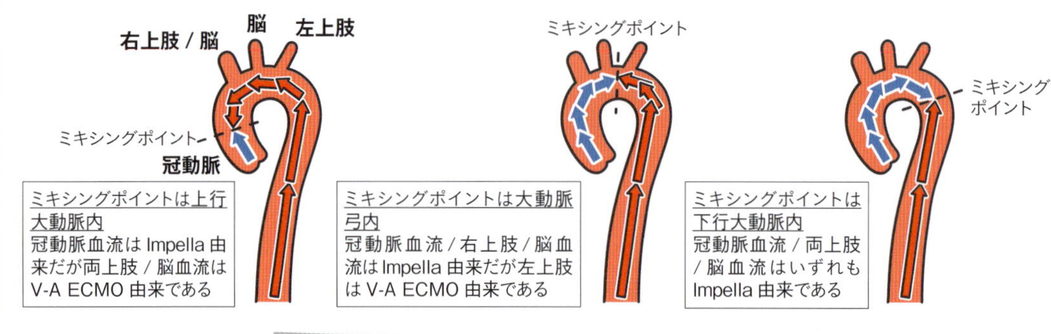

図 ミキシングポイントについて

ミキシングポイントを推定するためのモニタリングとして、右上肢に動脈ラインを確保し同部位から採取した血液ガス検査を評価します。加えて左右や耳朶の経皮的動脈血酸素飽和度（saturation of percutaneous oxygen；SpO_2）値も参考になりますが、SpO_2 がうまく測定できないケースも多くあります。脳酸素飽和度の測定に脳オキシメータが有効であるという報告もあり[1)]、導入されている施設もあります。

肺障害を未然に防ぐ

differential hypoxia が生じないようにするためにはまず、**肺障害を未然に防ぐ**ことが第一です。そのため肺うっ血の悪化を防ぐため早期の Impella 導入が有効です。Impella を導入したうえで V-A ECMO の流量を十分に確保し、体液バランスが過度にプラスにならないように適宜利尿薬の使用や機械的な除水を行います。肺損傷からの出血がある場合は PEEP を高めに維持して止血に努めます。また、呼吸器関連肺炎予防も大切です。

differential hypoxia のコントロールに難渋する場合は、内頸静脈から送血のカニュレーションを追加して VAV ECMO へシステムを変更するか、Central ECMO への変更を検討します。VAV ECMO の場合、**脱血した血液の一部が静脈からの送血にとられてしまうため、全身の血液灌流に気を配る必要があります**。したがって、流量調整のため静脈への送血管に流量を絞るオクルーダーを用いることもあります。

引用・参考文献

1）Wong, JK. et al. Cerebral and lower limb near-infrared spectroscopy in adults on extracorporeal membrane oxygenation. Artif Organs. 36（8）, 2012, 659-67.

（風間信吾 Dr）

V-A ECMO×Impella のQ&A

質問4

ECPELLA の抗凝固療法管理について教えてください。

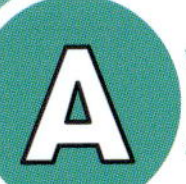

回答4

V-A ECMO に対する抗凝固療法を軸に考えます。ACT/APTT 値を参考にヘパリン持続投与を調整します。

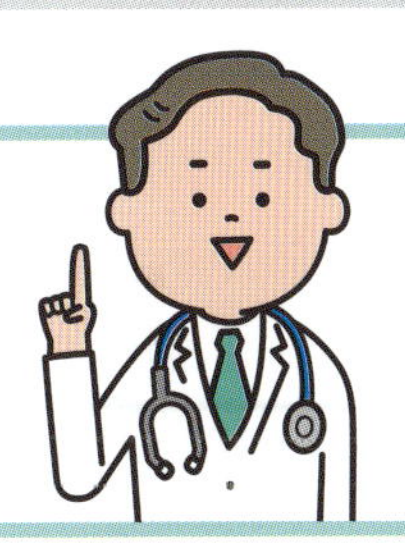

心原性ショックの管理は、機械的循環補助の発達により診療の質の向上がみられるものの、凝固障害に伴う出血や血栓性合併症に悩まされることも多くあります。特に、体外式膜型人工肺（extracorporeal membrane oxygenation；ECMO）や Impella を要する心原性ショックにおいて、重大合併症を伴う凝固障害が引き起こされる理由としては、**循環不全を背景とした血管内皮傷害および急性肝傷害、回路やデバイスでの補体活性化、血液凝固因子消費、血小板凝集、フォン・ヴィレブランド因子マルチマー〔von Willebrand factor（vWF）multimer〕の破砕に加え、ヘパリンをはじめとする抗凝固薬の使用**が大きな要因となります。

APTT による管理

ELSO（Extracorporeal Life Support Organization）ガイドラインでは、ECMO 管理中は活性化部分トロンボプラスチン時間（activated partial thromboplastin time；APTT）比1.5〜2.5 を目標とし抗凝固療法を行うこととされていますが[1]、根拠となるエビデンスは乏しいです。またわが国のガイドライン「PCPS/ECMO/ 循環補助用心内留置型ポンプカテーテルの適応・操作」において、**APTT50〜60 秒を目安としてヘパリン持続投与による ECMO 装着中の抗凝固管理を開始する**とされています[2]。しかし、こちらも明確な根拠となる文献は示されていません。

ACT による管理

一方 Impella の管理においては、おもにパージ液としてヘパリンを使用し、**活性凝固時間（activated coagulation time；ACT）を 160～180 秒にコントロールするように推奨**されています。状況に応じて薬剤の投与量を増減すると、添付文書に記載があります。

V-A ECMO ＋ Impella（ECPELLA）の抗凝固管理

ここで問題となるのは、V-A ECMO ＋ Impella（ECPELLA）の抗凝固管理はどのようにするのかということです。

ECPELLA は V-A ECMO 単独と比較して、出血イベントが多いという報告があるため[3)] 出血合併症にはより注意が必要です。明確な基準はありませんが、基本的には V-A ECMO に対する抗凝固療法を優先させて考え、**Impella 単独の際よりもやや抗凝固薬を効かせるイメージで管理を行っています**。具体的には APTT 比 2.0 前後、ACT は 180 秒（180～200 秒）程を目標にしています。

ACT と APTT の値が乖離する例があるため、ACT は最低 6 時間ごと、APTT は 12 時間ごとを目安にチェックを行い、総合的に判断してヘパリン投与量を調整しています。ELSO ガイドラインでは Xa 活性やトロンボエラストグラフィー/ トロンボエラストメトリーを用いた血液粘弾性検査を用いた抗凝固管理も提唱されていますが[1)]、現時点ではわが国の実臨床で広く使用されている段階にはありません。

また、頭蓋内出血など重篤な出血合併症を認めている症例においては、Impella の**パージ液を前述の重炭酸ナトリウム加ブドウ糖液に変更し、ヘパリンの全身投与も終了し抗凝固なしで ECPELLA 管理を行うこともあります**。この際には、通常よりも V-A ECMO の回路血栓に気を配り、回路内血栓を認めた場合は早期の回路交換を行う方針にしています。

引用・参考文献

1） McMichael, ABV. et al. 2021 ELSO Adult and Pediatric Anticoagulation Guidelines. ASAIO J. 68（3）, 2022, 303-10.
2） 日本循環器学会 / 日本心臓血管外科学会 / 日本心臓病学会 / 日本心血管インターベンション治療学会編. PCPS/ECMO/ 循環補助用心内留置型ポンプカテーテルの適応・操作（2023 年 JCS/JSCVS/JCC/CVIT ガイドライン　フォーカスアップデート版）. 2023. https://www.j-circ.or.jp/cms/wp-content/uploads/2023/03/JCS2023_nishimura.pdf（2024.8.19 閲覧）
3） Schrage, B. et al. Left Ventricular Unloading Is Associated With Lower Mortality in Patients With Cardiogenic Shock Treated With Venoarterial Extracorporeal Membrane Oxygenation: Results From an International, Multicenter Cohort Study. Circulation. 142（22）, 2020, 2095-106.

（風間信吾 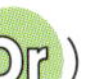）

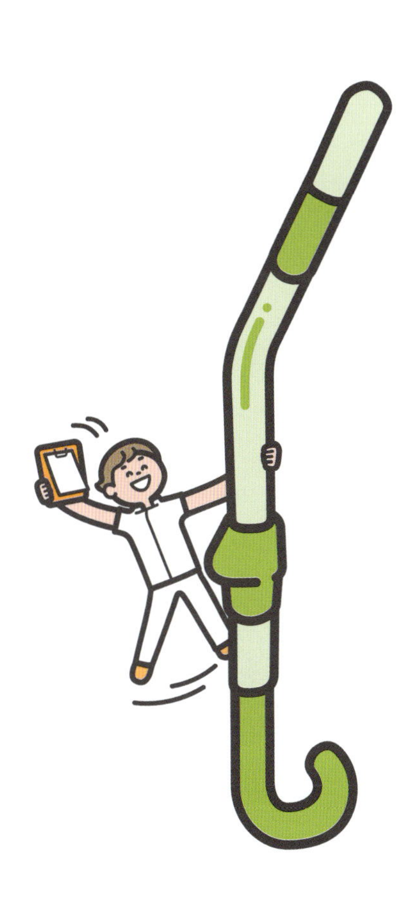

V-A ECMO×Impellaの症例紹介

症例

ECPELLA から体外設置型 LVAD、植込み型 VAD へと機械的補助循環をブリッジした 1 例

40 歳代　男性

虚血性心筋症に伴う心原性ショックに対して Impella CP を留置され当院へ転院搬送されました。広範前壁梗塞後であり左室駆出率は 15%程に低下していました。Impella CP P8 のサポートでしたが、$S\bar{v}O_2$ は 40%と低値、肺動脈楔入圧（pulmonary artery wedge pressure；PAWP）は 32mmHg と上昇を認めました。中心静脈圧は 13mmHg、PAPI 1.4 で、心エコーでも右室収縮は良好でした。一方で、肺水腫に伴うピンク様泡沫痰を認め、P/F=150 程度と酸素化の低下も認めました。呼吸・循環サポートの強化が必要と判断し、V-A ECMO を追加し循環動態および肺機能の改善をめざしました。V-A ECMO は 4.0L/min、Impella CP は最終的に P6 2.8L/min で管理を行いました。うっ血改善とともに酸素化は改善しましたが V-A ECMO ウィーニングにて $S\bar{v}O_2$ は 65%から 50%に低下、PAWP 28mmHg と高値で V-A ECMO の離脱は困難でした。ECPELLA 管理を継続しつつ抜管し、本人に心臓移植や植込み型 VAD を見据えた治療の希望があることを確認しました。第 9 病日に Impella CP から Impella 5.5 へスイッチを行いました。Impella 5.5 のサポート下で V-A ECMO 離

脱を目論んでいましたが、溶血のため補助レベルをP4より上げることができず、胆嚢炎による敗血症性ショックも併発し状態が悪化したためV-A ECMO優位の管理を継続しました。敗血症は改善しましたが、やはり溶血のためImpellaの補助レベルを上げられず、敗血症に伴う腎不全も合併していました。ECPELLAシステムの限界と考え、第22病日に左室心尖部脱血、上行大動脈送血の体外設置型LVAD（Biofloat）の装着を行いV-A ECMOを離脱しました。その後抜管し、体外設置型LVADサポート下でリハビリを行いました。全身状態は改善し心臓移植申請が承認され、第117病日にbridge to transplant（BTT）として体外式LVADから植込み型LVADへの切り替えを行いました。

side: Dr

ドクターの視点から：治療戦略について

- 循環サポートが十分かどうかを常に意識し、バイタルサイン、スワン・ガンツカテーテル所見や乳酸値に気を配りましょう。サポート不足の際には早めに次の手を考えておく必要があります。本症例の場合、**転院時はImpella CP単独管理でしたがサポート不足と判断し、呼吸サポートも併せてV-A ECMOを追加する方針としました。**
- 重症な心原性ショック例については、心機能が回復しない場合を想定し、心臓移植申請や植込み型VADを見据えた治療戦略を早期から考えておく必要があります。本症例では早期にインフォームドコンセントを行ったうえで治療をすすめました。
- Impella/ECPELLAの限界を知り、必要以上に粘りすぎないことが必要です。本症例においては溶血によりImpellaの補助レベルを上げることができませんでした。植込み型VADへとつなぐために体外設置型LVADを使用しました。

（風間信吾 Dr）

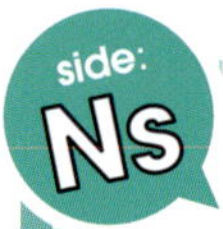

Nsの視点から：ECPELLA管理中の観察ポイントについて

V-A ECMO機器に関して

▶ 表示されている血液流量に急激な変化がないか、アラームはないか、サッキングなど脱血不良のサインはないか、人工肺にウェットラングやプラズマリークがないか、回路内に血栓がないかを確認します。

Impella機器に関して

▶ 表示されている血液流量に急激な変化がないか、アラームはないか、位置波形に異常はないか、パージ圧・パージ流量に変化はないかを確認します。

バイタル・検査結果について

▶ バイタルサインの急激な変化はないか、モニターで不整脈はないかを確認します。

▶ 抗凝固療法が適切に実施されているか（ACTやAPTT値）を確認します。

▶ 動脈血液ガスの数値を確認し、酸素化や循環に変化がないかを確認します（Aラインが右上腕で確保されているかをチェック）。

合併症チェックについて

▶ V-A ECMO、Impella挿入部からの出血がないかを確認します。

▶ 下肢虚血に注意し、下肢の血流（ドプラも確認）、下肢の色調はどうか、冷感、左右差がないか、順行送血シースがある場合は閉塞していないかを確認します。

▶ 脳血管障害や消化管出血などのサインはないか（意識レベル・瞳孔径、胃管からの排液の性状や下血の有無など）を確認します。

▶ 尿の性状を観察し、溶血の所見がないかを確認します。

そのほか

▶ 褥瘡発生に注意しポジショニングを行い、適宜、除圧を行います。

▶ 腓骨神経麻痺や尖足を予防するため、下肢外旋位を避けてポジショニングを行います。

（髙岡亜紀子 Ns）

経過①（図1）

本症例において重要なことは、**重症心原性ショックに対して植込み型VADまでに至るシームレスな治療を行うこと**でした。

転院時にはImpella CP＋強心薬のサポートでありましたが、循環サポートが不足している状態と判断しました。右心不全徴候は認めず、おもに左心不全のサポート強化が必要でありImpellaのアップグレード（CP→5.5）を検討しましたが、①臓器障害を伴う循環不全から、より確実に状態を立ち上げる必要があった点、②自己肺機能の低下があり、呼吸サポートとしての必要性もあった点、加えて、③将来的にImpella 5.5へ入れ替えの際にV-A ECMOによる循環サポートがあった方が安全に手技を行える点などを考慮し、まずV-A ECMOを追加しECPELLA管理の方針としました。下肢虚血を防ぐため順行送血用のシースを併せて確保し順行送血も開始しました。

ECPELLAの急性期管理においては、**V-A ECMO優位に流量をしっかりと確保することが大切です**。加えてV-A ECMO＋Impellaの流量の和で最低限2.5L/min/m^{2}以上を維持できるように調整しました。V-A ECMOの流量を4.0L/minとし、ImpellaについてはP2レベルからスタートし徐々にP6レベルまでサポートを上げました。ECPELLA管理中にImpellaの補助レベルを上げていく際に注意することとしては、**①脱血不良によるサッキング、②溶血、③differential hypoxia**が挙げられます。

①サッキング

V-A ECMOの流量を多くするほど右心室から左心室へ循環してくる血液量は減るために、サッキングが起こりやすくなります。特に**右室機能低下や肺血管抵抗高値の症例ではより顕著であり、サッキングにより心室不整脈がみられることもあります**。循環がV-A ECMOで担保されていれば無理にImpellaの補助レベルを上げる必要はないことが多いですが、V-A ECMOのウィーニング時などImpellaの補助レベルを上げたい際には強心薬や肺血管拡張薬の併用も検討します。適宜、心エコーで左室内腔をチェックすることが大切です。本症例では補助レベルを上げても左室拡張末期径は55mm程と保持されており、P6レベルにおいてはサッキングを認めませんでした。

②溶血

一般的に溶血はさまざまな原因が考えられ、原因に応じた対応が必要です（詳細は2章、

Impella の Q&A、p.171 を参照)。本症例では Impella CP P6 から P8 への段階で溶血尿を認めたため P6 レベルにとどめました。

③ differential hypoxia

本症例では肺うっ血による自己肺機能の低下を認めていました。肺うっ血の改善のためには Impella の補助レベルを上げたいところですが、一方で自己肺の酸素化能が不十分であれば補助レベルを上げることによって differential hypoxia が生じ得るため、必ず右上肢から採取した血液ガス検査所見を確認します。本症例では幸い、補助レベルを上げても血液ガス所見の悪化は認めませんでした。V-A ECMO+Impella CP のサポートによって循環・呼吸状態は安定したものの心機能の改善は乏しく、心臓移植申請や植込み型 VAD 治療を検討する必要がありました。

表1 に循環補助使用中の NYHA クラスと Profile 分類のコンセンサスを示します[1](Profile 分類については 1 章、Impella の適応の項 p.71 を参照)。重症心原性ショックの治療戦略を立てるうえで、患者さんの Profile を意識することは重要です。植込み型 VAD の適応は Profile 2〜4 であり ECPELLA（Profile 1）の状態では原則として適応にはなりません[2]。また、前提として心臓移植 / 植込み型 VAD 治療はその特殊性から、本人や家族に十分な説明を行い、理解がなければ治療にすすむことはできません。そのため当院では、**重症心原性ショックの症例においては早期から家族構成など社会的背景も含めて確認する**ことにしています。本症例においては前医で家族への説明を行ったうえで転院を決定しました。

経過②（図1）

本症例では第 9 病日に Impella CP から Impella 5.5 へ入れ替えを行いました。これは① Impella のサポートを強化することで V-A ECMO の離脱を狙う、② Impella5.5 サポート下でリハビリテーションを行い、栄養状態を含む全身状態の改善をめざす、といった意図がありました。しかし実際は、溶血により Impella の補助レベルが上げられないばかりか、胆嚢炎による敗血症性ショックを合併し臓器障害が進行してしまいました。そのため、ECPELLA（V-A ECMO ＋ Impella5.5）管理を継続せざるを得ませんでした。溶血についてはエコー上の位置異常はなく、左室拡張末期径も 55mm 程と保持されており、はっきりとした原因は不明でした。

心機能が改善せず 1 週間以上経過してもデバイス離脱の見通しが立たない場合や

表1 循環補助使用中のNYHAクラスとprofile分類のコンセンサス

治療内容	NYHA	Profile	
静注強心薬	4	3	3γ程度のドブタミンで臓器障害や栄養障害がない
静注強心薬	4	2	進行性の臓器障害や栄養障害がある
IABP 単独	4	2	臓器障害や栄養障害がない
IABP 単独	4	1	進行性の臓器障害や栄養障害がある
IABP+ V-A ECMO	4	1	Impella 非認定施設において、または Impella 不適応症例
Impella 単独	4	2	臓器障害や栄養障害がない
Impella 単独	4	1	進行性の臓器障害や栄養障害がある
ECPELLA	4	1	臓器障害や栄養障害にかかわらず
V-A ECMO 単独	4	2	臓器障害や栄養障害がなく、人工呼吸管理を要さないリハビリ可能な状態
V-A ECMO 単独	4	1	進行性の臓器障害や栄養障害がある
Central ECMO	4	2	臓器障害や栄養障害がなく、人工呼吸管理を要さないリハビリ可能な状態
Central ECMO	4	1	進行性の臓器障害や栄養障害がある
体外設置型 LVAD	4	3	右心不全・臓器障害・栄養障害がなく強心薬も不要でリハビリ可能な状態
体外設置型 LVAD	4	2	右心不全・臓器障害・栄養障害により強心薬の併用が必要、またはリハビリ不能な状態
BiVAD	4	2	臓器障害や栄養障害がなく強心薬も不要でリハビリ可能な状態
BiVAD	4	1	臓器障害・栄養障害により強心薬の併用が必要、またはリハビリ不能な状態

（文献1より）

ECPELLAによる合併症（四肢虚血や溶血、刺入部感染など）がコントロールできない際には、ECPELLA管理の限界と考え、次のシステムの可能性を検討すべきです。本症例においては、胆嚢炎が落ち着いた後にECPELLAから体外設置型LVADへのシステム変更を行いました。体外設置型LVADは、ECPELLAとは異なり長期補助が可能です。開胸にて左室心尖部もしくは左心房から脱血し、上行大動脈から送血するシステムで、右房脱血と

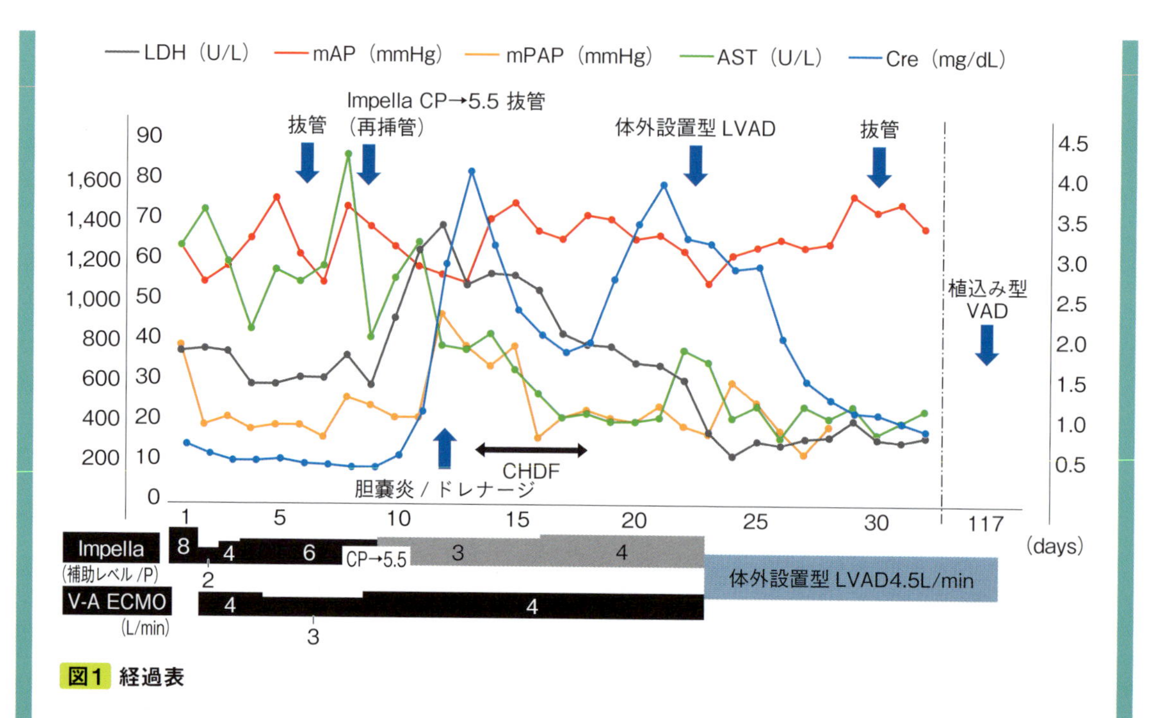

図1 経過表

肺動脈送血を追加すればBiVADとして両心補助が可能です。2021年9月から遠心ポンプを用いた定常流の体外設置型VAD（Biofloat、ニプロ）が保険償還され使用可能になっており、本症例でもBiofloatを使用しました。体外設置型LVADサポート下で心臓移植の適応判定が得られてから植込み型VADを装着するという戦略をbridge to bridge（BTB）とよびます（**図2**）。

本症例においても、体外設置型LVADのサポート下で全身状態を改善させたうえで心臓移植適応判定を得て植込み型VADを装着しました（Profile 3の状態で移植申請）。

重症心原性ショックにおける機械的補助循環管理に大切なのは、その治療のゴール（目的）を常に意識しつつ現在の立ち位置を把握することです（**表2**）。また**心原性ショック治療において病病連携は重要であり、それぞれの施設のキャパシティーに応じてImpella施設／植込み型VAD施設／心臓移植施設と密に連携をとり、地域全体で患者さんを診ることで予後改善につながると考えられます。**

表2 機械的補助循環治療の目的

略称	目的
BTR：Bridge to recovery	心機能の回復をめざす
BTD：Bridge to decision	方針決定までの救命のため
BTC：Bridge to candidacy	心臓移植適応 / 植込み型 VAD 適応判定を得るため
BTB：Bridge to bridge	植込み型 VAD までの橋渡し
BTT：Bridge to transplant	心臓移植までの橋渡し
DT：Destination therapy	心臓移植を前提としない長期在宅治療のため

※植込み型 VAD の適応は BTT/DT のみ。心臓移植申請 /DT は定められた適応基準を満たす必要がある。

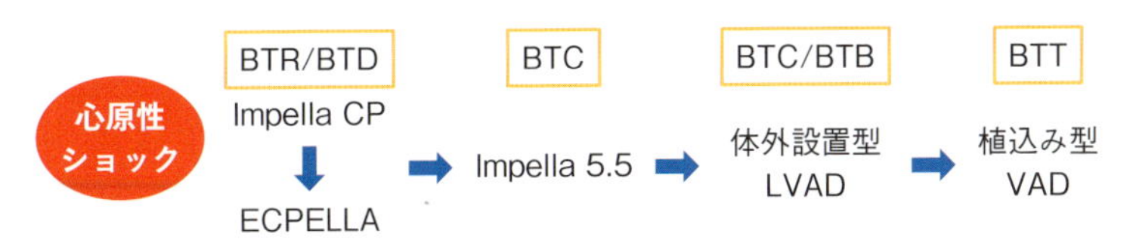

図2 本症例における流れ

引用・参考文献

1） 一般社団法人補助人工心臓治療関連学会協議会編．循環補助使用中の NYHA クラスと profile 分類のコンセンサス．2022．https://j-vad.jp/document/%E5%BE%AA%E7%92%B0%E8%A3%9C%E5%8A%A9%E4%BD%BF%E7%94%A8%E4%B8%AD%E3%81%AENYHA%E3%82%AF%E3%83%A9%E3%82%B9%E3%81%A8profile%E5%88%86%E9%A1%9E%E3%81%AE%E3%82%B3%E3%83%B3%E3%82%BB%E3%83%B3%E3%82%B5%E3%82%B9.pdf?ver=20220419A（2024.8.19 閲覧）

2） 日本循環器学会／日本心臓血管外科学会／日本胸部外科学会／日本血管外科学会合同ガイドライン．重症心不全に対する植込型補助人工心臓治療ガイドライン（2021 年改訂版）．2021．https://www.j-circ.or.jp/cms/wp-content/uploads/2021/03/JCS2021_Ono_Yamaguchi.pdf（2024.8.19 閲覧）

（風間信吾 Dr）

索引

欧文

あ

か

さ

た

な

は

ま・や・ら

読者の皆さまへ

このたびは本増刊をご購読いただき、誠にありがとうございました。HEART nursing編集室では、今後も皆さまのお役に立てる増刊の刊行をめざしてまいります。つきましては、本書に関する感想・ご提案などがございましたら当編集室までお寄せください。

HEART nursing 2024年冬季増刊（通巻509号）

ナースのためにみんなで教える補助循環
もう怖くないIABP・V-A ECMO・Impella・VAD

ハートナーシング
The Japanese Journal of Heart Nursing
2024年12月10日発行
定価（本体4,000円＋税）
ISBN 978-4-8404-8276-9
乱丁・落丁がありましたら、お取り替えいたします。
無断転載を禁ず

Printed and bound in Japan

■編　集　井澤英夫
■発行人　長谷川 翔
■編集担当　畠山洸享・小出萌永・安宅ふらの・鈴木陽子
■編集協力　香風舎 石風呂春香
■組　版　株式会社明昌堂
■発行所　株式会社メディカ出版
〒532-8588　大阪市淀川区宮原3-4-30 ニッセイ新大阪ビル16F
電　話　06-6398-5048（編集）
0120-276-115（お客様センター）
03-5776-1853（広告窓口／総広告代理店 株式会社メディカ・アド）
印刷製本　株式会社シナノ パブリッシング プレス
URL　https://www.medica.co.jp/
E-mail　heart@medica.co.jp